麻酔ポケットマニュアル

中尾慎一　編

中山書店

序

　本書は，手術麻酔管理前はもちろん麻酔管理中にも参考にできることを目的とした．しかし単なる実技書や暗記本ではなく，最新の知識を満載し，何故そのような手技をするのか，何故その薬をこれだけ使うのか，どうしてそのように対処しなければならないのか等，メカニズムや理由についても深く言及し，知識の習得や日頃の疑問の解決にも役立つものになったと確信する．

　麻酔科学の基本は全身管理と疼痛管理であり，薬理学・生理学・生化学といった基礎医学から，循環・呼吸・内分泌学・肝臓・腎臓といった臨床医学まで幅広い知識が必要である．疼痛は交感神経やストレス系を活性化し，高血圧や頻脈，高血糖を引き起こすだけでなく，患者のQOL（quality of life）を下げ免疫能を低下させてしまう．また，麻酔科医は危機管理医でもある．近年，リスクの高い患者や侵襲の大きな手術の麻酔管理を行うようになった結果，麻酔中に不測の事態（喘息発作やアナフィラキシーショック，大出血，心筋虚血や致死的不整脈から心停止）が起こることもたびたびあり，迅速かつ適切に対処することが必要となってきた．これら深刻な合併症や周術期の有害事象についても，症例を挙げて具体的に解説した．

　本書では，各章を麻酔科学のスペシャリストに執筆していただいた．重要な分類やガイドライン，薬の使用法を図表化し，麻酔に必要な手技や知識が迅速かつ適切に得られるつくりになっている．マニュアルと名づけてあるものの，周術期に起こりうる緊急事態のメカニズムに言及してあり，事象には必ず原因があることを理解したうえで対応いただけるはずである．本書を手元におき，麻酔の友，そして時には指導者として麻酔の現場でご活用いただければ幸いである．

2016年3月

近畿大学医学部麻酔科学講座主任教授

中尾慎一

目　次

1章　術前管理と麻酔導入・維持

- 1.1　術前管理（術前評価） ……………… 今泉　剛, 村川雅洋　2
- 1.2　麻酔器と麻酔回路 …………………… 小原伸樹, 村川雅洋　12
- 1.3　麻酔導入と維持 ……………………… 箱﨑貴大, 村川雅洋　18
- 1.4　麻酔中の異常・緊急事態 …………… 五十洲　剛, 村川雅洋　32
- 1.5　麻酔中の気道管理 …………………… 池上之浩, 村川雅洋　42

2章　麻酔関連薬剤の薬理と効果

- 2.1　全身麻酔薬（吸入麻酔薬, 静脈麻酔薬） …… 篠村徹太郎　56
- 2.2　局所麻酔薬 …………………………………… 篠村徹太郎　71
- 2.3　筋弛緩薬 ……………………………………… 篠村徹太郎　79

3章　生理・病態

- 3.1　中枢神経系 …………………………………… 田中具治　88
- 3.2　循環器系 ……………………………………… 大条紘樹　95
- 3.3　呼吸器系 ……………………………………… 溝田敏幸　104
- 3.4　肝臓 …………………………………………… 正田丈裕　114
- 3.5　腎臓 …………………………………………… 正田丈裕　120
- 3.6　体液と酸塩基平衡 …………………………… 深川博志　125
- 3.7　輸液と輸血 …………………………………… 深川博志　128

4章　モニタリング

- 4.1　循環器系 ……………………………………… 白井直人　142
- 4.2　呼吸器系 ……………………………………… 宮﨑嘉也　152
- 4.3　筋弛緩 ………………………………………… 足立健彦　161
- 4.4　神経系 ………………………………………… 加藤茂久　171

5章　麻酔法の実践

- **5.1** 区域麻酔 ……………………………… 古泉真理，白神豪太郎 184
- **5.2** 腹部手術の麻酔 ……………………… 田家　諭，白神豪太郎 197
- **5.3** 呼吸器外科手術の麻酔 ……………… 宮脇有紀，白神豪太郎 204
- **5.4** 小児の麻酔 …………………………… 武田敏宏，白神豪太郎 214
- **5.5** 産科の麻酔 …………………………… 宮脇有紀，白神豪太郎 223
- **5.6** 脳神経外科手術の麻酔 ……………… 田家　諭，白神豪太郎 234
- **5.7** 心臓血管外科手術の麻酔 …………… 古泉真理，白神豪太郎 241
- **5.8** 日帰り手術の麻酔 …………………… 武田敏宏，白神豪太郎 250

6章　術中の合併症と対処

- **6.1** 悪性高熱 ……………………………… 岩元辰篤，中尾慎一 264
- **6.2** アナフィラキシーショック ………… 岩元辰篤，中尾慎一 266
- **6.3** 心筋虚血 ……………………………… 岩元辰篤，中尾慎一 268
- **6.4** 肺血栓塞栓症 ………………………… 岩元辰篤，中尾慎一 272
- **6.5** 喘息発作（気管支痙攣）…………… 岩元辰篤，中尾慎一 274
- **6.6** 不整脈と心肺停止 …………………… 岩元辰篤，中尾慎一 276

7章　術後管理

- **7.1** 集中治療 ……………………………… 西　憲一郎，廣田喜一 288
- **7.2** 術後鎮痛対策 ………………………… 中本達夫，新宮　興 308

8章　麻酔関連薬剤の使い方

- **8** 麻酔関連薬剤の使い方 ……………… 岩元辰篤，中尾慎一 322
  循環作動薬／鎮痛薬／麻酔薬

付　録　　　　　　　　　　　　　　　　　　　　　中尾慎一

1. 脳神経系（JCS, GCS） …………………………………… 344
2. 心血管系（周術期の心血管系危険因子/非心臓手術の術式による周術期危険度分類/CCSの狭心症重症度分類） …… 345
3. 呼吸器系（肺の区域） ……………………………………… 347
4. ワクチンの種類と手術までに休薬が望ましい期間 … 348
5. 重症加算 ……………………………………………………… 349
6. 代表的な薬剤の持続投与法 ……………………………… 350

略語一覧 ………………………………………………………………… 352
索　引 …………………………………………………………………… 358

Message from the Mentor

普通のお医者さん？ ……………………………… 篠村徹太郎　86
麻酔科医の矜持 …………………………………………… 村川雅洋　140
モニターのない時代の麻酔　モニターのない
　状態の麻酔 ……………………………………………… 足立健彦　182
麻酔科ローテーションへようこそ！ ……………… 白神豪太郎　262
常に理由を科学的に考える臨床
　―マニュアル医師にはなるな …………………… 中尾慎一　286
マニュアルの上をめざそう …………………………… 新宮　興　320

執筆者一覧（執筆順）

今泉　　剛	福島県立医科大学医学部麻酔科学講座
村川雅洋	福島県立医科大学医学部麻酔科学講座
小原伸樹	福島県立医科大学医学部麻酔科学講座
箱﨑貴大	福島県立医科大学医学部麻酔科学講座
五十洲剛	福島県立医科大学医学部麻酔科学講座
池上之浩	福島県立医科大学医学部麻酔科学講座
篠村徹太郎	大津赤十字病院麻酔科
田中具治	京都大学医学部附属病院麻酔科
大条紘樹	京都大学医学部附属病院麻酔科
溝田敏幸	京都大学医学部附属病院麻酔科
正田丈裕	京都大学医学部附属病院麻酔科
深川博志	京都大学医学部附属病院麻酔科
白井直人	北野病院麻酔科・集中治療部
宮﨑嘉也	北野病院麻酔科・集中治療部
足立健彦	北野病院
加藤茂久	北野病院麻酔科・集中治療部
古泉真理	香川大学医学部附属病院麻酔・ペインクリニック科
白神豪太郎	香川大学医学部附属病院麻酔・ペインクリニック科
田家　　諭	坂出市立病院麻酔科
宮脇有紀	香川大学医学部附属病院麻酔・ペインクリニック科
武田敏宏	香川大学医学部附属病院麻酔・ペインクリニック科
岩元辰篤	近畿大学医学部麻酔科学講座
中尾慎一	近畿大学医学部麻酔科学講座
西憲一郎	関西医科大学麻酔科学講座
廣田喜一	関西医科大学麻酔科学講座
中本達夫	関西医科大学麻酔科学講座
新宮　　興	関西医科大学麻酔科学講座

1章

術前管理と麻酔導入・維持

1.1 術前管理(術前評価)

Point
- 術前管理は,患者の外科的疾患と合併する内科的疾患についてリスクを評価し,手術術式に対する周術期の麻酔管理計画を立てることであり,術前評価と同義に用いられることが多い.
- さらに,麻酔計画についてのインフォームドコンセントも含む.その目的は,周術期の合併症発生率と死亡率を低下させ,患者の不安を取り除くことにある.

1 病歴

手術の対象となる外科的疾患と合併する内科的疾患に関する情報をカルテから入手したうえで,患者の診察を行い,さらに詳しい情報を入手する.

以下の項目については必ずチェックする.

- ▶ **基本的身体所見**:年齢,身長,体重,バイタルサインなど.
- ▶ **現病歴**:現在の症状やどのような治療が行われてきたか,また悪性腫瘍ならば転移の有無など.
- ▶ **手術・麻酔歴**:過去の手術歴とそれに対する麻酔法,挿管困難の有無,悪性高熱やアナフィラキシーショックなど麻酔による合併症の有無,術後の悪心・嘔吐(PONV)など周術期の有害事象.
- ▶ **内科的合併症**:喘息,高血圧,糖尿病,膠原病などについて現在の治療や状態.
- ▶ **常用薬**:降圧薬,血糖降下薬,抗凝固薬,ステロイドなど.
- ▶ **薬物アレルギー,食物アレルギー**:どの薬物でどのような症状が出現し,どのような治療がなされたか.バナナ,キウイ,マンゴーなどに対するアレルギーがあればラテックスアレルギーを考える.
- ▶ **喫煙,飲酒**:喫煙歴(1日の本数,喫煙年数)を聴取し,禁

> **Column**
>
> **禁煙の効果**
>
> 1日:一酸化炭素およびニコチンの除去効果(CO-Hbの減少)
> 2〜3日:線毛活動の回復,気道洗浄機能の改善
> 2〜4週間:分泌物の減少,気道易刺激性の改善
> 4〜8週間以上:術後肺合併症の低下

煙指導を行う.呼吸機能検査,慢性閉塞性肺疾患(COPD)の有無,飲酒歴,肝機能検査など.

▶ **気道確保に関する評価**:開口制限の有無,歯牙の状態,顔面の変形,頚部の可動性などについて評価する(**表1.1.1**).Mallampati(マランパチ)分類は開口した状態で口蓋垂の見え具合を分類したものであり,挿管困難の予測に用いられる(**図1.1.1**).

▶ **血縁者の麻酔歴**:本人に麻酔歴がなくても,血縁者の悪性高熱の既往の有無や神経・筋疾患について聴取する.

▶ **全身状態評価**:以上の情報と運動耐容能や意識状態,術前検査の結果を勘案してASA(米国麻酔科学会)術前状態分類(**表1.1.2**)によるクラスを決定する.これは周術期合併症の発生率や予後予測の指標となる.心疾患患者や呼吸器疾患患者の評価はNYHA分類(**表1.1.3**)やHugh-Jones分類(**表1.1.4**)で行う.

表1.1.1 気道確保困難の予測因子—術前に評価すべき12の危険因子

・マランパチ Ⅲ or Ⅳ	・46歳以上
・頚部放射線後,頚部腫瘤	・あごひげの存在
・男性	・太い首
・短い甲状オトガイ間距離	・睡眠時無呼吸の診断
・歯牙の存在	・頚椎の不安定性や可動制限
・body mass index 30 kg/m^{2}以上	・下顎の前方移動制限

(日本麻酔科学会気道管理ガイドライン2014(日本語訳)[1])

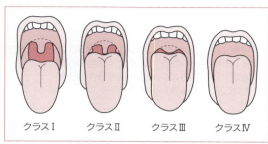

図 1.1.1　Mallampati(マランパチ)分類
クラス I：口蓋弓，軟口蓋，口蓋垂がよく見える．
クラス II：口蓋垂の先端が隠れる．
クラス III：軟口蓋と口蓋垂の基部しか見えない．
クラス IV：軟口蓋も見えない．

表 1.1.2　ASA術前状態分類

class 1	(手術となる原因以外は)健康な患者
class 2	軽度の全身疾患をもつ患者
class 3	重度の全身疾患をもつ患者
class 4	生命を脅かすような重度の全身疾患をもつ患者
class 5	手術なしでは生存不可能な瀕死状態の患者
class 6	脳死患者

表 1.1.3　NYHA心機能分類

クラス I	心疾患を有するが，身体活動に制約のないもの 通常の労作では疲労，動悸，呼吸困難，あるいは狭心痛を生じない
クラス II	身体活動に軽度の制約のあるもの 安静時ならびに軽労作では無症状のもの
クラス III	身体活動に高度の制約のあるもの 安静時には無症状であるが，普通以下の軽労作で心愁訴を生じる
クラス IV	いかなる身体活動も苦痛を伴うもの 安静時にも心機能不全あるいは狭心症症状があり，労作によって増強される

表1.1.4　Hugh-Jones分類

Ⅰ	同年齢の健康者と同様の労作ができ，歩行，階段昇降も健康者なみにできる
Ⅱ	同年齢の健康者と同様に歩行できるが，坂道・階段は健康者なみにはできない
Ⅲ	平地でも健康者なみに歩けないが，自分のペースなら1マイル（1.6 km）以上歩ける
Ⅳ	休み休みでなければ50 m以上歩けない
Ⅴ	会話・着替えにも息切れがする．息切れのため外出できない

2　術前検査

　日本では，術前検査として血液検査(血算，生化学，凝固)，胸部X線写真，心電図，呼吸機能検査がルーチンに行われていることが多い．これらの検査から潜在的な合併症がわかることもある．

3　合併症の評価

心血管系疾患

- **高血圧**：降圧薬の種類，ふだんの血圧について聴取する．
- **冠動脈疾患**：日常の症状，発作頻度，最終発作，持続時間や発作の起きた状況，舌下錠の効果などについて聴取する．術前心臓評価に関するフローチャートを図1.1.2示す．ステントが留置されている場合は，ステントの種類やPCI（経皮的冠動脈形成術）の時期についても調べる（図1.1.3）．薬剤溶出ステント（DES）留置患者では抗血小板薬を中止するとステント内血栓のリスクが上昇するため，循環器内科医との相談が必要である．
- **不整脈**：動悸などの頻拍発作，徐脈，失神発作の有無，内服薬について聴取する．慢性心房細動患者では血栓予防でワルファリンを内服しているので，ヘパリン置換などについて確認が必要である．

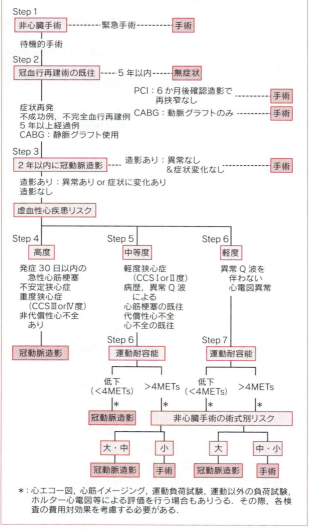

図 1.1.2 冠動脈造影に至る術前心臓評価のフローチャート
(非心臓手術における合併心疾患の評価と管理に関するガイドライン(2008年改訂版)[2])

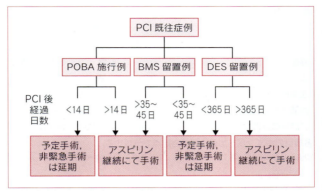

図1.1.3　PCI既往症例の手術時期　　(ACC/AHA 2007 Guidelines[3])

> **Column**
>
> **致死的不整脈をきたす症候群**
>
> WPW症候群の発作性上室性頻拍と心房細動（pseudo Vf）では治療が異なるので注意が必要である．発作性上室性頻拍ではアデノシン三リン酸ニナトリウム（ATP）やCaチャネル拮抗薬のベラパミルなどを用いる．心房細動では，ATPやベラパミル，ジギタリスは副伝導路の伝導を促進し心室細動に進行するため禁忌であり，ピルシカイニドやジソピラミドを用い，血行動態が不安定なときはただちに電気的除細動を行う．
> QT延長症候群やブルガダ症候群の場合はTdp（torsade de pointes）や心室細動に移行するリスクがあるため，除細動器やリドカイン，マグネシウムの準備が必要である（→6.6「不整脈と心肺停止」参照）．

- **意識消失発作**：心臓由来によるもの（大動脈閉鎖不全や徐脈性不整脈）と脳血管由来によるものの鑑別を行う．

呼吸器合併症

- **喘息**：最終発作，発作の頻度，救急外来受診や入院治療の有無，発作時の治療，現在の治療の把握，聴診などを行う．吸入β刺激薬を使っている場合は手術室に持参してもらう．
- **慢性肺疾患**：現在の呼吸機能検査の結果を把握し，可能で

表 1.1.5 Child-Pugh 分類

項目	ポイント		
	1点	2点	3点
脳症	ない	軽度	ときどき昏睡
腹水	ない	少量	中等量
血清ビリルビン値 (mg/dL)	2.0未満	2.0〜3.0	3.0超
血清アルブミン値 (g/dL)	3.5超	2.8〜3.5	2.8未満
プロトロンビン活性値 (%)	70超	40〜70	40未満

各項目のポイントを加算しその合計点で分類する.
Child-Pugh分類　A：5〜6点，B：7〜9点，C：10〜15点

あればCTなどで気腫性変化の程度を評価して治療を行う．感染徴候の有無，呼吸理学療法についても確認する．

代謝・内分泌・神経系合併症

- **糖尿病**：コントロールの状態(血糖値，HbA1c，内服薬，インスリンの使用)，合併症の有無と程度(腎障害，網膜症，ニューロパチー)について評価する．血糖コントロールが不良な場合は専門医に紹介し，場合によっては手術延期も考慮する．
- **肝機能障害**：急性なのか慢性なのか，原因と治療について確認する．肝予備能の評価，すなわち予後予測にはChild-Pugh分類を用いる(**表1.1.5**)．
- **膠原病**：関節リウマチでは頸部の可動性，環軸椎亜脱臼の有無を確認する．ステロイド内服患者ではステロイドカバーについて考慮する．
- **甲状腺疾患**：内服薬，euthyroidであるかどうかを確認する．
- **神経・筋疾患**：脳血管障害の患者では麻痺や感覚障害の有無について確認する．また筋疾患では麻酔薬の選択，筋弛緩薬の使用について考慮しなければならない．

4 術前服用薬

術前に中止しなければならない薬剤と継続しなければならない薬剤があるので，必ず確認をする．

> **Column**
>
> ### ステロイドカバー
>
> 長期間ステロイドを服用している患者では，慢性的なACTH抑制の結果，副腎萎縮をきたすため，5mgより多いプレドニゾロンまたは等力価のステロイドを常用している患者ではステロイドカバーを考慮する．
> 軽度侵襲（鼠径ヘルニア，大腸ファイバーなど）：ヒドロコルチゾン25mgまたはメチルプレドニゾロン5mg静注を当日のみ．
> 中等度侵襲（開腹胆摘，半結腸切除など）：ヒドロコルチゾン50〜75mgまたはメチルプレドニゾロン10〜15mg静注を当日補充し，1〜2日かけて常用量に減量．
> 高度侵襲（心臓・胸部手術，膵頭十二指腸切除など）：ヒドロコルチゾン100〜150mgまたはメチルプレドニゾロン25〜30mg静注を当日補充し，数日かけて常用量に減量．

中止すべき薬剤

- **抗血栓・凝固薬**：出血を助長するため中止する（表1.1.6）．ただし，PCI後のバイアスピリン®は継続することが多くなっている．継続できないときは術前6時間前までヘパリン置換を行う．
- **経口糖尿病薬**：低血糖を防ぐため手術当日よりすべて中止する．絶食期間中も中止する．

継続すべき薬剤

- **循環系薬**：降圧薬であるカルシウム拮抗薬は当日朝まで継続する．しかし，アンジオテンシン変換酵素（ACE）阻害

表1.1.6 服用を中止すべき抗血栓・凝固薬

- プラビックス®：手術14日前に中止（抗血小板作用）
- パナルジン®：手術7日前に中止（抗血小板作用）
- バイアスピリン®：手術7日前に中止（抗血小板作用）
- エパデール®：手術7日前に中止（抗血小板作用）
- ワルファリン：手術4日前に中止（抗凝固作用）
- プレタール®：手術2日前に中止（抗血小板作用）
- ペルサンチン：手術前日に中止（抗血小板作用）
- オパルモン®：手術前日に中止（抗血小板作用）

薬とアンジオテンシン受容体拮抗薬（ARB）は麻酔中の異常低血圧を起こす可能性があるので当日朝は中止することが多い.

β遮断薬も急に中止するとリバウンドを起こすので継続する.

▶ **その他**：抗不整脈薬，スタチン製剤，冠血管拡張薬，気管支拡張薬，抗てんかん薬，抗うつ薬，抗精神病薬，抗パーキンソン病薬，抗甲状腺薬は継続する.
▶ **補充療法**：チラーヂン®やステロイドは継続．インスリンに関しては血糖値をみながら調節する.

5 前投薬

前投薬は麻酔薬あるいは麻酔導入時の副作用を予防する目的で行われてきたが，現在では麻酔薬の改良や歩行での手術室入室が一般となり，ほとんどの成人症例で前投薬は不要である.

前投薬で使われる薬剤は，鎮静薬（ミダゾラムなど），H_2受容体拮抗薬（ファモチジンなど）である．小児の場合は年齢に応じて不安軽減のために鎮静薬が投与される．ミダゾラム0.5〜0.75 mg/kgの経口投与やトリクロリール®シロップ80 mg/kg投与などが一般的である.

6 術前経口摂取

全身麻酔導入時の誤嚥防止のために，術前は絶飲食にする必要がある．以前は長時間の絶飲食が行われていたが，患者の苦痛や脱水などの原因となるため，術前絶飲食の期間は短縮されている.

現在の日本麻酔科学会の術前絶飲食ガイドラインでは，清澄水（水，お茶，果肉を含まない果物ジュース，ブラックコーヒー）は年齢を問わず麻酔導入2時間前まで安全，母乳は4時間前まで安全，人工乳は6時間前まで安全と明記されている．固形物に関しては，トーストなど軽食は6時間，揚

げ物や肉などは8時間以上あける．

　最近は絶水期間を短くして脱水を防ぐだけでなく，インスリン感受性を保つために炭水化物含有飲料を摂取する術前経口補水療法を導入している施設も増加している．

7 麻酔法の決定

　上記の情報と手術部位や術式，手術時間などを考慮のうえ，指導医とともに麻酔法を決定する．

8 手術の中止・延期

　コントロール不良な高血圧，喘息発作中，頻拍性不整脈，甲状腺機能亢進症，コントロール不良な糖尿病，感染徴候としての発熱，急性心不全，急性心筋梗塞発症直後，急に肝逸脱酵素が上昇している場合などは中止や延期を考慮する．

　また予防接種の接種後は，生ワクチンの場合は4週間，不活化ワクチンの場合は2週間，手術まで期間をあける．

文献

1) 日本麻酔科学会．日本麻酔科学会気道管理ガイドライン2014（日本語訳）：より安全な麻酔導入のために．http://www.anesth.or.jp/guide/pdf/20150331-3guidelin.pdf
2) 非心臓手術における合併心疾患の評価と管理に関するガイドライン（2008年改訂版）．http://www.j-circ.or.jp/guideline/pdf/JCS2008_kyo_h.pdf
3) ACC/AHA 2007 Guidelines on Perioperative Cardiovascular Evaluation and Care for Noncardiac Surgery. J Am Coll Cardiol 2007；50：1707-32.

　　　　　　　　　　　　　　　　　　（今泉　剛，村川雅洋）

1.2 麻酔器と麻酔回路

Point
- 多くの教育病院では,麻酔器はさまざまなモニターと一体化されて運用されており,初学者が初めて目にすると,一見複雑な構造に圧倒されがちである.まずは役割別に一つ一つ眺めていくのがよい.
- 最初に「麻酔器部分」と「生体モニター,電子カルテ・電子チャートシステム部分」を見分ける(**図1.2.1**).とくに後者のモニター類については,生体情報の何がどこに表示されるかを,研修初日のうちに確認しておく.

1 麻酔器の役割

▶ **麻酔器具としての役割**:酸素・空気を任意の割合で混合した医療ガスに,必要に応じて揮発性吸入麻酔薬を混合させ,人工呼吸回路中に供給する.

▶ **人工呼吸器(蘇生器具)としての役割**:患者の状態や気道確保法に応じて,ただちに用手バッグ換気と機械的人工呼吸を切り替えることができる.熟練者が行えば,患者の呼吸状態を自在にコントロールできる.

2 麻酔器の構造(図1.2.2, 1.2.3)

ガスの流れを追って解説する.以下,カッコ内の丸数字は**図1.2.2, 1.2.3**のものに対応.

麻酔ガス供給部(①)

麻酔ガス供給部は,医療ガス配管設備(壁またはペンダントとよばれる天井つり下げユニットに配置された穴)より供給される麻酔ガスを連結し,適切なガス圧に調整する.災害などでガス供給が停止した場合は酸素や亜酸化窒素は麻酔器裏の補助ボンベから供給される.

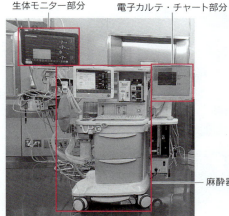

図1.2.1 麻酔器の全体像

　酸素や亜酸化窒素の投与濃度は，流量調節装置（②）で調整する．また，患者呼吸回路を短時間に高流量酸素で満たす酸素フラッシュ機構（③）ももつ．さらに，酸素供給圧が低下した場合，高濃度亜酸化窒素（つまり酸素0％）投与を避けるために，すべてのガスを遮断する安全装置を備えている．気化器（④）は，麻酔器本体から流出するガスに，揮発性吸入麻酔薬（セボフルラン，デスフルランなど）を任意の濃度で付加する．

> **Column**
>
> ### モニター監視での注意点
>
> Q1. モニター監視でまず気をつけることはありますか？
> A1. まずは自分の使う麻酔器やモニターについて「何についてのアラームが機能しているか」を把握しておきましょう．逆に，たとえば，呼気セボフルラン濃度や吸入麻酔薬の残量にアラームがついていない場合は，術中覚醒を防ぐためより注意して目視確認する必要があります．

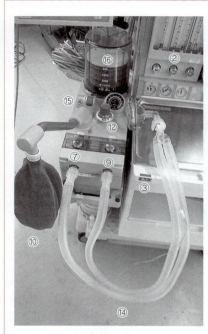

②流量調節装置
③酸素フラッシュ機構
⑦吸気弁
⑨呼気弁
⑩バッグ
⑫APL弁
⑭蛇管
⑮バッグ/呼吸器切り替え装置
⑯人工呼吸器

図1.2.2　麻酔器の構造
丸数字は**図1.2.3**中のものに対応している．

患者呼吸回路部（⑤）

　ガス供給部で調整され，ガス共通流出口（⑥）から供給された麻酔ガスを，患者の肺に送り込む．麻酔ガスは吸気弁（⑦）→患者（⑧）の呼吸器系→呼気弁（⑨）→バッグ（⑩）→二酸化炭素吸着装置（⑪）→吸気弁（⑦）のようにぐるぐる回る．呼気時には呼気弁が開放し，ガスはバッグに流れ込み，吸気弁は閉鎖している．逆に吸気時には，吸気弁は開放して患者にガスが送られ，呼気弁が閉じている．

　一部の余剰なガスはAPL（adjustable pressure limiting）弁（ポップオフ弁ともいう）（⑫）を経て排出され，残りの呼気ガ

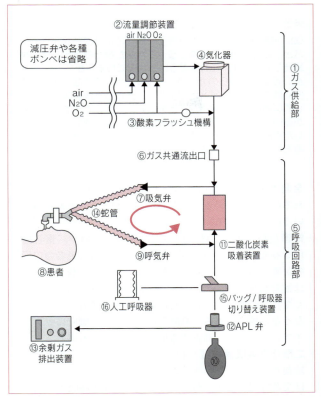

図1.2.3　麻酔器の簡略化した構造

スは二酸化炭素吸着装置を通って，吸気弁の上流に常時供給される新鮮ガスと混合され，再度吸気ガスとなる．このシステムを"半閉鎖（ガスの一部は入れ替わるため）循環（ぐるぐる回るため）回路"とよぶ．

　なお，APL弁を完全に閉じると回路からの排気はなくなる．つまりAPL弁は，呼気ガスについて吸気ガスとして再利用する分と排出する分の比率を決めているといえる．

> **Column**
>
> **麻酔導入中,バッグが膨らまないのは**
>
> Q2. 麻酔導入中,APL弁を完全に閉めているにもかかわらずバッグが膨らまず,酸素フラッシュをたびたび行って換気を維持しています.これはどういう状況でしょうか?
> A2. 呼気回路からのガスが,バッグに入ってこない状況です.多くはマスクフィットが不十分で口元から麻酔ガスがリークしているか,気道開通が不十分で呼気を回収できていないのが原因です.呼吸回路内の麻酔ガスが,流量調節装置で設定した供給量では足りなくなり,酸素フラッシュ機構を用いて補充している状態です.

▶ **余剰ガス排出装置**(⑬):吸入麻酔薬で手術室内が汚染されるのを防いでいる.始業時に回路がきちんと接続されているのを確認する.

▶ **蛇管**(⑭):吸気・呼気別の二股構造のものや二重管構造になっているもの(F回路)があり,麻酔器と患者の口元との距離や術式などから使い分ける.ただし,長すぎる蛇管は蛇管自体のコンプライアンス(ふくらみやすさ)が大きくなり,回路に加えられた換気量よりも患者の換気量が少なくなる場合がある.麻酔器によっては起動時にコンプライアンスを測定・補正する機能をもつものもある.

▶ **二酸化炭素吸着装置**(⑪):充填されている二酸化炭素吸着剤が変色(ソーダライムの場合,白→紫)している場合は交換時期を過ぎており,二酸化炭素が再呼吸され高二酸化炭素血症をきたす.この場合,カプノメータで吸入二酸化炭素分圧が上昇する.また,二酸化炭素吸着剤を交換した際の不十分な密閉が,しばしば呼吸回路リークの原因となるので,始業点検の際の注意点である.

▶ **バッグ/呼吸器切り替え装置**(⑮):手動または人工呼吸器(⑯)による換気の切り替えを行う.機種によっては,呼吸器のスイッチを別個に入れる必要があるので注意する.

▶ **減圧弁**:一次減圧弁はボンベから送られるガス圧を減圧し,二次減圧弁は中央からのガスおよび一次減圧弁を経たガス圧をさらに減圧する.中央配管に麻酔ガスのホースを接続

または抜去する際に大きな音がするのは，供給されるガスが高圧だからである．
- ▶ **自己膨張式バッグ**：ガス供給の停止や，麻酔器が故障した場合にただちに必要になるため，手術室内に必ず用意しておく．酸素を接続しないと投与できるのは空気のみとなるが，少なくとも換気は維持できる．一方，ジャクソンリースバッグでは，まず膨張させるために酸素が必要で，ただちに使用を開始するには戸惑う場合がある．
- ▶ **ガスモニターサンプリングチューブ**：カプノメータは気道管理上きわめて重要であるが，サンプリングチューブは蛇管と接続されない状態で供給されるため，接続を忘れがちである．また，ガスモニターが麻酔器や他のモニター機器とは別個の電源をもっている施設では，麻酔導入前に忘れずに電源を入れておく．導入後に気づいても，較正のためにすぐ使用できず，導入〜気管挿管直後の最も必要な時期にデータを得られない．

Column

麻酔器には多くの機種があるため，まずは上述した構造のどの機能が，自分の部署で使用している麻酔器のどの部分に該当するのか，上級医に確認しておくのがよい．麻酔回路の構造を初学者が一度で理解するのは困難であるが，使用経験を積むことで，あるとき目から鱗が落ちたように理解が進むことがある．

参考文献

・髙松千洋，髙橋成輔．呼吸回路．医器学 2005；75：452-7．

(小原伸樹，村川雅洋)

1.3 麻酔導入と維持

Point
- 全身麻酔は，基本的には鎮静薬（プロポフォールなどの静脈麻酔薬，またはセボフルランなどの揮発性麻酔薬）と，鎮痛薬（オピオイド，局所麻酔薬），筋弛緩薬を用いて，麻酔の3要素，すなわち鎮静，鎮痛，筋弛緩を満たすことである．
- 全身麻酔の導入は大きく，吸入麻酔薬を使用する場合と静脈麻酔薬（プロポフォール）を使用する場合に分けられる．

1 準備

患者の手術室入室前にまず行うべきことは，手術室の準備である．

▶ **麻酔器の点検，回路の選択**：麻酔器の構造はすでに 1.2 で述べたとおりだが，回路は術野に合わせて選択する．頭頸部手術などでは麻酔器の移動やベッドの移動が必要であり，移動した際に配管が届かなくならないようにセッティングする．また，麻酔器周囲には近年電子チャートなどが導入されている．麻酔器のよく触れる部位やキーボードは汚染されている可能性が高い．患者ごとに清掃するとよい．

▶ **使用薬剤の準備**：基本的な麻酔導入薬，必要に応じて昇圧薬の準備を行う．薬剤は誤投薬を防止するように，ラベリングすることや，専用のシリンジに準備することが多い．各病院のマニュアルに沿って準備する．

▶ **ライン類の準備**：必要な静脈路，動脈圧ラインを準備する．またライン確保，固定に必要な物品をすぐに使用できるようあらかじめ準備しておく．術中に使用する静脈路は 20 G が基本となる．輸血が必要な手術では麻酔導入後もう1本の静脈路として 18 G での確保が必要になる．急速輸血が必要な心臓大血管手術や移植手術などの場合には，さ

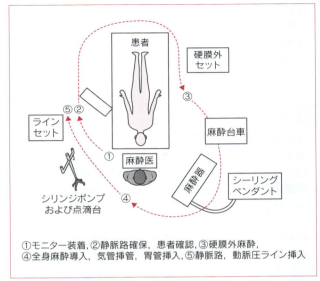

図 1.3.1　大開腹手術における麻酔導入時の麻酔科医の動線

> **Column**
>
> **医療器具の太さの単位**
>
> 今まで"ゲージ","フレンチ","ミリ"という単位を聞いたことはあるだろうか.「挿管チューブ7フレ準備して!!」などと言っている医師を見かけたことはないだろうか.この言葉,まったく正しくない.ちなみに,mmは通常内径を,フレンチは通常外周のmmを,ゲージは金属ワイヤーの太さを示す単位である.誤用は現場に混乱をきたす可能性があり,十分注意されたい.

らに太い静脈路が必要になる.動脈圧ラインは22Gで確保することが多い.血管外科手術や脳神経外科手術では片側の橈骨動脈が神経機能モニタリング用として使用できない可能性があるため,前日までに執刀医に確認する.

▶ **使用器械の準備**：薬剤投与用のシリンジポンプ,モニター

用のモジュールやモニター機器を準備する．すべての準備が終わった時点で，患者入室から導入，皮膚消毒までの患者動線，麻酔科医の動線を確認する（**図1.3.1**）．スムーズに動けるよう物品を配置し，1日の流れをシミュレーションする．

2 患者入室

- **モニター類の装着**：患者入室後はすみやかにモニター類の装着を行う．麻酔導入前までの加温が術中低体温予防に有用であるという報告があり[1]，積極的な加温を心がける．
- **静脈路の確認**：静脈路が確保されている場合，漏れがないか，適切な流速を得られるか確認する．静脈路がない場合にはこの時点で確保する．
- **バリアプリコーション，予防的抗菌薬投与**：患者に触れる際にはバリアプリコーション，つまりマスク・手袋を着用し，アルコール擦式消毒薬を手袋着脱前後に使用する．また，手術部位感染予防のために予防的抗菌薬を投与する．執刀前までに投与終了できるようにする．3～4時間ごとに再投与を行うため，忘れないようにする．
- **区域麻酔，末梢神経ブロック**：患者確認後，区域麻酔や末梢神経ブロック行う．患者の不安に応じて鎮静薬（ミダゾラム，デクスメデトミジン，少量のプロポフォール）や鎮痛薬（フェンタニルや極少量のレミフェンタニル）を使用してもよい．しかし，最も重要なのは，患者を安心に導く医療者側の態度や声がけである．不真面目にならない程度に，患者を笑顔にさせられる声がけを意識する．患者の目が届かないところでわれわれが何をしているのか逐一伝えることも重要かもしれない．

3 全身麻酔の導入と維持

維持に吸入麻酔薬を用いる場合

吸入麻酔薬は効果の個人差がきわめて少ないため，全静脈

麻酔と比較し管理が容易である．体型による投与量の調節の必要性が少ない．ただ，セボフルランを肥満患者に長時間高用量（2％以上4〜5時間）投与すると組織に溶け込んだセボフルランが体外に排出されるまで時間がかかり，覚醒に時間を要する場合があるため，肥満患者ではデスフルランが有利かもしれない．

- ▶ **導入**：プロポフォール（1〜2 mg/kg実体重，年齢，合併症の有無で投与量を調節），レミフェンタニル（0.25〜0.5 µg/kg/分 理想体重，年齢，合併症の有無で投与量を調節）を投与し，就眠確認後ロクロニウム（0.6〜0.9 mg/kg理想体重，この量で1〜3分で挿管可能）を投与する．マスク換気を開始したらセボフルラン2％，デスフルラン5％を添加する．筋弛緩が十分効いたところで，気管挿管を行う．

- ▶ **気管挿管後**：執刀開始までレミフェンタニルは0.1 µg/kg/分 程度，セボフルランは1〜1.5％，デスフルランは4〜6％で維持する．

- ▶ **執刀直前（タイムアウトのとき）**：レミフェンタニルの術中の維持量，すなわち0.25〜0.5 µg/kg/分へ増量する．通常大開腹で0.3〜0.4 µg/kg/分 程度，小開腹や四肢手術，耳鼻科手術で0.2〜0.3 µg/kg/分 程度で行う．鎮痛量の調節はBIS（bispectral index）のなかのEMG（筋電図）の割合，体動，バッキング，脈拍，血圧を主に指標にする．EMGの出現や，体動，バッキングは，完全な筋弛緩状態でないことの指標でもあるが，痛みに対する正常な反応でもある．十分な鎮痛下では，体動はほとんど起きるものではない．

- ▶ **鎮静薬の調節**：BIS値で60以下になるように，セボフルランで0.8〜3％，デスフルランで3〜7％程度で維持する．維持の際の酸素，空気の流量は，FiO_2 0.3〜0.6程度，total flowで1〜3 L/分 程度とする．低流量（2 L/分 以下）では，酸素，揮発性麻酔薬の使用量が少なくなるのはコスト面で優位だが，CO_2吸着のためのソーダライムの消費に気をつける．ソーダライムが消費されると，ソーダライムの色調が青く変化し，吸気中にCO_2が確認できる．セボフルランを使用する場合，腎機能に影響を与える可能性のある

Compound Aが産生される可能性があるため，新鮮ガス流量は2 L/分 以下にしない．また，吸入麻酔薬濃度を急速に増減したいとき（急にBIS値が上がり，覚醒の心配があるとき，覚醒させなければならないとき）は，flowを6 L/分 程度まで上昇させておくとよい．

▶ **手術・麻酔に関わる侵襲の強さ**：いつでも一定ではない．主な高侵襲になるポイントは，①気管挿管，②皮膚切開，③腸間膜の強い牽引，④神経叢周囲の操作，⑤骨切り，切開，⑥気管周囲の操作，気管の圧迫，⑦ハンマーなどによる振動があげられる．⑥⑦に関しては，むしろ気管と気管チューブのずれが起きるためにバッキングを起こしやすい状況である．上腹部内臓の牽引や，横隔膜の圧迫，肺の牽引でも同様の刺激を生じる．

この侵襲が強くなる際には維持で安定しているときより鎮痛薬の必要量が増加する．手術状況を先読みして鎮痛薬の増減を行う．鎮痛薬の増減で間に合わないときは，鎮静薬を増量してから，有害反射抑制のためにロクロニウムを10～20 mg追加する．

▶ **腹腔鏡手術など十分な筋弛緩が必要な場合**：筋弛緩薬の持続投与を行う．ロクロニウムの持続投与は0.7～0.9 μg/kg/分で投与する．効果に個人差があるため投与時はPTC（post tetanic count）を確認しながら，0～3になる程度に持続量を調節する．

▶ **覚醒に向けて**：鎮痛・鎮静薬を減量し，また術後鎮痛，術後悪心嘔吐（PONV）対策の準備を行う．全身麻酔単独であれば，創部へ局所浸潤麻酔を行うのも有用である．また術後鎮痛にオピオイドを用いる場合は，手術終了1時間前くらいからフェンタニルを投与開始しておくとよい．必ずはじめに，ボーラスで投与しておく．モルヒネを用いる場合も同様である．

術後鎮痛のためにオピオイドを投与し閉創が始まるときには，レミフェンタニルを0.08～0.15 μg/kg/分 程度に減量する．吸入麻酔薬もBISが60を超えない程度に減量する．

▶ **覚醒**：覚醒することになったら（通常，X線写真撮影後），

表 1.3.1　成人におけるPONVの危険因子

患者因子	・女性 ・PONVまたは動揺病の既往 ・非喫煙者 ・若年者
麻酔因子	・揮発性麻酔薬，亜酸化窒素の使用 ・全身麻酔（対局所麻酔） ・麻酔時間 ・術後オピオイド使用
手術因子	・胆嚢摘出術 ・腹腔鏡手術 ・婦人科手術

(Gan TJ, et al. 2014[2])

術後鎮痛用の薬剤以外はすべて投与終了する．酸素/空気流量を6 L/分 以上に上げ，BISの上昇を待つ．このとき，できるだけ外部からの刺激が少ないようにする．中途半端なレベルで覚醒すると，覚醒時興奮につながる．

BISが70〜80になれば覚醒させられる．筋弛緩の残存は術後呼吸不全の危険性を増加させるため，TOF（四連反応）比を確認した後にスガマデクスを投与し，筋弛緩の拮抗を行う．デスフルランは術後呼吸筋回復に優れているといわれる．口腔，気管を吸引し，呼名反応，深呼吸が確認できれば抜管する．頸部の操作を行った，あるいは気管挿管が困難で数回挿管操作を行っていたのなら，抜管前にカフを抜き，チューブと気管の隙間があること，すなわちリークのあることを確認してから抜管する．バイタルサインに問題がないこと，創痛が自制内であることを確認し退室とする．オピオイドを使用している際には呼吸回数が8/分 以上あることが要件となる．

▶ PONV：人によっては痛みよりもつらかったと形容されるものである．主な危険因子を**表1.3.1**に示す[2]．この表の危険因子が増えるごとに，PONVの危険性は増す．主な危険因子の数でPONVの可能性が換算できる．詳しくはGan

らのガイドライン[2]を参照されたい．

維持にプロポフォールを用いる場合

　投与にはTCI（target controlled infusion）ポンプを用いるのがよい．あらかじめ体重（実体重）をセットし投与する．このポンプは3コンパートメントモデルを用い，投与スピードを自動的に調節する器械である．ただし，患者ごとの分布容積，血行動態は個人差が大きく，手術中の血行動態の変化によってプロポフォールの排泄・代謝のスピードも異なってきてしまう．ショック状態，低体温時などはプロポフォールの代謝が遅くなる代表的な状態といえる．プロポフォールは主に肝で代謝されるといわれているが，手術適応になるような術前状態であれば，覚醒に大きな影響は与えない．

- ▶ **導入**：導入時にはTCI 2〜3μg/mLで開始する．プロポフォール単独で投与開始し，患者が呼びかけに応じなくなる効果器部位濃度を覚えておく（0.6〜2μg/mL程度）．就眠を確認したらレミフェンタニル，ロクロニウムを投与する．投与量は吸入麻酔薬と同様である．2μg/mLで開始すると上昇に時間がかかるため，血行動態が許せば設定を3μg/mL程度まで上げておくとよい．気管挿管後はTCI 1.5〜2μg/mL程度，レミフェンタニルの減量は吸入麻酔薬使用時と同様に下げる．

- ▶ **執刀直前（タイムアウトの直前）**：レミフェンタニルを増量する．プロポフォールは就眠時濃度＋1以上に設定する．あとはBISをもとに40〜50を維持できるよう調節する．決して1.5μg/mL以下にはしない．

- ▶ **覚醒に向けて**：吸入麻酔薬の場合と同様である．閉創時に1.5μg/mL程度まで下げる．X線写真撮影後0.1μg/mLまで減量する．効果器部位濃度が就眠時効果器部位濃度を下回ったら覚醒させることができる．

4　問題のある症例への導入

- ▶ **フルストマック患者の場合**：マスク換気困難，挿管困難が予想されないフルストマック症例であれば迅速導入を行う．

5分間の前酸素化(マスクをぴったりフィットさせることが重要)ののちに鎮静薬・鎮痛薬投与,入眠後ロクロニウムを0.9〜1.2 mg/kg投与する.マスク換気をせず60秒後に挿管する.輪状軟骨を強く圧迫するSellick法を忘れない.

循環動態が不安定な場合,マスク換気困難,挿管困難が予想される場合は,覚醒下,または少量のミダゾラム(1〜3 mg)投与下にsemi-awakeで挿管する.この場合,先にジャクソンスプレーで4%リドカインを用いて,舌,舌根,咽頭後壁,喉頭周囲,声門の咽喉頭麻酔をゆっくり行っていくとよい.これは,マスク換気困難が予想される患者のawake intubationの際にも有用である.

- **重症心不全,ショック患者の場合**:導入薬で循環虚脱に陥る.その場合,少量のミダゾラム1〜3 mg,少量のオピオイドを投与し,入眠したところで筋弛緩薬を投与する.
- **マスク換気困難,挿管困難(CVCI)が予想される場合**:妊娠後期の妊婦,肥満患者,壮年期の男性,小顎患者,睡眠時無呼吸症候群の患者などは,挿管困難(cannot ventilate, cannot intubate:CVCI)患者であることが予想される.マスク換気困難が予想されなければ,通常どおり導入してもよい.挿管に際しては,各種デバイス(声門上気道確保器具,その他の喉頭鏡,気管支鏡)を準備する(➡詳細は**1.5**「麻酔中の気道管理」参照).

5 麻酔に関わる諸手技

静脈路確保

麻酔導入前に行う,患者が苦痛を感じるかもしれないポイントのNo.1である.もしはじめの侵襲的手技である静脈路確保に失敗すれば,患者からの心象が非常に悪くなる.入室時は,術前の脱水,患者の緊張などで静脈路確保困難である.もし追加の静脈路を確保する予定なら,無理せず細めの22 Gで穿刺する.

意外と難しいのは橈側皮静脈かもしれない.橈骨神経浅枝

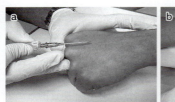
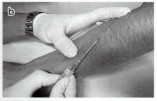
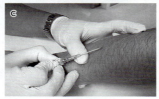

図1.3.2 静脈路確保
a：手背での静脈路確保．患者の手を握らせるようにして張力をかける．
b：上腕での静脈路確保．穿刺部から少し外れたところで張力をかける．左示指でカウンターを，右中指でも張力をかけている．内筒尾部が皮膚にぶつからないため角度の調節が容易である．
c：好ましくない皮膚張力．穿刺すべき血管の真下で張力をかけると，母指と留置針が触れてしまい不潔になる．触れないようにすると穿刺角度がつきすぎてしまう．

損傷の可能性があるため，手関節から手のひら1つ分は穿刺を避ける．また角度の問題も大きく，筋の隆起のため血管と並行に針を進めにくいからである．

- **穿刺部位，駆血**：血管の可動性が大きい部位は，術後漏れやすい．静脈が合流し二股になっている部位は穿刺しやすい．穿刺前にまず腕の運動をしてもらい，血流を増しておく．穿刺部位を決めたら駆血し，穿刺部位を広めに消毒する．駆血の強さは静脈血流を遮断し，動脈血流を遮断しない程度にする．
- **穿刺部にcounter tractionをかける**：穿刺線延長上の末梢に指がかかると，①外筒を不潔にする可能性，②角度を最小限にできない可能性があるので，穿刺部によって張力のかけ方を考えておく（**図1.3.2**）．
- **穿刺**：皮膚から浮き出ている血管の場合，皮膚穿刺の時点

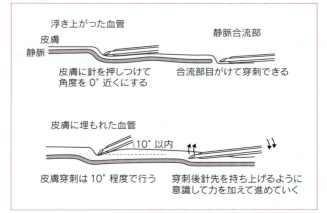

図1.3.3 浮き上がった血管，皮膚に埋もれた血管の穿刺

から穿刺角度はほぼ0°でもかまわない（**図1.3.2**）．皮膚に埋もれた血管の場合，血管に到達するまでは10°程度で穿刺する．皮膚の穿刺は，素早く行うことが痛みの少ない穿刺のポイントである．

▶ **針を進め逆血を確認する**：皮膚穿刺後，血管の走行と平行に針を進めていく．この際，内筒尾部を押して針先を持ち上げるような力を加えると，角度がつきすぎず有用である（**図1.3.3**）．血管内に針先が到達すると，逆血（血液逆流）が確認できる．この逆血を確認できるような針の持ち方で穿刺する必要がある．逆血を確認したら，針を0°としてさらに2～3 mm進める．この際，外筒が血管を押し広げながら血管内に入っていく感触がわかるかもしれない．この状態で逆血が認められていたら外筒を進めていく．進める際にも逆血を必ず確認する．

▶ **外筒と輸液ラインの接続・固定**：血管内に外筒が留置されたら内筒を引き抜き，外筒と輸液ラインを接続する．この接続は途中で緩んでしまうと薬液が漏れてしまい，麻酔に支障をきたす可能性があるので，しっかりと締める．その後クレンメを開放し，①滴下スピードが十分であること，

②患者が痛みを訴えないこと，③刺入部が腫れてこないことを確認し，固定する．

▶ **静脈路確保に失敗した場合**：途中で内筒，外筒が血管壁を突き破ってしまうこともある．穿刺時に逆血が確認できなくなった場合，動脈路確保と違い，静脈路確保はその時点で失敗であることがほとんどである．動脈ラインのように針を引き戻したりしても，患者の苦痛が増すばかりであるため，別の場所からの穿刺を考慮する．同側他部位から穿刺する場合，失敗した場所の末梢は避ける必要がある．また，一度針を抜いてしまうと駆血した際に血腫となる可能性があるため，十分な圧迫を加え，止血を確認したのちに穿刺するか，すぐに穿刺できそうなところがあれば，失敗した針を抜かずに2度目の穿刺を行う方法もある．

Column

ハーゲン・ポアズイユの式

なぜ手術の際には太い静脈路を選択するのだろう．それは急速輸液を必要とする場面が多いからだ．点滴の流量はハーゲン・ポアズイユの式で表すことができる．

$$Q = \Delta P \times (\pi r^4 / 8 \mu L)$$

Q：流量，ΔP：カテーテル前後の圧較差，r：カテーテルの半径，μ：液体の粘度，L：カテーテルの長さ

つまり，流速はカテーテルの半径の4乗に比例し，長さに反比例する．急速輸液の際には太く，短いカテーテルを選択する必要がある．また粘度にも反比例するため，粘度の高い膠質液や輸血製剤は，晶質液と比較しスピードが遅くなる．

動脈カニュレーション

穿刺部位はいろいろあるが，ここでは基本となる橈骨動脈カニュレーションについて述べる．

▶ **適応**：①ある程度の出血が見込まれる手術（肝切除，膵手術，前立腺全摘術，子宮悪性腫瘍手術，多発外傷），②厳密な呼吸循環管理が必要（心臓，脳，肺手術や，重度呼吸不全，循環器合併症がある患者），③長時間手術で頻回の採血が必要（長時間手術，重症糖尿病）な場合，動脈カニュ

レーションする．麻酔導入時循環変動が大きく予想される低心機能患者では，麻酔導入前に局所浸潤麻酔下にラインを挿入する．
- **皮膚への張力のかけ方**：動脈は静脈と違い表面に見えるものではない．通常，左手の示指，中指で動脈の走行を感じ，右手で穿刺するため，静脈路確保と違い，皮膚へ張力をかけるのが困難である．方法としては，①手関節部に高さ5 cmほどの枕を入れ，穿刺部に張力がかかるようにテープで指を固定する，②右手小指で患者の皮膚に張力をかける方法などがある．張力をかけすぎると，血圧が低い場合，拍動触知困難となる可能性があるので張力のかけ具合に注意を払う．
- **穿刺位置**：橈骨動脈が最も表層に位置する茎状突起付近を基本とする．30°以下で穿刺を行う．
- **逆血の確認，針を進める**：動脈へ針が到達すると抵抗とともに逆血を確認できる．逆血を確認したといって安心してはいけない．これは静脈路確保にも同様のことがいえるが，ここで手元がぶれると，針が進みすぎてしまったりする．決してぶれないようにする．逆血を確認したら針を10°以下に寝かせ2〜3 mm針を進める．針を進める際，外筒が血管壁を押し広げる感覚をつかめるかもしれない．針を進めたのちも逆血を確認できれば，外筒を進める．
- **逆血が確認できなくなった場合**：①内筒のみが血管後壁を貫いてしまっている，②内外筒ともに血管後壁を貫いてしまっている場合が考えられる．①の場合は，内筒を引き抜けば逆血を再び確認できるので，その後血管の走行に沿うように外筒を進める．②の場合は，内筒を少し引き抜いた状態で，内外筒ともに引き抜き，逆血が確認できたところで血管の走行に沿うように外筒を進める．
- **穿刺が困難な場合**：盲目的な手技にこだわらず，超音波ガイド下に挿入することを考慮する．

胃管挿入

- **胃管が進みにくい部位での挿入方法**：麻酔導入後の胃管挿入が困難な場合がある．胃管が進みにくい部位は，①食道

入口部，②食道胃接合部である．筆者は，①では甲状軟骨，輪状軟骨の片側を持ち上げ，そこへ胃管を誘導する．②は食道裂孔ヘルニア患者で問題になるが，何度か胃管を出し入れすることで入る場合には，空気を送り込みながら挿入する方法をとっている．

6 体位

手術を受ける患者は手術部位に合わせさまざまな体位をとる．麻酔導入後に体位を変換することが多く，その場合，患者はつらさを表出することはできない．安楽な体位がとれるように心がける．圧迫や過度の伸展などで末梢神経障害を引き起こす．末梢神経走行部への圧迫は避ける．

通常，体位変換の合図は頭部保持者，つまりは麻酔科医が指示を出すことになる．この際に，十分な人数がそろっているか，ライントラブルがないように工夫を行ったか，頚椎が安定しているか確認しながら，体位変換を行う．体位変換後には，ライン類が適切に使用可能か，モニター類が作動するか，挿管チューブのズレがないか，患者が手術台から転落する危険はないか，圧迫されている部位はないかを確認する．

主な体位と注意点を以下に示す．

▶ **仰臥位**：頭部を後屈させる懸垂位，トレンデレンブルグ体位なども含まれる．腹腔鏡手術の際に過度な頭低位をとることがある．頭位変換で気管チューブのズレが生じる場合がある．

▶ **砕石位**：股関節の位置を調節することで，小柄な患者の場合，頭が遠くなることがある．回路の長さに注意する．また，開脚した際に総腓骨神経麻痺をきたしやすいといわれている．圧迫がないように気をつける．下肢挙上によって血流障害が引き起こされ，コンパートメント症候群をきたすことがある．

▶ **側臥位**：下側の腋窩への圧迫を軽減するために腋窩枕を挿入する．支持器やマジックベッドなどを用いる．器具が圧迫を加えていないか注意する．マンシェットで血圧を測定

する場合，マンシェットが心臓から上下するため，下側で測定すると血圧を過大評価し，上側で測定すると過小評価してしまう．
- ▶ **腹臥位**：頭部支持器の種類によって気管チューブの事故抜管が起こりうる．周術期視力障害も腹臥位における大きな問題である．もちろん体位だけの問題ではないが，少なくとも直接的な圧迫はないようにする．

Column

メンターからの言葉

ある尊敬する上司からいただいた，現在でも大事にしている言葉がある．「すべての手技は一度で行いなさい．そうすればすべてがスムーズだ．」私は今でもすべての手技を1回で行えるよう努力をしている．これを行うために重要なのは，入念な準備とシミュレーションにほかならないと思っている．もちろん，研修医時代と比較すれば準備とシミュレーションに費やす時間は短くなったが，今でも重要な作業だと思っている．手技でつまずかないことは，周りのスタッフからの信頼を勝ちうることにもつながる．一方，失敗は自分の心に不安定さをもたらしたり，患者を不安にさせる可能性のある行為である．スムーズな手技は結果的に執刀開始までの時間短縮につながり，効率的な手術室運営にもつながるものである．

文献

1) de Brito Poveda V, et al. A systematic review on the effectiveness of prewarming to prevent perioperative hypothermia. J Clin Nurs 2013；22：906-18.
2) Gan TJ, et al. Consensus guidelines for the management of postoperative nausea and vomiting. Anesth Analg 2014；118：85-113.

〈箱﨑貴大，村川雅洋〉

1.4 麻酔中の異常・緊急事態

Point
- 麻酔中の緊急事態を表す指標には，①血圧変化，②低酸素血症，③気道内圧変化，④心電図変化，⑤体温変化などがある．
- 異常な数値には必ず原因がある．原因をつきとめ，経過観察でよいものと適切な対応を要するものを見極める．

1 血圧低下・上昇

血圧低下

▶ 原因：血圧＝心拍出量×体血管抵抗で決定される．心拍出量が低下する病態や，体血管抵抗が減少する病態で血圧低下が起こる．麻酔薬による影響，循環血液量の減少，交感神経遮断による血管拡張により低血圧を生じる．その他にも，帝王切開時の仰臥位低血圧症候群，開腹手術時の腸間膜牽引症候群，眼科手術時に眼球を牽引することによって

表1.4.1 血圧低下の原因

血圧規定因子	心拍出量			体血管抵抗
	1回拍出量を規定		心拍数低下	減少
	心収縮力低下	前負荷減少		
主な原因	揮発性麻酔薬 心不全 心筋虚血 低酸素血症 β遮断薬 抗不整脈薬	出血 揮発性麻酔薬 静脈麻酔薬 脊髄くも膜下麻酔 硬膜外麻酔 腹腔内へガーゼを入れる 血管拡張性ショック 腸間膜牽引症候群 仰臥位低血圧症候群 血管拡張薬	徐脈 不整脈 オピオイド β遮断薬	揮発性麻酔薬 静脈麻酔薬 脊髄くも膜下麻酔 硬膜外麻酔 迷走神経反射 血管拡張性ショック 腸間膜牽引症候群 血管拡張薬 血流遮断解除（駆血帯解除時，大動脈遮断解除時）

起こる迷走神経反射である眼球心臓反射も低血圧の原因となる(**表1.4.1**).
- ▶ **治療**:原因を見極め,それぞれ原因に対応した治療を行う.その患者のふだんの血圧によるが,一般的に収縮期血圧で80 mmHg以下は危険である.ふだんの血圧が高い人はとくに低血圧にならないように注意する.通常臓器灌流は平均血圧65 mmHgで維持できるといわれている.

  異常な血圧は繰り返し測定し確認する.少なくとも,もう一度血圧計で測定しなおす.頸動脈や橈骨動脈の触れはどうかもチェックする.

  適宜,昇圧薬を使用する.麻酔深度の調節は,bispectral index(BIS)モニターが参考となる.出血など循環血液量の減少に対しては,輸液や輸血を行う.明らかな出血に対して,昇圧薬のみでの対処は,対応が遅れると生命に関わる場合もあるので,術野をよく観察し対応すべきである.

Column

腸間膜牽引症候群

開腹したら,血圧が低下して頻脈となり,患者の顔をみたら紅潮していた,という経験はあると思う.これは腸間膜牽引症候群といわれるものである.開腹時の腸間膜の牽引によって,プロスタグランジンI_2(PGI_2)が血中に放出されて起こるもので,①顔面紅潮,②低血圧,③頻脈の三徴をきたす.小腸や腸間膜の牽引により腸間膜血管の内皮細胞にshear stress(剪断応力)が働き,COX活性化によりPGI_2が産生され,全身の血管拡張が起こる.レミフェンタニルの使用後から,多くなった印象があった.このことについては,2010年にNomuraら[1]が,腸間膜牽引症候群の発生頻度はレミフェンタニル使用群で有意に多かったと報告している.

血圧上昇

- ▶ **原因**:麻酔中の高血圧の原因は,手術侵襲に対して,浅麻酔である場合が多く,その際同時に頻脈も伴う.医原性のものとしては,昇圧薬の過剰使用,過剰輸液・輸血があげられる(**表1.4.2**).

表1.4.2 血圧上昇の原因

血圧規定因子	心拍出量		体血管抵抗
	心収縮力増加	前負荷増加	増加
主な原因	浅麻酔 β_1刺激薬 褐色細胞腫手術時の操作	輸液 輸血	浅麻酔 血管収縮薬 血流遮断(駆血帯使用時,大動脈遮断時) 褐色細胞腫手術時の操作

表1.4.3 低酸素血症の原因

病態	PaO_2(空気吸入)安静時	PaO_2(酸素吸入)安静時	PaO_2(空気吸入)運動時(安静時に比較して)	$PaCO_2$
低換気	低下	正常	変わらずもしくはさらに低下	増加
換気血流比の不均等分布	低下	正常	変わらずもしくは軽度増加または低下	正常
シャント	低下	低下	変わらずもしくはさらに低下	正常
拡散障害	低下	正常	軽度から著明に低下	正常

(中尾慎一.2014[2])

▶ **治療**:浅麻酔時には麻酔深度を深くする.吸入麻酔ならその濃度を上げ,静脈麻酔薬やオピオイドも使用してみる.ただし高濃度セボフルランはそれ自体頻脈をきたすので,注意が必要である.早急に血圧を下げる必要がある場合は,降圧薬を使用する(➡ 8章「降圧・血管拡張薬」参照).

2 低酸素血症

▶ **病態,原因**(**表1.4.3**):肺胞低換気,肺胞気-動脈血酸素分圧較差($A-aDO_2$)の増大,換気血流比の不均等分布,拡散障害があげられる.

麻酔中にみられるものとしては,気管チューブが深くなったことによる片肺挿管がある.腹腔鏡手術の気腹後や,小

児の麻酔などでみられることが多い．また，分離肺換気中に手術操作により，チューブの位置異常によっても起こる．痰による気管支閉塞で起こる無気肺，気胸，輸液過剰による肺水腫でも起こりうる．

▶ **症状**：SpO_2の低下で容易に確認でき，まずチアノーゼがみられる．全身麻酔中では確認できないが，呼吸困難，見当識低下，不穏，意識レベルの低下，痙攣などがみられる．チューブの位置異常による低酸素血症では，従量式換気を行っている場合は，気道内圧の異常な上昇も診断の一助になる．輸液過剰による肺水腫では，特徴的な泡沫状の分泌物がみられる．

▶ **治療**：原因を除去する．酸素濃度を上げたり，気管内吸引など病態に応じた治療を行う．チューブの位置異常に対しては，片肺挿管かどうかは，呼吸音を聴取し，左右差を確認する．わかりにくい場合には，気管支ファイバーで観察すると容易に判断できる．

Column

算数をしてみよう

肺胞気式と肺胞気-動脈血酸素分圧較差（$A\text{-}aDO_2$）の関係
$$PaO_2 = PAO_2 - A\text{-}aDO_2$$
肺胞気式は
$$PAO_2 = PIO_2 - PACO_2/R + PACO_2 \times FIO_2 \times (1-R)/R$$

PAO_2：肺胞気酸素分圧
FIO_2：吸入酸素濃度
PIO_2：吸入気酸素分圧
$PACO_2$：肺胞気二酸化炭素分圧
R：ガス交換率（通常0.8）

$PACO_2$は$PaCO_2$にほぼ等しく，室内気吸入下では上記式の$PACO_2 \times FIO_2 \times (1-R)/R$は無視できるので，
$$PAO_2 = PIO_2 - PaCO_2/R$$
$PaO_2 = PAO_2 - A\text{-}aDO_2$の$PAO_2$にこれを代入すると，
$$PaO_2 = PIO_2 - PaCO_2/R - A\text{-}aDO_2$$
となる．つまりPaO_2の低下は，$A\text{-}aDO_2$の増大，$PaCO_2$の増加，PIO_2の低下で起こる．

Column

低酸素症と低酸素血症（図1.4.1）[2]はどう違うのだろうか？

低酸素症とは，組織レベルでの酸素不足であり，低酸素血症は動脈血酸素分圧（PaO_2）が低下した状態．低酸素血症性低酸素症は，肺胞気-動脈血酸素分圧較差（$A-aDO_2$）の増大と，換気血流比の不均等分布，拡散障害が関与する．$A-aDO_2$の増大がないときでも，肺胞低換気の場合はPaO_2は低下する．つまりPaO_2が低下するのは，以下の場合である．

- 肺胞低換気

- $A-aDO_2$の増大の原因
  - 肺胞上皮細胞の破壊（肺気腫）
  - 肺水腫
  - 肺炎による肺胞の障害
- 換気血流比の不均等分布が起こる原因
  - 無気肺
  - 肺の硬化（肺炎や肺水腫）
- 拡散障害

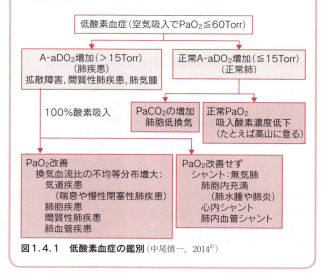

図1.4.1 **低酸素血症の鑑別**（中尾慎一，2014[2]）

3 気道内圧の上昇・低下

気道内圧は，陽圧換気時には10〜20 cmH$_2$Oである．この圧よりも高すぎても低すぎても問題となる．

上昇

- ▶ **原因**：肥満患者や，腹腔鏡手術，頭低位手術では気道内圧は高くなる．異常に高くなる場合としては，痰などによる気道閉塞，麻酔回路の閉塞，気管チューブのトラブル（深くなりすぎたことによる片肺挿管，チューブの屈曲，痰などによるチューブの狭窄や閉塞），気管支喘息発作，アナフィラキシーショック，気胸などが考えられる．
- ▶ **対策**：原因の除去を行う．気管支喘息発作，アナフィラキシーショックについては ➡ **6章**「術中の合併症と対処」のそれぞれの項を参照．

低下

- ▶ **原因**：麻酔回路のリーク，気管チューブのカフ圧不足などが考えられる．この場合は，換気量が十分得られず，麻酔器のアラームが鳴る．また，ベンチレータのベローズは元の高さに戻らない．
- ▶ **対策**：原因の除去を行う．気管チューブのカフ圧は必ずカフ圧計で測定し，20〜25 cmH$_2$Oを維持する．

> **Column**
>
> **頭部を前屈したときと後屈したときでは，気管チューブの深さは変わるのか？**
>
> 少し前の論文であるが，気管チューブの先端は前屈位では気管分岐部側へ20±6 mm移動し，後屈位，回旋位，後屈回旋位では口腔側へそれぞれ25±6 mm，8±4 mm，27±6 mm移動した，という報告がある[3]．

4 不整脈

麻酔中には多くの不整脈が現れる.ほとんどが一過性のものであるが,時に緊急治療を要するような不整脈も存在する.血行動態が維持できているか否かが,治療のポイントである.

▶ **原因**:刺激伝導系に障害が生じた場合に起こる.原因がはっきりしているものとしては,異常自動能,リエントリー,撃発活動の3つが考えられる(**表1.4.4**)[4].また,原因がはっきりしない不整脈もある.一昔前の吸入麻酔薬であるハロタンは,アドレナリンの感受性を高め,それによる誘発性の不整脈を起こすことがあった.しかし現在使用されている揮発性麻酔薬には,そのような作用はない.

▶ **治療**:原因に合った治療を行う.麻酔深度が浅い場合は,深麻酔にする.徐脈性不整脈であるか,頻脈性不整脈であるかで,治療法は異なる.

徐脈性の不整脈:血行動態に問題なければ,基本的には経過観察でよい.血行動態が維持できなければアトロピンを投与し,反応がなければカテコラミンを使用する.それも無効な場合は,ペースメーカを使用する.進行性の徐脈に

表1.4.4 不整脈の原因

異常自動能	本来自動能は洞結節にあり,一定の時間ごとに自動的に電気信号を発生する.この自動能が洞結節以外の部分にできる場合を,異常自動能とよぶ.心筋は複数の場所からそれぞれに発生する電気信号を受け,頻繁に収縮を繰り返し,頻脈性不整脈に陥る.
リエントリー	正常な刺激伝導系とは別に,第2の伝導路が存在することがあり,副伝導路とよばれる.これにより一方向へ流れるはずの電気信号が副伝導路を通って上流に戻ってきてしまい,いつまでも電気信号がぐるぐる回り続けてしまうことになる.そのため,頻脈性不整脈になる.このような状態をリエントリーとよぶ.
撃発活動	特異な状態の場合にみられる心筋の異常興奮.QT延長症候群,低カリウム血症,ジギタリス中毒などの際にみられる.

対しては,すぐに治療が必要である.

頻脈性の不整脈:血行動態に問題があれば,即座に電気的除細動を行う.血行動態が維持できていれば,心室性なのか上室性なのかを判断し,抗不整脈薬を正しく使用する.抗不整脈薬の使用については➡**3.2**「循環器系」,**6.6**「不整脈と心肺停止」参照のこと.

Column

二十数年前,筆者が出張で耳鼻咽喉科の麻酔をGOF(亜酸化窒素,酸素,ハロタン)で行っていたときのことである.扁桃摘出術であったが,術者が手術開始前に20万倍希釈のアドレナリンを局注したところ,多源性PVCが出現.STが低下し,血圧は200 mmHgを超えた.15分ほど経過し不整脈がなくなり,血圧も安定したところで手術を開始し,とくに問題なく終了したが,恐ろしい経験であった.当時福島県立医科大学では,ハロタンを用いた麻酔では,20万倍希釈のアドレナリンの使用量は20 mLまでと決められていた.

5 体温上昇・低下

▶ 手術中の体温は,術式によって低下しやすい手術と上昇しやすい手術がある.開腹術では,開放創からの熱放散で体温は低下しやすい.一方,脳神経外科手術や耳鼻咽喉科の耳や鼻の手術では,術野が非常に小さく,うつ熱で体温が上昇する場合が多い.

体温上昇

▶ **原因**:熱放散の抑制や過剰の加温が原因となる.術野が小さい場合には,とくにうつ熱に注意する.きわめてまれであるが,悪性高熱症である場合もある(➡**6.1**「悪性高熱」参照).
▶ **治療**:末梢血管を拡張し,冷却を行う.また,発汗による蒸散熱により体温を下げる.

体温低下

▶ **原因**:全身麻酔による影響がある.全身麻酔導入後,麻酔薬の作用で末梢血管が拡張し,熱の再分布が起こる(再分

布性低体温).核心温は低下し,外殻温は上昇する.その後は,代謝熱の産生低下と術野での体温放散によって緩やかに核心温は低下していく.温度の低下と代謝熱産生が平衡に達するまで,体温は低下する.低体温は,重篤な心筋虚血や免疫能低下による感染抵抗性の低下,凝固障害,薬理作用の遷延,シバリング,高血糖など予後に悪影響を及ぼす.

出血も低体温のリスクである.出血に対して,加温しない輸液や輸血をすると体温は低下する.

▶ **治療**:加温法としては,温風式加温法,温水循環式加温法,カーボン式加温法などがある.シバリング対策も重要である.シバリングが起こることによって,酸素消費量は500%も増加する場合がある.シバリングの予防や治療には,患者の加温,シバリングの閾値間域を広げる薬剤(ペチジンなど)や閾値温の上昇を抑制する薬剤(フルルビプロフェンアキセチル,ジクロフェナクなどの非ステロイド性抗炎症薬)などを使用する.

大量輸液や輸血をする場合は,加温は必須である.

Column

核心温と外殻温[5]

体温モニタリングの核心温(いわゆる深部温)とは,直腸温,膀胱温,食道遠位部温,肺動脈血温,鼓膜温をさす.それ以外の皮膚温,腋窩温は外殻温とよばれ,体表の温度である.現在では,核心温と外殻温という言い方をするが,二十数年前には,中枢温と末梢温という表現であった.

> **Column**
>
> ### シバリング
>
> シバリングとは,全身の筋肉をふるわせることによって,発熱を促すものである.レミフェンタニル使用開始時は,多くの症例でシバリングがみられた.2008年に調査した当院における検討では,レミフェンタニル使用の有無によるシバリングの発生頻度は,使用群7.4%,非使用群1.8%で,有意にレミフェンタニル使用群でシバリングの発生頻度が高かった.レミフェンタニルによるシバリングには非体温調節性因子も関与しているといわれている.メカニズムは不明であるが,レミフェンタニル投与中止という血中オピオイド濃度の急激な低下(レミフェンタニルは血中のエステラーゼで分解を受けるため,半減期が非常に短い)による,一種の退薬現象(自律神経症状を伴う)ではないかという説がある.

文献

1) Nomura Y, et al. Remifentanil increases the incidence of mesenteric traction syndrome: preliminary randomized controlled trial. J Anesth 2010;24:669-74.
2) 中尾慎一.低酸素血症.永井良三総監修.麻酔科研修ノート.改訂第2版.東京:診断と治療社;2014. p.276-9.
3) Sugiyama K, et al. Displacement of the endotracheal tube caused by postural change: evaluation by fiberoptic observation. Anesth Pain Control Dent 1992;1:29-33.
4) 中尾慎一 編.心血管作動薬.わかりやすい麻酔科学—基礎と実戦.東京:中山書店;2014. p.51-7.
5) 中尾慎一 編.モニタリング.わかりやすい麻酔科学—基礎と実戦.東京:中山書店;2014. p.80-9.

(五十洲 剛,村川雅洋)

1.5 麻酔中の気道管理

Point
- 全身麻酔を開始すると，直後に意識が消失するとともに呼吸が停止する．放置すれば致命的な低酸素に陥るため，迅速に強制換気を開始しなければならない．
- 一方，強制換気を安全に行うためには確実な気道確保が必要不可欠である．気道確保が正しくできていないと肺におけるガス交換がうまくできず，低酸素血症を引き起こす．麻酔中における死亡事故の原因として気道確保の失敗が大きく関わっていることがすでに明らかとなっている[1,2]．
- 気道確保の方法は，①用手による気道確保，②声帯上に留置するデバイスを用いた気道確保，③気管挿管，④気管切開の4つに分けられる．麻酔科医は最も適切な気道確保法を選択して安全に管理しなければならない．

1 用手による気道確保

用手による気道確保には，頭部後屈・あご先挙上法（**図1.5.1**）と下顎挙上法（**図1.5.2**）があり，意識消失に伴う舌根部の落ち込みよる気道閉塞を防ぐ．

▶ **頭部後屈・あご先挙上法**：片手の示指，中指をあご先に当て，もう一方の手を額に当てる．あご先を持ち上げるように頭部を後屈させる．

▶ **下顎挙上法**：頸髄損傷など後屈できない症例に対して気道確保する場合に行われる．両手あるいは片手を下顎角にかけて，後屈しないように下顎を前方へ持ち上げる．

マスク換気を併用した気道確保

気道確保した後に，必要に応じてマスクによる補助換気を行う．マスク換気は気道管理の基本手技である．

マスクフィットの基本は，母指と示指をマスクにのせて，残りの3本で下顎を持ち上げるEC法である（**図1.5.3**）．マ

1.5 麻酔中の気道管理

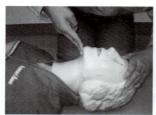
図1.5.1　頭部後屈・あご先挙上法

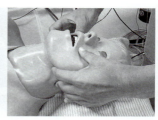
図1.5.2　下顎挙上法

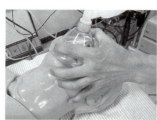

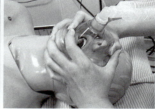

図1.5.3　EC法
左：片手で行うEC法，右：両手で行うEC法．

スクを顔面に密着させ，ガスが漏れないようにする．小指を下顎角にかけて下顎を前方に持ち上げる．

気道確保のためのデバイス

用手による気道確保がうまくいかない場合には，エアウェイの使用を考慮する．エアウェイには経口用と経鼻用のものがある（**図1.5.4**）．どちらもサイズが合わないと気道閉塞を悪化させる可能性がある．

▶ **経口用エアウェイ**：口角から下顎骨までの長さに一致する長さのものを選択する．開口させて，舌圧子を用いて舌上を滑らせるようにして舌根部へ進める．咽頭への刺激になるため，嘔吐の可能性がある場合には使用しない．

▶ **経鼻用エアウェイ**：鼻尖から耳朶までの長さに一致するものを選択する．左右どちらからでも挿入できるが，粘膜損傷を防ぐためにベーベルを鼻中隔側にして挿入する．鼻出血の危険性があるため凝固異常を有する症例には用いない．

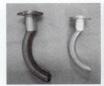 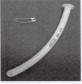 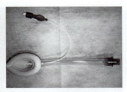

図1.5.4 経口エアウェイ(左)と経鼻エアウェイ(右)

図1.5.5 LMA

2 声帯上デバイス

用手的気道確保が困難な場合や長時間気道確保を維持しなければならない場合にはデバイスを用いる．口腔内へ挿入して声帯上に固定して用いる．日本ではラリンジアルマスク（LMA）（**図1.5.5**）[3]，ラリンジアルチューブ，食道閉鎖式エアウェイ（コンビチューブ®）がある．上記のうち，麻酔にはLMAを使用する．

▶ **LMA**：喉頭を覆うマスクのような部分とチューブの部分から成る．利点として，挿入の際に筋弛緩薬が必要でなく，喉頭鏡を用いなくても比較的簡単に挿入でき，挿入の際に循環変動が小さい．一方，欠点として気管を完全に分離するわけではないので，嘔吐した場合に誤嚥する危険性があり，位置がずれたりサイズが合わなかったりすると換気ができなくなる危険性がある（**表1.5.1**）．

挿入法

①カフの空気を抜く．
②マスク部分の背側に十分に潤滑剤を塗っておく．
③患者の口を開けてマスク部分の背側を口蓋に押し付けるように中央部から滑らせて挿入する．咽頭後壁を通過すると抵抗があるので挿入をやめる．
④カフに空気を入れると少しチューブが抜けると同時に喉頭が前方に持ち上がる．換気ができることを確認してチューブ部分を口元に固定する．
　陽圧によって空気漏れが生じるかどうか確認する．挿入時の刺激によって喉頭痙攣が生じることがあるので注意

表 1.5.1　LMA のサイズ選択

サイズ	体重 (kg)	カフ注入量 (mL)
1号	6.5未満	2〜4
2号	6.5〜20	5〜10
2.5号	20〜30	10
3号	30〜小柄な成人女性	20
4号	成人 (50〜70)	20〜30
5号	男性 (<70)	30〜40

する．手術中に位置がずれることがあるので注意する．

3　気管挿管

　気管挿管は気管内にチューブを挿入する手技であり，最も確実な気道確保の方法である．日本では大部分の麻酔で日常的に行われている．気管挿管によって厳密な呼吸管理，すなわち投与酸素濃度，換気量を正確に決めることが可能になる．また，最近では麻酔中の人工呼吸モードが多様化しており，実施するためには気管挿管が必要不可欠となっている．

気管挿管の準備

　気管挿管には経口挿管と経鼻挿管があり，症例ごとに適応を決める．大部分の症例では経口挿管が選択される．気管挿管の前に**図 1.5.6**に示すものを用意する．

　気管チューブは先端にカフが付いたタイプとないタイプがある．小児では声門下に生理学的狭窄部位があるため，原則として10歳ぐらいまではカフのない気管チューブを用いるが，腹臥位の手術などではリークを防ぐためにカフのあるタイプを選択する．カフを使用する場合でも，注入量は少量にして気道圧迫を極力避けるようにすべきである．3,000 g 以下の新生児ではカフ付き気管チューブを使用しない．

　気管チューブの固定位置については年齢や身長ごとに異なる．小児では従来から気管チューブを右気管へ片側挿管して2 cm 引き抜く方法が行われてきた．しかし，うまくいかな

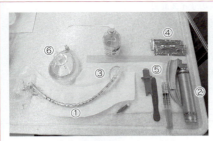

①気管チューブ
②喉頭鏡
③スタイレット
④気管チューブに塗布する潤滑剤
⑤バイトブロック
⑥フェイスマスク

図1.5.6 気管挿管前に準備するもの

いことも多く，不安がある場合には胸部X線撮影で確認すべきである．参考として，気管チューブのサイズと経口挿管の固定位置（深さ）を**表1.5.2**示す．小児では個人差が大きいため，症例ごとに試してリークが大きいなど不適切と判断される場合には躊躇せず入れ替えをしなければならない．

> **Column**
>
> **気管チューブ内径，固定位置の計算法**
>
> 臨床の現場では，おおよその目安として，小児患者の気管チューブサイズ選択における簡易的な計算法と経口挿管の固定位置の計算法を知っていると便利である．麻酔導入中に頭がいろいろなことでいっぱいになっても，大きな失敗をしないで気道確保できる．
>
> 気管チューブ内径 (mm) ≒ 4 + 年齢/年齢 + 4[4)]
> 固定位置 ≒ 気管チューブ内径 × 3 cm[5)]

気管挿管の難易度予測

　気管挿管は体型や顔貌などで難易度が異なる．うまく挿管できなかった場合にあわてないためにも，事前に難しさを評価しておくべきである．

　難易度を評価するための方法として，術前の歯牙の状態，開口制限の有無や，Mallampati（マランパチ）分類[6)]などで評価しておくことも重要である（➡**図1.1.1**参照）．

表1.5.2 気管チューブのサイズと経口挿管の固定(深さ)位置

チューブ内径 (mm)	固定 (深さ) (cm)	年齢 (体重)
2.5	7～8	1,500 g未満
3.0	8～10	1,500～3,000 g
3.0～3.5	9～11	3,000 g以上
3.0～3.5	10～11	1～6か月
3.0～4.0	10～12	6か月～1歳
3.5	11～13	1歳
4.0～4.5	12～13	2歳
4.0～5.0	12～14	3歳
4.5～5.0	13～15	4歳
5.0～5.5	15～16	5歳
5.0～5.5	15～16	6歳
5.5～6.0	16～17	7歳
5.5～6.5	16～19	8歳
6.0～6.5	17～19	9～10歳
6.5～7.0	19～20	11～13歳
6.5～7.5	19～21	14～15歳
6.5～7.0	20～24	16歳以上　女性
7.5～8.0	22～25	16歳以上　男性

経口挿管操作(術者が右利きの場合)

①導入前に患者頭部の高さを調節する(マスク換気する際に術者の胸の高さになるぐらいがちょうどよい).

②麻酔導入後,気管挿管の前に3～5分間純酸素を投与しながらマスク換気する.

③頭部を後屈させ,示指を右上顎臼歯にかけて上方へ持ち上げる.同時に母指をクロスさせて下顎歯にかけ,下方へ押し下げる(クロスフィンガー法).

④助手から喉頭鏡を左手で受け取る.ハンドルの下部を握るように持つ(この際,母指でハンドルを支えるように保持してもよい).

⑤ブレードを右の口角から挿入する.舌を左側に寄せなが

ら進ませ，ブレードの先を舌根部から喉頭蓋窩（喉頭蓋基部）に当てる．喉頭蓋が重要な目印であり，ブレードを一気に深くすると喉頭蓋ごと持ち上げてしまうので，オリエンテーションがまったくつかなくなる．

⑥喉頭蓋が垂れているのを確認したら，ハンドル方向へ喉頭鏡を持ち上げると喉頭蓋が持ち上がり奥に声帯を確認できる．前方へ引き上げると声帯を確認できる．

⑦右手で気管チューブを保持して気管内へ進める．このときに顔を近づけすぎると，視野をじゃまするので前かがみにならないよう注意しながら，気管チューブを横方向から挿入する．

⑧カフに空気を3〜5 mL（気道内圧が20 cmH$_2$Oでリークしない程度）注入する．

⑨気管内に留置されていることを確認後，バイトブロックを左側に挿入し，最終的に右口角に固定する（気管挿管時には筋弛緩薬が効いているため，バイトブロックは挿入しなくてもよい）．

Column

気管挿管時には，気管の軸と麻酔担当医自身の視線を一直線にする必要がある．頭部（肩枕でない！）に枕を入れて喉頭展開すると声帯が見えやすくなる．人が匂いをかぐときの姿勢に近いので「sniffing position」とよばれる．また，この際にBURP法[7]（喉頭を後方・上方・右方へ圧迫）を行うことにより，より良好な視野を得られることがある．

気管挿管後の確認

気管挿管は最良の気道確保法であるが，気管に正しく留置されていないときわめて危険であり，発見が遅れると死につながる．したがって，挿管後の確認が重要である．

最も確実な方法は，気管チューブの声帯通過を直視することであるが，できない場合も多い．そこで，以下のことを確認する．

①換気によって胸郭が上下する．

②両側前胸部，両側側胸部・上腹部を聴診する（食道挿管

Column

Cormack (-Lahane) 分類

マッキントッシュ型喉頭鏡で展開した際の挿管難易度評価にはCormack (-Lahane) 分類[3]を用いる（図1.5.7）. グレードⅢ～Ⅳでは挿管困難の可能性がある.

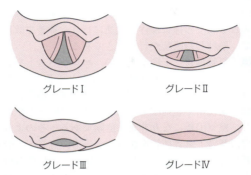

図1.5.7　Cormack (-Lahane) の分類
マッキントッシュ型喉頭鏡で展開したときの所見により分類される.
グレードⅠ：声帯がほぼ完全に観察できる.
グレードⅡ：声帯の後半部分のみが観察できる.
グレードⅢ：喉頭蓋のみが観察できる.
グレードⅣ：喉頭蓋も観察できない.
グレードⅢ・Ⅳ：気管挿管困難の可能性が高い.

では胃内への気体が流入する際に「ゴボゴボ」「ブクブク」などと聴診される）.
③呼気により気管チューブが水蒸気で曇る.
ただし，これらの一つ一つの確実性は決して高くないので，あくまでも総合的に判断すべきである.
また，カプノグラムを積極的に使用すべきである．その際には呼気二酸化炭素値だけでなく，モニター上の波形を確認しなければならない.

特殊な状況下での気管挿管

- **フルストマック**：挿管操作の際の気道刺激が，嘔吐による誤嚥を引き起こす危険性が非常に高い．このような患者の麻酔導入時には，挿管してカフに空気を入れるまでマスク換気をしない．そのために事前に十分酸素しておく必要がある．また，意識消失とともに，もし嘔吐しても誤嚥を最小限に食い止めるために輪状軟骨を圧迫する．カフに空気を入れるまでの挿管操作を迅速に行う．挿管失敗は危険なので，熟練した医師が行うべきである．
- **意識下気管挿管**：下顎が小さい，ハローベストを装着しているなど，気管挿管が困難であると予測される場合や，ショックに陥っている症例に気管挿管する場合には，安易な鎮静薬使用や筋弛緩薬使用により自発呼吸を止めてしまうと，換気困難になり非常に危険である．そのようなケースでは意識下気管挿管を試みる．一方，意識下気管挿管は患者に対して苦痛を与えるため，喉頭への局所麻酔薬散布や少量のオピオイドによる鎮痛など，なるべく苦痛を取り除く努力をすべきである．
- **気管支ファイバーを用いた気管挿管**：開口できない症例や，リウマチによる環軸椎亜脱臼を合併しているような症例では後屈できないため，気管支ファイバーを用いてガイド下に気管チューブを進める．この際，経鼻操作のほうが経口操作に比べてファイバーが安定して喉頭の観察がしやすい．ただし，経鼻気管挿管する場合には，鼻出血を起こしやすいので，あらかじめ鼻腔内に消毒（ポビドンヨード），局所麻酔薬（4％リドカイン），血管収縮薬（5,000倍希釈エピネフリン）塗布してから行うべきである．また，症例に応じて麻酔下に行うか意識下に行うか検討する．

Column

最近,次々にビデオスコープを用いた気管挿管のための新しいデバイスが開発されている(図1.5.8, 1.5.9).

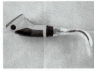 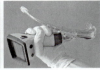

図1.5.8 エアウェイスコープ®
エアウェイスコープ®は自然な頭頸位で声門を確認でき,直視下に気管チューブを気管内に進めることができる.後屈できないような症例に有効である.

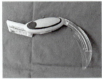 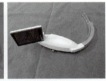

図1.5.9 マックグラス(McGRATH®)
従来の方法に近い手技で良好な喉頭視野が得られる.

4 気道確保困難

米国麻酔学会(ASA)によると,気道確保困難は「通常のトレーニングを受けた麻酔科医が,マスク換気困難か気管挿管困難,またはその両方を経験する臨床的な状況」と定義される[9].とくに,日本において麻酔導入時の気道確保困難は心停止などトラブルの主要な原因であるため[1],迅速かつ適切な対応が求められる.

ASAが提唱する気道確保困難時のアルゴリズムを図1.5.10に示す.

> 事前評価

1. 基本的な気道管理上の問題点の発生見込みと臨床上の重要度を評価する
   A. 換気困難
   B. 挿管困難
   C. 協力や承諾を得るのが困難な患者かどうか
   D. 気管切開困難
2. 気道確保困難時でも積極的に酸素投与を行う
3. 選択した管理方法の得失を考える
   A. 「意識下挿管」vs.「全身麻酔導入後の挿管」
   B. 「非侵襲的手技」vs.「侵襲的手技」
      (最初に行う挿管手段として)
   C. 「自発呼吸を止めない」vs.「自発呼吸を止める」
   D. 挿管困難
   E. 協力や承諾を得るのが困難な患者かどうか
4. 最初の方針とそれがうまくいかない場合に代替えの方針を立てる

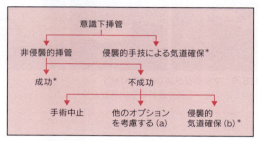

*気管挿管時やLMA挿入時には呼気二酸化炭素で換気を確認すること
(a) 他のオプションは,マスクまたはLMA麻酔下,あるいは局所浸潤麻酔や区域麻酔下で手術を行う.
(b) 侵襲的または経皮的な気管切開術か輪状甲状膜切開術による侵襲的気道確保.
(c) 挿管困難時の次の非侵襲的オプションには,異なるタイプの喉頭鏡ブレードの使用,挿管用LMA,ファイバー挿管,スタイレットかチューブエクスチェンジャー,光源付きスタイレット,逆行性挿管,盲目的経口あるいは経鼻挿管がある.
(d) 意識下挿管を再度試みるか,手術中止を試みる.
(e) 緊急の非侵襲的気道確保のオプションは,硬性気管支鏡,コンビチューブ換気,経気管ジェット換気である.

図1.5.10 気道確保困難時のアルゴリズム

(辻本三郎. 2007[10])をもとに作成)

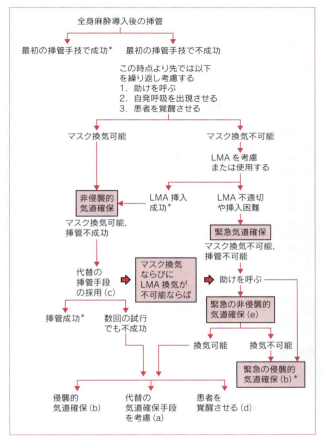

図1.5.10 気道確保困難時のアルゴリズム(つづき)

文献

1) Irita K, et al. Annual mortality and morbidity in operating rooms during 2002 and summary of morbidity and mortality between 1999 and 2002 in Japan：a brief review. Masui 2004；53：320-35.
2) Cook TM, et al. Major complications of airway management in the UK：results of the Fourth National Audit Project of the Royal College of Anaesthetists and the Difficult Airway Society. Part 1：Anaesthesia. Br J Anaesth 2011；106：617-31.
3) Brain A. Esophageal breathing and upper airway obstruction with the ProSeal laryngeal mask. Anesth Analg 2002；94：1669-70.
4) Cole F. Pediatric formulas for the anesthesiologist. AMA J Dis Child 1957；94：672-3.
5) Phipps LM, et al. Prospective assessment of guidelines for determining appropriate depth of endotracheal tube placement in children. Pediatr Crit Care Med 2005；6：519-22.
6) Samsoon GLT, Young RB. Difficult tracheal intubation：a retrospective study. Anaesthesia 1987；42：487-90.
7) Knil RL. Difficult laryngoscopy made easy with a "BURP". Can J Anesth 1993；40：279-82.
8) Cormack RS, Lehane J. Difficult tracheal intubation in obstetrics. Anaesthesia 1984；39：1105-11.
9) Peterson GN, et al. Management of the difficult airway：a closed claims analysis. Anesthesiology 2005；103：33-9.
10) 辻本三郎．ASAのDifficult airway algorithmをもとにした麻酔中のdifficult airway対策．救急医学 2007；31：39-44.

参考文献

・花岡一雄ほか編．臨床麻酔学全書（上巻）．東京：真興交易医書出版部；2002. p.62.

（池上之浩，村川雅洋）

2 章

麻酔関連薬剤の薬理と効果

2.1 全身麻酔薬（吸入麻酔薬，静脈麻酔薬）

Point
- 全身麻酔薬は投与経路の違いによって，①吸入麻酔薬と②静脈麻酔薬とに分けられる（表2.1.1，表2.1.3参照）．
- 吸入麻酔薬は気体で肺胞から全身に運ばれ，揮発性麻酔薬であるハロゲン化吸入麻酔薬と，ガス麻酔薬の亜酸化窒素に分けられる．
- 静脈麻酔薬は鎮静系と鎮痛系に分けると理解しやすい．

1 麻酔薬の特徴

全身麻酔の3要素（3As）

　全身麻酔の要素は，無記銘（記憶がないこと），無痛（痛みがないこと），無動（動きがないこと）の3つである．この3要素が全身麻酔には必要である（図2.1.1）．接頭語 "a" はギリシャ語で否定を表し，麻酔Anesthesiaも感覚（esthesia）がないことである．

　麻酔の3要素のどれが欠けても，全身麻酔としては不完全である．無記銘でないと手術中記憶があり，全身麻酔とはいえない．無動でないと患者が動いて手術できない．無意識でも無痛でなければ血圧・脈拍が変動する．麻酔関連薬剤は無記銘，無痛，無動の3無（3As）いずれかを達成するための手段である．

　無記銘（無意識）を得るための代表的な薬剤は，吸入麻酔薬やプロポフォール，バルビタール，ベンゾジアゼピンなどの静脈麻酔薬である．無痛を得るための薬剤はオピオイドで，無動を得るための薬剤は筋弛緩薬である．

可逆的である

　麻酔のもう一つの特徴は，可逆的であること，元に戻すことである．意識をなくしたまま覚醒させなかったら麻酔ではない．そこで，麻酔科医は麻酔薬の血中濃度を確実に上げや

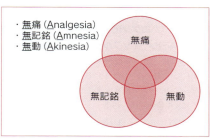

図2.1.1　全身麻酔の3要素（3As）

すく，投与を中止するとすぐ血中濃度が下がる経静脈投与や，半減期が短い調節性に富む薬剤を使用して覚醒させるのである．また，ベンゾジアゼピンに対するフルマゼニル，オピオイドに対するナロキソン，アミノステロイド系筋弛緩薬に対するスガマデクスといった拮抗薬を用いるのも，麻酔の特徴である可逆を達成するための手段である．

全身麻酔薬の性質

中枢神経系：意識レベルを低下させる．ケタミンや亜酸化窒素（主にグルタミン酸NMDA受容体を抑制するもの）は脳代謝（脳酸素消費量）を増やすが，"$GABA_A$受容体を主に活性化する"他の全身麻酔薬は脳代謝を減らす．ケタミン以外の静脈麻酔薬は脳血流を減らすが，吸入麻酔薬（揮発性麻酔薬と笑気）は脳血流を増やす．

心血管系：全身麻酔薬（吸入麻酔薬も静脈麻酔薬も）は心収縮力を抑制し，末梢血管を拡張する．しかし，ケタミンや笑気は交感神経系を活性化するため，これらの効果が少ない．ケタミンは血圧低下が少なく，ショック患者の導入にも使いやすい．

呼吸器系：呼吸を抑制する．これは，呼吸中枢を抑制するとともに意識低下による気道の閉塞（舌根沈下）を起こすことによる．

2　吸入麻酔薬

吸入麻酔薬（表2.1.1）は気体で，常温・常圧で液体であ

表2.1.1 吸入麻酔薬の特徴

揮発性麻酔薬	ハロゲン化吸入麻酔薬			亜酸化窒素（笑気）
	セボフルラン	イソフルラン	デスフルラン	
構造式	$\begin{array}{c}CF_3\\ \mid\\ H-C-O-C-H\\ \mid\quad\quad\mid\\ CF_3\quad H\end{array}\begin{array}{c}F\\ \mid\\ \\ \\ \end{array}$	$\begin{array}{c}F\;Cl\quad F\\ \mid\;\mid\quad\mid\\ F-C-C-O-C-H\\ \mid\;\mid\quad\mid\\ F\;H\quad F\end{array}$	$\begin{array}{c}F\quad F\quad F\\ \mid\quad\mid\quad\mid\\ F-C-C-O-C-H\\ \mid\quad\mid\quad\mid\\ F\quad H\quad F\end{array}$	N_2O
沸点（℃）	58.5	48.5	23.5	−88.5
MAC（%）	1.71	1.15	6	104
血液/ガス分配係数	0.65	1.46	0.45	0.46
代謝率（%）	3	0.2	0.02	0.004
特徴	二酸化炭素吸収剤と反応して腎毒性のあるCompound Aを発生させるが，臨床的にはまったく問題ない		麻酔維持に用いる．低流量麻酔で行う	閉鎖腔に移行し拡張しやすい．腸閉塞，気胸，体外循環では使わない

る揮発性麻酔系のハロゲン化吸入麻酔薬と，常温で気体のガス麻酔薬である亜酸化窒素に分けられる．ハロゲン化吸入麻酔薬（セボフルラン，イソフルラン，デスフルラン）は無意識にするために使い，鎮痛作用はない．一方，亜酸化窒素には弱い鎮痛作用がある．

MACとは

吸入麻酔薬の強さを比較するためにMAC（minimum alveolar concentration；最小肺胞濃度）という概念がある．MAC

> **Column**
>
> **MAC awake, MAC BARという概念**
>
> MAC awakeは，刺激がなくても患者が目覚める吸入麻酔薬濃度で，MACのおよそ1/3（セボフルランなら約0.7%）である．MAC BAR（blocking adrenergic response）はMACの約1.5倍である（セボフルランなら3%くらい）．

表2.1.2 MACに影響を与える因子

MACへの影響	因子
減少させる	低体温 加齢 中枢神経作動薬(オピオイド,ベンゾジアゼピン) 妊娠 低酸素血症($PaO_2 < 40$ mmHg) α_2作動薬 静脈麻酔薬 オピオイド
増加させる	小児 高体温 甲状腺機能亢進症 アルコール依存症
なし	麻酔時間 性別 高血圧

は,一定濃度の吸入麻酔薬を用いて定常状態になったとき,侵害刺激(たとえば皮膚切開)で50%の患者の体動がない麻酔薬の最小の肺胞内濃度である.異なる麻酔薬の強さを比較するED_{50} (50% effective dose)である.すなわち,MACが小さいものほど麻酔作用は強いと考えられる.ED_{50}では50%の患者が体動するので,麻酔の深さとして1 MACは不十分である.吸入麻酔薬だけで皮膚切開に対する無反応をほぼ100%の患者で達成するなら,1.5 MACをめざさないといけないが,オピオイド(フェンタニル,レミフェンタニル)などを併用すればMACが減少する.また,筋弛緩薬を併用すれば,同じMACでも体動がなく,MACを下げたようにみえる.

MACは**表2.1.2**に示すように,さまざまな因子に影響を受ける.

血液/ガス分配係数とは

血液/ガス分配係数とは,37℃ 1気圧において血液1mLに溶解する麻酔ガスの量を意味する.あるいはガス相と血液相で分圧平衡に達したときの分圧比であり,吸入麻酔薬の吸収(導入)と排泄(覚醒)の速さを表す指標である.血液/ガス分

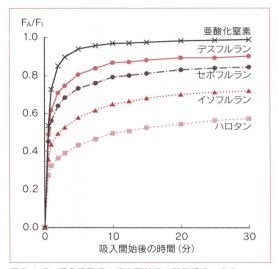

図2.1.2 吸入麻酔薬の吸入開始後の肺胞濃度の変化
デスフルラン,セボフルラン,イソフルラン,ハロタンは,血液/ガス分配係数の小さい順に,肺胞濃度の上昇が速い.
F_A:肺胞濃度,F_I:吸入濃度　　　　　　　(Yasuda N, et al. 1991[1])

配係数が小さいほど,麻酔薬の血液への取り込みが少なく,肺胞と血液間で早く平衡状態になる.一方,脳/血液分配係数は麻酔薬間でほとんど差がないため,肺胞と全身麻酔薬のターゲットである脳における吸入麻酔の分圧が平衡に達しやすくなるため,麻酔薬の導入が速くなる.同様に麻酔薬の排出(洗い出し)も血液/ガス分配係数が小さいほど速く,麻酔からの覚醒も速くなる(**図2.1.2**)

図2.1.2のように麻酔薬の肺胞濃度(F_A)と吸入気濃度(F_I)が早く近づく(定常状態になる)麻酔薬ほど導入が速い.血液/ガス分配係数が低いものだけでなく,麻酔薬吸入気濃度が高いほど,高濃度の亜酸化窒素と低濃度の揮発性吸入麻酔薬を同時に吸入した場合(二次ガス効果:亜酸化窒素が血中に溶け込むことにより相対的に容積が減少し麻酔薬濃度が上がる),換気量が多い場合,機能的残気量が小さい場合,

2.1 全身麻酔薬（吸入麻酔薬，静脈麻酔薬）

心拍出量が少ない場合（ショックのときなど）は導入が速くなる．

主な吸入麻酔薬の特徴

現在使われている，セボフルラン，デスフルラン，イソフルランは基本的化学構造式がC-O-Cで，エーテルの構造をもつ．

▶ **セボフルラン**：日本で最もよく使われている吸入麻酔薬である．気道刺激性も少ないため，緩徐導入（静脈麻酔薬を使わない吸入麻酔薬だけの導入）にも使える．麻酔科医は全世界的に子どもを泣かして処置することを嫌がるので，子どもの全身麻酔の導入にセボフルランは適している．血液/ガス分配係数も0.65と低いので，導入・覚醒が速い．欠点は代謝されやすいことで，3％が代謝される．二酸化炭素吸収剤が熱をもったときに，セボフルランと反応してCompound Aという腎障害を起こす物質に代謝される．FDAは2 L/分 未満の流量でセボフルランを使うことを禁止しているが，この条件では臨床的に腎障害を悪化させることはない．

▶ **イソフルラン**：1 MACは1.17％と比較的低いが，血液/ガス分配係数が1.46と，セボフルラン，デスフルランと比べて高いので，導入・覚醒に少し時間がかかる．刺激臭があるため緩徐導入には適さない．物質として安定しているので代謝率が低く，長期に安定する．とくに利点がないため，現在日本ではほとんど使用されていない．

▶ **デスフルラン**：イソフルランのフッ素原子が塩素原子に1か所置き換わった構造をもつ（デスフルランのほうが新しい麻酔薬）．血液/ガス分配係数が0.45と低いため覚醒が早い．組織に貯留も少ない．よってMACの低い高齢者や，長時間手術の麻酔に適する．長時間麻酔の終盤にだけ使うのもよい．ただし，刺激臭があるので，緩徐導入に使えない．麻酔維持に適する吸入麻酔薬である．MACが6％と高いので，<u>消費量を減らすために基本流量を2 L/分くらいに減らす</u>．代謝率は低いので，セボフルランのような二酸化炭素吸収剤との反応もなく，低流量麻酔に問題はない．た

だし,低流量麻酔の場合,二酸化炭素吸収剤の消費量が増えるので注意が必要である.沸点が23.5℃と室温に近いため,加圧し(約2気圧)沸点を上げ,さらに加熱(約40℃)できる特殊な気化器が必要である.

▶ **亜酸化窒素**(nitrous oxide, N_2O):19世紀の半ばから麻酔薬として使われてきた.笑気(laughing gas)である.亜酸化窒素は血液/ガス分配係数がデスフルランとほぼ同じだが,MACが104%なので,窒息するほど投与しても1 MACを得られない.単独の麻酔薬としては使えない.ただし,麻酔薬として単独で使えないという欠点,コストの問題,温室効果ガスとなること,閉鎖腔の問題などがあり,使用量が減ってきている.

実際の使い方

小児麻酔の緩徐導入はセボフルランが適する.セボフルランなら成人でも緩徐導入をすることができる.

静脈麻酔薬による導入後の麻酔維持に用いる場合,セボフルラン,デスフルラン,イソフルランのどれを使っても基本的には同じである.MACと吸入麻酔薬の消費量に注意する.ただし,血液/ガス分配係数が異なるので,覚醒はデスフル

Column

ハロゲン化吸入麻酔薬使用量のおおまかな計算方法

吸入麻酔薬使用量は,分時流量(L/分)と吸入濃度(%)と使用時間とに比例する.
　吸入麻酔薬使用量(mL)=定数×分時流量(L/分)
　　　　　　　　　　　　×吸入濃度(%)×使用時間(分)
たとえば、酸素3 L/分と空気3 L/分で吸入セボフルラン濃度を2%で60分使用したとすると,3+3=6で6 L/分の分時流量で,セボフルランの定数は1/18
　1/18×6×2×60=40
60分間で40mLのセボフルランを使うことになる.イソフルランもデスフルランも定数はほぼ同じ.
総流量6 L/分で1% 60分使用で20mLと基本を覚えて,分時流量,濃度,使用時間で乗除すれば,3種のハロゲン化吸入麻酔薬消費量のだいたいの計算ができる.

ラン＞セボフルラン＞イソフルランの順番に早い．絶対的な基準ではないが，高齢者や肥満患者の麻酔にはデスフルランが簡便である．

セボフルラン特有の使用法
▶ 緩徐導入：患者に酸素（亜酸化窒素も混ぜることが多い）を吸入させた状態で，咳をさせないようにゆっくり8％までセボフルラン濃度を上げていく．一部の気化器には5％までしかないので，導入に時間がかかる．

セボフルラン，イソフルランで患者がバッキングした場合の対処
①筋弛緩薬を追加する．
②吸入麻酔薬を濃くして（目盛りが回る限り回す），1分くらい過換気にする．患者の体動がおさまったら，目盛りを元に戻すことを決して忘れない．

デスフルランで患者がバッキングした場合の対処
　デスフルランは急に濃度を上げて使えないことになっている．急に目盛りを回して濃くすると，かえって血圧を上げたりする．デスフルラン麻酔中にバッキングしたら，筋弛緩薬を追加したり，オピオイドを投与したり，静脈麻酔薬を追加したりするほうがよいとされている．

3 静脈麻酔薬

　静脈麻酔薬は，①鎮静系，②鎮痛系に分けると考えやすい（**表2.1.3**）．

　麻酔科で用いられる鎮静系の薬剤は，①プロポフォール，②バルビタール，③ベンゾジアゼピン，④デクスメデトミジン，⑤ケタミン，⑥向精神薬（ブチロフェノン系，フェノチアジン系）の6つがある．

プロポフォール
　麻酔導入（「吸入麻酔薬」で述べた導入とは異なり，臨床的な意味で膨らませること）と麻酔維持にも用いられるプロポフォールは，主にGABA_A受容体に結合して傾眠作用，鎮静作用，抗不安作用を発揮する．鎮痛作用はなく，健忘作用も

表2.1.3　静脈麻酔薬の分類

分類		薬品名	導入量 (mg/kg)	持続量 (μg/kg/分)
鎮静薬	プロポフォール	プロポフォール	1〜2	100〜150
	バルビタール	チオペンタール	3〜5	
		チアミラール	3〜5	
	ベンゾジアゼピン	ミダゾラム	0.1〜0.4	0.5〜1.5
		ジアゼパム	0.2〜0.3	
		フルニトラゼパム	0.02〜0.03	
	$α_2$刺激薬	デクスメデトミジン		0.2〜0.7 μg/kg/時
	NMDA拮抗薬	ケタミン	1〜2 (IV) 5 (IM)	15〜90
	向精神薬	ドロペリドール	0.25〜0.5	
鎮痛薬	オピオイド			

IV：静注，IM：筋注．

弱い．代謝が非常に速いので，持続投与が必要となる．逆にいうと，投与を中止するとすみやかに体内から排出される（主に肝代謝）ため，唯一麻酔維持にも使用できる静脈麻酔薬である．手術中だけでなくICUでの鎮静に用いられるが，呼吸抑制があるため，厳密なモニター，呼吸管理の準備が必要である．消化器内視鏡での鎮静にも使われている．

投与方法

10 mg/mL（1％）の製剤と20 mg/mL（2％）の製剤がある．静脈内投与のみ使用可であり，1〜2 mg/kgが導入量．維持量は鎮静で1〜6 mg/kg/時，麻酔維持のためなら4〜10 mg/kg/時だが，プロポフォールの感受性には個人差がかなりある．ICUでの鎮静は0.3〜3 mg/kg/時とされている．プロポフォールの投与方法では，標準濃度調節持続静注（target controlled infusion：TCI）も使用される．目標血中濃度を3.0 μg/mLで静脈内に投与を開始し，3分後に就眠が得られないときには1分ごとに1.0〜2.0 3.0 μg/mLずつ増加させる．通常，目標血中濃度3〜6 μg/mLで就眠が得られる．その後は，BIS値（→ **4.4**「神経系」参照）を見ながら投与速度を調節する．

> **Column**
>
> **標準濃度調節持続静注（target controlled infusion：TCI）**
>
> 静脈内に投与した薬物の血中濃度は実際には測定できないが，薬物動態（薬物の分布・排泄・代謝などから薬剤を投与した際の経時的変化を解析する）に基づき，目的臓器（実際は脳や血液）の濃度を予想することができる．薬物動態をコンピュータでシミュレートし，予測血中濃度を算出し，その結果に基づいて薬物投与量を制御する方法をいう．患者の情報（年齢や体重）と目標血中濃度をコンピュータ内蔵シリンジポンプに入力することで，投与速度が自動的に調整され標的濃度を達成できる．効果部位濃度（すなわち脳内濃度）も推定でき，薬剤の過量投与を防ぐことができる．

厳密なモニターが必要である．麻酔維持のためにBISモニター（→**4.4**「神経系」参照）を併用することがある．

注意を要する作用

▶ **呼吸抑制**：マイケル・ジャクソンの死因となった薬として有名になったように呼吸抑制が強い．心拍出量を下げ末梢血管抵抗を下げるので，血圧が低下する．使用時は厳密なモニターが必要である．

小児に対する長時間に及ぶ大量持続投与でpropofol infusion syndrome（PRIS）が報告されているため，ICUでの小児に対する使用は禁忌とされている．ただし，PRISは成人でも報告されている．

添付文書には妊産婦に対する使用も禁忌とされているが，欧米の教科書では妊産婦の手術に用いると記述されている．

▶ **静注時の血管痛**：プロポフォール投与前に，静注用リドカインを少量（20〜50 mg）静注しておけば，同じ静脈路にプロポフォールを投与しても痛みが少ない．

バルビタール

主にGABA_A受容体に作用して鎮静作用を発揮する．末梢血管拡張作用と心筋抑制作用がある．

ヒスタミン放出作用があるが，軽度なので臨床的には意義が少ないとされている．喘息患者には避ける場合もある．

代謝が遅く，長期使用では血中濃度が上昇するため，麻酔

維持には使用できない．

麻酔科領域では麻酔導入（膨らませる）にのみ使用されるが，実際使われるのは次の静注薬である．

- チオペンタール（ラボナール®）3〜5 mg/kg
- チアミラール（イソゾール®，チトゾール®）3〜5 mg/kg

ともに粉末を蒸留水に溶いて使う．それぞれ，0.3 gと0.5 gの製剤がある．ヒスタミン遊離作用やアルカリ性が強い麻酔維持には使用できないなどの理由から，近年その使用は激減している．

ベンゾジアゼピン

GABA_A受容体に作用して，鎮静，前行性健忘，抗痙攣作用，抗不安作用をもつ．十分な麻酔深度が得られないため，麻酔薬というより鎮静薬，抗痙攣薬，麻酔補助薬として使用される．手術室で用いられるのは静注製剤がある次の3種類である．

- ミダゾラム（ドルミカム®）
- ジアゼパム（セルシン®，ホリゾン®）
- フルニトラゼパム（ロヒプノール®，サイレース®）

▶ **ミダゾラム**（ドルミカム®）10 mg/2 mL：静注でも筋注でも用いられる．前投薬なら1〜2 mg筋注．静注ならば1 mgずつ観察しながら投与する．ただし，高齢者は1 mgでも呼吸停止が起きることがある．

▶ **ジアゼパム**（セルシン®，ホリゾン®）10 mg/2 mL：アルコールとグリセロールに溶解させているため，血管痛がある．導入量は0.2〜0.3 mg/kgで，半減期はミダゾラムより長いが，効果発現時間は変わらない．1〜2.5 mgずつ投与する．

▶ **フルニトラゼパム**（ロヒプノール®，サイレース®）2 mg/2 mL：導入量は0.02〜0.03 mg/kg．半減期が長いので，手術室よりもICUでの使用に適する．

▶ **フルマゼニル**（アネキセート®）0.5 mg/5 mL：ベンゾジアゼピンの拮抗薬である．ベンゾジアゼピン受容体に拮抗阻害する．半減期は50分とベンゾジアゼピンより短いので，患者が覚醒したと思って目を離すと，しばらくして呼吸停

デクスメデトミジン

▶ **プレセデックス®** 200μg/2 mL：アドレナリン$α_2$受容体を活性化し，中枢性鎮静作用がある．呼吸抑制がないことと，弱い鎮痛作用をもつことが特徴である．原液を50 mLに溶解して，0.2〜0.7μg/kg/時の範囲で用いる．効果発現に時間がかかるが，急速投与はあまりしない．呼吸抑制がないので区域麻酔，局所麻酔で併用できる．ICUでの鎮静薬としてプレセデックス®を持続投与したまま抜管できる．

ケタミン（ケタラール®）

NMDA受容体に結合して，拮抗作用をもつ．

鎮静作用だけでなく，鎮痛作用があり，交感神経刺激作用がある．静注だけでなく筋注でも有効で，呼吸抑制が少ないので，動物に対する麻酔銃の主成分になっている．静注用製剤（200 mg/20 mL）と筋注用製剤（500 mg/10 mL）がバイアルで供給されている．導入は，静注で1〜2 mg/kg，筋注は5 mg/kgである．ケタミンには分泌物増加，悪夢惹起がある．分泌物抑制のためアトロピン（0.01 mg/kg）と悪夢予防のため少量のベンゾジアゼピンとを同時投与することが望ましい．

鎮痛補助薬として緩和医療の領域でも重要な薬である．幻覚や妄想を引き起こし，若者の間での乱用が問題となり，2005年麻薬指定となってしまった．

向精神薬

▶ **ブチロフェノン系**：ドロペリドール®（0.01 mg/kg）として使われる．ドパミン2（D2）受容体拮抗薬には呼吸抑制はないが，鎮静作用と制吐作用がある．ドロペリドールは以前はNLA（neurolept anesthesia）で使われたが，最近は制吐薬としての使用が多い．

4 鎮痛薬

オピオイド（表2.1.4）

オピオイド受容体にはμ，δ，κの3種類がある．

表2.1.4 オピオイドの力価, 投与量比較

オピオイドの種類		同力価 (mg)	最大効果 発現時間(分)	持続時間 (時間)
フェンタニル	静注	0.1	3〜5	0.5〜1
	硬膜外	0.25〜0.1	5	2〜4
	くも膜下	0.05〜0.025	5	3〜6
モルヒネ	静注	10	30〜60	3〜4
	硬膜外	1		6〜24
	くも膜下	0.1		8〜24＋
レミフェンタニル		0.1	0.1〜0.2	0.1〜0.2
ペンタゾシン		30	2〜3	2〜3
ブプレノルフィン		0.3	5〜6	5〜6

　フェンタニル, レミフェンタニル, モルヒネが手術室でよく使われる. これはμ受容体に作用する. 鎮痛作用は強力だが, オピオイド共通の副作用として, 呼吸抑制, 嘔気・嘔吐, 消化管蠕動の抑制, かゆみ, 徐脈がある. また, オピオイドに鎮静作用はあるが, 健忘作用はない. 術中覚醒に麻酔科医が気づかない原因となりうる. 何よりも忘れてならないことは, オピオイドの強力な呼吸抑制である. オピオイドを術後痛に投与する場合, 呼吸抑制に注意が必要である.

▶ **フェンタニル**(0.1 mg, 0.25 mg, 0.5 mg製剤があり, 濃度はすべて0.05 mg/mL): 導入時2〜6μg/kg静注する. 小児にも使用できる. 0.5〜5μg/kg/時 持続投与する.
　経静脈投与: 術中使用だけでなく, 術後痛にも用いることができる. 術後投与量は0.5〜1μg/kg/時だが, 個人ごとに投与量調整が必要である. 患者の疼痛自己管理のためにPCA(patient controlled analgesia)装置が使われることが多い.
　硬膜外投与: 25〜100μg/bolusを行った後, 0.5〜1μg/kg/時を投与する. 個人ごとに投与量調整が必要である.
　くも膜下投与: 5〜25μg/bolus. 局所麻酔薬に混合して投与する.

▶ **レミフェンタニル**(アルチバ®, 2 mg/V, 5 mg/V): フェ

Column

context-sensitive 半減期

薬物投与後の血中濃度が半減する時間（消失半減期）は，投与回数や投与時間によって変動するため，薬物固有の分布半減期や排泄半減期に基づいた薬物動態では正確な値が得られない．そこで，薬物を一定時間持続静注した場合に，投与中止後血中濃度が50％に減少するのに必要な時間の概念が導入された．これをcontext-sensitive 半減期という．

ンタニルと同じく μ 受容体に結合する強力なオピオイド．脂溶性が高いので，血液脳関門も速く通過し，作用発現が速い．血液組織中に広く分布する非特異的エステラーゼによって分解され，context-sensitive 半減期が3〜5分なので，長時間投与しても投与中止するとすみやかに血中濃度が下がる．生理食塩水か蒸留水に溶解して使用し，シリンジポンプによる投与が必須となる．0.1〜0.5 μg/kg/時の範囲で患者を観察しながら投与する．0.1 mg/mL 水溶液とし，mL/時で投与することも多い．投与は静注のみである．とくに製剤中にグリシンが含有されているため，硬膜外やくも膜下への投与は禁忌である（脊髄や脳幹の抑制性グリシン受容体を活性化する）．

副作用：著明な呼吸抑制と徐脈をきたす．大量投与直後に筋硬直をきたすことがある．オピオイドなので嘔気・嘔吐もきたす．シバリングを覚醒時に起こしやすい．

▶ **モルヒネ**（10 mg/mLで10 mg/V，50 mg/Vまたは20 mg/mL 100 mg/Vあり）：μ 受容体の μ は morphine の m のギリシャ文字 μ に由来する代表的なオピオイドで，強力な鎮痛作用をもつ．半減期が長いため，やや使いにくいが，逆に硬膜外投与やくも膜下投与では，水溶性のモルヒネが硬膜外腔やくも膜下に広範囲に時間をかけて広がる性質から，広範囲に長時間鎮痛できる利点がある．まれに投与12〜24時間後の呼吸抑制が報告されているので，注意が必要である．

鎮痛効果は

$$静注量 = 10 \times 硬膜外量 = 100 \times くも膜下量$$

とされているので，静注10 mgが硬膜外1 mgとくも膜下0.1 mgに相当する．通常硬膜外投与量1〜3 mg，くも膜下投与量は0.1〜0.3 mgとなる．

麻酔のためだけでなく，癌性疼痛にも難治性慢性疼痛にも用いることができる．

オピオイド拮抗薬

▶ ナロキソン（0.2 mg/1 mL）：オピオイド受容体μ, δ, κともに結合して拮抗する．オピオイドの呼吸抑制を拮抗することができる．0.2 mgずつ効果が出るまで投与する．持続投与量は0.1〜0.2 mg/時．30分から1時間後に効果消失するので，フェンタニルとモルヒネよりも半減期が短い．そのためrenarcotizationとして，いったん拮抗された呼吸抑制が再出現する可能性があり，注意が必要である．

文献

1) Yasuda N, et al. Kinetics of desflurane, isoflurane, and halotane in humans. Anesthesiology 1991；74：489-98.

参考文献

・Brown EN, et al. General anesthesia, sleep, and coma. N Engl J Med 2010；363：2638-50.
・Butterworth J, et al, editors. Morgan & Mikhail's Clinical Anesthesiology. McGraw-Hill Education/Medical；5 edition. 2013.
・医療ガス安全教育委員会．医療ガス―知識と管理，教育・実践のガイドライン．東京：真興交易医書出版部；2011.
・日本麻酔科学会．麻酔薬および麻酔関連薬使用ガイドライン（医薬品ガイドライン）改訂第3版．2015.
・中尾慎一編．わかりやすい麻酔科学―基礎と実戦．東京：中山書店；2014.
・Levine WC, editor. Clinical Anesthesia Procedures of the Massachusettes General Hospital. 8th edition. Philadelphia：Lippincott Wiliams & Wilkins；2010.
・Brunton LL, editor. Goodman and Gilman's The Pharmacological Basis of Therapeutics. 12th edition. McGraw-Hill；2011.

（篠村徹太郎）

2.2 局所麻酔薬

Point
- 局所麻酔は細胞内へのナトリウム流入をブロックし,一時的に神経伝達を阻害することで麻酔効果が得られる.
- 体の一部に投与すれば局所麻酔,神経の走行を考慮して用いれば区域麻酔(神経ブロック,硬膜外ブロック,脊髄くも膜下ブロック)とよぶ.
- 血中濃度が上がりすぎると局所麻酔中毒を引き起こすことがある.

1 原理

局所麻酔薬はナトリウムチャネルに可逆的に結合し,細胞内へのナトリウム流入を阻害し,神経伝達を一時的に阻害する.局所麻酔薬は水に溶けにくいので,塩酸塩水溶液として製剤化されている.水溶液中では電離型と非電離型に分離する.局所麻酔薬としての活性をもつのは非電離型である.

局所麻酔薬のpKa(酸解離定数)は8前後が多いので,pH 7.4前後の生体内では非電離型の割合が低い(pKa 7.9のリドカインで25%,pKa 8.1のブピバカイン,ロピバカインで17%)(**表2.2.1**).また局所の炎症でpH 7.4より下がると,非電離型の割合がさらに減るので効きにくい.

2 効果

投与した場所で可逆的に神経伝達を阻害する.局所に投与すれば局所麻酔,神経の走行を考慮して局所麻酔薬を用いれば区域麻酔とよぶ.区域麻酔には,神経束に投与する神経ブロック(腕神経叢ブロック,下腿神経ブロック,坐骨神経ブロックなど),硬膜外腔に投与する硬膜外ブロック(硬膜外麻酔),くも膜下に投与する脊髄くも膜下ブロック(脊椎麻

表2.2.1 局所麻酔薬の種類

局所麻酔薬		pKa	脂溶性	血中半減期(分)	力価
アミド型	リドカイン	7.9	1	96	1
	メピバカイン	7.6	0.3	114	1
	ブピバカイン	8.1	8	210	4
	レボブピバカイン	8.1	?	156	4
	ロピバカイン	8.1	2.5	108	4
エステル型	テトラカイン	8.5	12	?	16

酔)がある.

アドレナリンを局所麻酔薬に追加すると,局所麻酔効果が延長される.末梢血管収縮効果により,局所麻酔薬の血中への移行も緩やかになって局所麻酔薬中毒が起こりにくくなり,術野での出血も減る.

▶ **局所麻酔薬へのアドレナリン添加方法**：0.1 mLの1 mg/mLアドレナリン(つまり1/10アンプル)を10 mLの局所麻酔薬に追加すれば,10万倍希釈,20 mLの局所麻酔薬に追加すれば20万倍希釈となる.アドレナリン添加リドカインとして販売されている製剤はアドレナリンの10万倍希釈である.

▶ **NaHCO₃(メイロン®)追加**：20 mLの局所麻酔薬にNaHCO₃(1 mM)を1 mL追加すると,pHが上がり,局所麻酔薬の効果発現が速くなる.

3 分類

局所麻酔薬は,構造式によってアミド型とエステル型に分類される.手術室で使われている局所麻酔薬(リドカイン,メピバカイン,ブピバカイン,レボブピバカイン,ロピバカイン)はアミド型である.アミド型はエステル型と異なりアナフィラキシーショックの原因となることがきわめて少ない.

▶ **異性体**：メピバカイン,ブピバカインやロピバカインには

物理化学的性質は同じであるが薬効の異なる光学異性体がある．この表示には鏡の偏光面を右に回転する右旋性〔（＋）やギリシャ語の右である d（dextro）で表示〕と左に回転する左旋性〔（－）やギリシャ語の左である l（levo）で表示〕という表示法や，絶対立体配置を表すRS法（ラテン語でRは右を表すRectus，Sは左を表すSinisterからきている）があるが，旋光性と絶対配置の間に関連性はなく，両者は独立した概念である．メピバカインやブピバカインは両者の混ざったラセミ体だが，レボブピバカインやロピバカインはS体かつ左旋性（－）のみで成り立っている．SとRの光学異性体は別の薬剤と考えたほうがよく，神経毒性と心毒性が強いのはR体である．S体の光学異性体として供給されるレボブピバカインとロピバカインは比較的安全な局所麻酔薬である．

4 特徴（表2.2.2）

- リドカイン（キシロカイン® 0.5％，1％，2％）：水溶性の局所麻酔薬で，最も一般的に使われる．5 mg/kgが1回の使用量の上限（極量）．1％リドカインならば体重50 kgの人で25 mLまで1度に使えることになる．
- メピバカイン（カルボカイン® 1％，2％）：リドカインと同じく水溶性の局所麻酔薬である．5 mg/kgが1回の使用量の上限である．リドカインより効果発現が少し遅いが，効果持続も少し長い．
- ブピバカイン（マーカイン® 0.5％ 4 mL；高比重または等比重）：ブピバカインのS（left, levo-）とR（right）の光学異性体のラセミ体，つまり混合物である．脊椎麻酔用0.5％マーカイン® 高比重（7.27％ブドウ糖入り）と等比重0.5％マーカイン®（0.8％ NaCl入り）が使用されている．
  その他，局所麻酔，神経ブロック（伝達麻酔），硬膜外麻酔用として0.125％，0.25％，0.5％製剤が販売されているが，レボブピバカインがある現在，ブピバカインを脊椎麻酔以外で使用する臨床的意義は乏しい．

表2.2.2 局所麻酔薬の使用法

局所麻酔薬	投与経路	濃度(%)	効果発現	持続時間(時間)	1回の極量(mg)*
リドカイン(キシロカイン®)	気道	4	早い	0.5〜1.0	300
	局所	0.5〜1	早い	1.0〜2.0	300 (500)
	静脈麻酔	0.25〜0.5	早い	1.0〜2.0	300
	末梢神経	1〜1.5	早い	1.0〜3.0	300 (500)
	硬膜外	1.5〜2	早い	1.0〜2.0	300 (500)
	くも膜下	1.5〜2	早い	0.5〜1.5	100
メピバカイン(カルボカイン®)	局所	0.5〜1	やや早い	1.5〜3.0	400 (500)
	末梢神経	1〜1.5	やや早い	2.0〜3.0	400 (500)
	硬膜外	1.5〜2	やや早い	1.5〜3.0	400 (500)
	くも膜下	2	早い	1.0〜1.5	100
ブピバカイン(マーカイン®)	くも膜下	0.5	早い	2.0〜4.0	20
レボブピバカイン(ポプスカイン®)	局所	0.25〜0.5	遅い	2.0〜4.0	150
	末梢神経	0.25〜0.5	遅い	4.0〜12.0	150
	硬膜外	0.25〜0.75	遅い	2.0〜5.0	150
ロピバカイン(アナペイン®)	局所	0.2〜0.5	遅い	2.0〜4.0	200
	末梢神経	0.5〜0.75	遅い	4.0〜12.0	200
	硬膜外	0.5〜0.75	遅い	2.0〜4.0	200
テトラカイン(テトカイン®)	くも膜下	0.5	早い	2.0〜4.0	10 (20)

*( )はアドレナリン添加時

(Cousins MJ, et al, editors. 2008[1])をもとに作成)

▶ **レボブピバカイン**(ポプスカイン® 0.1%, 0.2%, 0.5%): ブピバカインの光学異性体のうち, 毒性が少ないS体でかつ左旋性(levo-)のみを製剤化したもので, 持続時間が長く安全性が高い. 0.75%と0.25%製剤は硬膜外麻酔に用いられるが, 0.5%製剤は硬膜外麻酔だけでなく, 神経ブ

- ロピバカイン（アナペイン® 0.2％, 0.75％, 1％）：ロピバカインの光学異性体のうち，S体のみを製剤化したもの．持続時間が長く安全性が高い．0.2％，0.75％，1％製剤があるが，0.2％製剤と1％製剤は硬膜外麻酔に，0.75％製剤は硬膜外麻酔だけでなく，神経ブロックにも用いられる．3 mg/kgが上限，持続投与は0.4 mg/kg/時．乳幼児では量を減らす．
- テトラカイン（テトカイン® 20 mg/V）：手術室で使える唯一のエステル系の局所麻酔薬である．粉末がバイアルに入っているので，20 mgを蒸留水20 mLに溶いて，10 mLを脊椎くも膜下麻酔に使用すると，低比重脊椎麻酔を行うことができる．アドレナリン添加で作用時間が延びる．

Column

いわゆる"キシロカイン®ショック"について

"キシロカイン®ショック"という言葉が一人歩きしている．アミド型のリドカイン（キシロカイン®）でアナフィラキシーショックを起こす可能性はきわめて低い．ほとんどの"キシロカイン®ショック"はバイアル製剤に保存薬として含まれているメチルパラベンによるものである可能性が高い．
アドレナリン入りのリドカイン（いわゆるE入りキシロカイン®）を投与した場合，静脈に一部流入して，患者が頻脈・高血圧を一時的にきたしたことを"キシロカイン®ショック""キシロカイン®アレルギー"と医療従事者に言われて，患者がそのまま信じていることが多いと考えられる．さらに，顔面への局所麻酔薬注射（歯科治療や顔面の血管腫摘出など）では，緊張や局所麻酔薬中毒で気分不良やめまいを生じ，これをアレルギーと勘違いしてしまうこともある．「私はキシロカイン®アレルギーです」と言われた場合，きちんと問診をすることが重要である．本物のリドカインアレルギーはきわめてまれであるし，「キシロカイン®ショック」と言われ，「局所麻酔を避けなさい」と助言されたために，局所麻酔を避けつづけ苦労してきた患者が何人もいる．このような誤診による被害者を出さないように気をつけるべきである．

▶ **ペンレステープ®**（リドカイン 18 mg）：静脈穿刺部位に貼っておくと刺入時の痛みを和らげる．リドカインは水溶性なので，そのままでは皮膚に浸潤しにくい．添加剤を加えて，皮膚から浸潤させやすくしたテープである．穿刺30分前に貼ることになっているが，45〜60分前に貼ったほうが効果的である．

5 望ましくない作用

局所麻酔薬は血中濃度が上がりすぎると，いくつかの望ましくない効果がみられる．いわゆる局所麻酔薬中毒である．典型的には，血中濃度が上がる順に症状を列記すると，口の周りのしびれ，「妙な味を感じる」と患者が言う，興奮，逆に鎮静，痙攣，呼吸停止，心停止が起きる．

局所麻酔薬中毒というのは，中枢神経作用と心血管系作用が問題となる．このうち中枢神経作用は，呼吸管理をして痙攣を止めることで治療できるので可逆的である．

アレルギー反応

麻酔科臨床で主に用いられる局所麻酔薬（リドカイン，メピバカイン，ブピバカイン，レボブピバカイン，ロピバカイン）はいずれもアミド型なので，ポリアンプ製剤，アンプル製剤，シリンジ製剤がアレルギー反応の原因となることはきわめてまれである．バイアル製剤に含まれる保存薬のメチルパラベンがアレルギー反応の原因となることがある．エステル型のテトラカインはアレルギー反応の原因となりうる．

局所麻酔薬中毒

血管内誤注入や過剰投与により血中濃度が上昇し生じる．

▶ **中枢神経作用**：初期症状として，味覚障害，耳鳴り，視覚障害，口唇のしびれが生じ，痙攣，意識消失，呼吸停止に至る．これは，まず，抑制系の神経が抑制され痙攣などが生じ，その後，中枢神経系も抑制され意識消失に至る．静脈内への誤注入では大量の局麻薬が必要であるが，直接脳へ行く動脈へ入った場合（顔面の手術，歯科治療や星状神経節ブロック等）には少量でも発生する．

▶ **心臓に対する作用**：収縮力の低下，難治性不整脈（心停止が多い），血管拡張が生じ難治性の循環虚脱を生じる．これらは，心筋や血管のNaチャネルに作用するためであり，中枢神経作用よりはるかに高濃度で生じる．ブピバカインなどの長時間作用性局所麻酔薬は，Naチャネルからの解離が遅く持続的にブロックされるため，とくに難治性である．これは静脈内への誤注入（硬膜外のカテーテルが静脈内へ迷入など）しかありえない副作用である．

処置
①意識低下に対して，まず酸素投与，気道確保を行う．
②痙攣に対しては，ミダゾラム（1〜2 mg），チオペンタール（1〜4 mg/kg）を痙攣が止まるまで投与する．抗痙攣薬投与に伴う呼吸抑制に対しては気道確保で対処する．輸液をして，必要なら昇圧薬も投与する．中枢神経症状は気道確保して痙攣を止めれば可逆的なので，あわてないことが重要である．投与後1時間をピークに局所麻酔薬の血中濃度は下がってくる．

▶ **心室性不整脈に対して**：治療に反応しにくい心血管系症状である心室性不整脈（期外収縮，心室頻脈）に対しては，アミオダロン投与と脂肪製剤投与を考慮する（lipid rescue）．局所麻酔薬による心肺蘇生は通常の心肺蘇生とは異なる．

lipid rescue：ラセミ体で脂溶性の高い局所麻酔薬であるブピバカイン過剰投与による不整脈と心停止に対して，20％脂肪製剤（イントラリピッド®，イントラリポス®）を投与してブピバカイン血中濃度を下げることが勧められている．比較的安全なレボ体であるレボブピバカインとロピバカインでも区域ブロックで上限量の3〜4倍を使って致死的不整脈が起きlipid rescueを行ったという報告がある．lipid rescueの標準的な投与方法は，1.5 mL/kgを1分以上かけて1回投与後，30〜60分間かけて0.25 mg/kg/分．総投与量は10 mL/kgまで．

文献

1) Cousins MJ, et al, editors. Cousins & Bridenbaugh's Neural Blockade in Clinical Anesthesia and Pain Medicine. 4th ed. Lippincott Williams & Wilkins；2008.

参考文献

・日本麻酔科学会. 麻酔薬および麻酔関連薬使用ガイドライン（医薬品ガイドライン）改訂第3版. 2015.
・中尾慎一編. わかりやすい麻酔科学―基礎と実戦. 東京：中山書店；2014.
・American Society of Regional Anesthesia and Pain Medicine. Checklist for Treatment of Local Anesthetic Systemic Toxicity. https://www.asra.com/content/documents/checklist-for-local-anesthetic-toxicity-treatment-1-18-12.pdf

〈篠村徹太郎〉

2.3 筋弛緩薬

Point
- 筋弛緩薬の作用を理解するためには，神経筋接合部のアセチルコリン受容体を大まかに理解しておく必要がある．アセチルコリン受容体にはニコチン性受容体とムスカリン性受容体との2種類がある．ニコチン性受容体には神経に存在する神経型と神経筋接合部の運動終板（motor endplate）に存在する筋型がある．ムスカリン性受容体は副交感神経節後線維に存在する．
- 筋弛緩薬は脱分極性筋弛緩薬（スキサメトニウム）とよく使われる非脱分極性筋弛緩薬（ロクロニウム，ベクロニウム）に分けられる（**表2.3.1**）．

麻酔科領域で筋弛緩作用という場合，骨格筋に対する作用をさすが，内科領域ではベンゾジアゼピン系薬剤による中枢性筋弛緩作用という用語もあって紛らわしい．そのため，神経筋接合部作用薬という表現のほうが適切である．本項での筋弛緩作用は骨格筋に対する作用のことをさす．筋弛緩薬は神経筋接合部がない平滑筋や心筋に対する直接作用もない．筋弛緩薬は血液脳関門（blood brain barrier）をほとんど通らないので中枢神経作用がない．

1 非脱分極性筋弛緩薬

非脱分極性筋弛緩薬はニコチン性アセチルコリン受容体に拮抗阻害する．つまり，骨格筋神経筋接合部にある運動終板のアセチルコリン受容体に可逆的に結合して，アセチルコリンが結合できないようにして脱分極が起きないようにする．薬剤が受容体から解離すれば受容体は元の状態になる．

日本で使える非脱分極性筋弛緩薬にはロクロニウムとベクロニウムの2種類がある．いずれも，アミノステロイド系中間作

表2.3.1 筋弛緩薬の分類，使用方法

	薬品名	挿管量 (mg/kg)	挿管時間 (分)	追加投与量 (mg/kg)	持続投与量 (μg/kg/分)	臨床的効果が切れる時間 (分)	代謝
非脱分極性筋弛緩薬	ロクロニウム	0.6〜1.2	1.5〜2	0.1〜0.2	4〜12	30〜70	主に肝臓
	ベクロニウム	0.08〜0.1	2.5〜3	0.02〜0.025	0.8〜1	25〜40	70%肝臓 30%腎臓
脱分極性筋弛緩薬	スキサメトニウム	1〜1.5	0.8〜1	0.04〜0.07	60〜100	4〜6	血漿コリンエステラーゼ

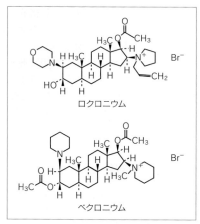

図2.3.1 ロクロニウムとベクロニウムの構造式

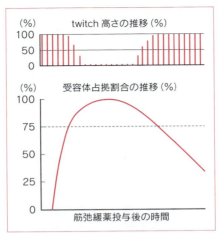

図2.3.2 筋弛緩twitchと受容体占拠率

用型筋弛緩薬に属する．ステロイド環の構造をもち(**図2.3.1**)，ニコチン性アセチルコリン受容体に結合する以外の作用はない．

アセチルコリン受容体での安全域(margin of safety)という概念がある．非脱分極性筋弛緩薬はアセチルコリン受容体占拠率75%までブロックしていても臨床的な筋弛緩はみられず，75～91%の間にtwitch(筋肉の単収縮)で観察することができる(**図2.3.2**)．受容体占拠率が91%を超えると筋弛緩モニターtwitch反応がなくなるので，どの程度の筋弛緩なのか不明となる．したがって筋弛緩モニターできる範囲は，アセチルコリン受容体占拠率75～91%の狭い範囲である．筋弛緩薬の効果をモニターしていても，突然筋弛緩が切れる印象があるのは，受容体占拠率と比例するはずの血中濃度と，筋弛緩薬の効果が直線的に相関していないためである．

- ▶ **ロクロニウム(エスラックス® 50 mg/V)**：最もよく使われている筋弛緩薬．10 mg/mLの透明な水溶液．静脈投与して挿管できるまでの時間は0.6～0.9 mg/kg投与で1.5～2

分.1.2 mg/kg投与すれば約1分で挿管できる.
維持として,モニターしながら間欠的に0.1〜0.2 mg/kgを投与してもよい(成人では10 mgずつ投与).代謝物が活性をもたないので,持続投与(4〜12μg/kg/分)してもよい.持続投与の場合も筋弛緩モニターが必要である.排泄半減期は75分だが,個人差が大きい.

▶ **ベクロニウム**(マスキュレート® 10 mg/Vまたは4 mg/V):
粉末なので,生理食塩水または蒸留水に溶解して用いる.1 mg/mLまたは2 mg/mLの濃度に調整することが多いが,濃度は各病院の決まり(1 mg/mLに決めている病院と2 mg/mLに決めている病院がある)に従うことが医療安全管理上必要である.

0.08〜0.1 mg/kgが挿管量で,静脈投与後約2分半で挿管できる.そのあと筋弛緩モニターをしながら間欠的に投与する(0.02〜0.025 mg/kg,大人で2 mg/bolus).排泄半減期は30分.

ロクロニウムとほぼ同じと考えてよいが,効果発現が少し遅い.ロクロニウムと同様に,バルビタールと同時に投与すると静脈路内で結晶をつくって詰まるので注意を要する.

2 非脱分極性筋弛緩薬の拮抗薬

▶ **スガマデクス**(ブリディオン®):ロクロニウムとベクロニウムなどのアミノステロイド系非脱分極性筋弛緩薬を包み込むように結合して活性を失わせる.スガマデクス(分子量2,178)自体には,アミノステロイド系筋弛緩薬に結合する以外の作用がない.ロクロニウム(分子量610)やベクロニウム(分子量638)に対してモル比1:1で結合するので,スガマデクス200 mgはモル数にしてロクロニウム56 mg,ベクロニウム58 mgに相当する.筋弛緩モニターに反応しないような深い筋弛緩状態の拮抗ができる.しかし,過剰量の筋弛緩薬が体内に存在するときに拮抗すると,筋弛緩薬の再分布による再クラレ化が起きる.

通常使用量は4 mg/kgだが,ロクロニウムの投与モル数を

> **Column**
>
> ### 再クラレ化(recurarization)
>
> 筋弛緩を拮抗(いわゆるリバース)した後,筋弛緩が再び認められる現象.最初に使用された脱分極性筋弛緩薬がd-ツボクラリン(クラーレ)だったため,筋弛緩が効くことをクラーレ化(curarization)といった.
> 半減期の長い筋弛緩薬(クラーレ,パンクロニウム)をネオスチグミンで拮抗した場合,一度は筋弛緩が切れるが,ネオスチグミンの血中半減期が筋弛緩薬より短いので,時間がたつと筋弛緩薬の残存が優位になって筋弛緩が再出現することがある.長時間手術でロクロニウムを大量に用いた後,スガマデクスで拮抗しても再クラレ化が起きる可能性がある.

考える必要がある.ベクロニウムはモル数としては低いが,親和性がロクロニウムよりやや劣る.ロクロニウム挿管量投与直後にリバースが必要になったときのスガマデクス量は 16 mg/kg である(**表2.3.2**).

スガマデクスによるアナフィラキシーの報告がある.使用は禁忌ではないが,重度腎機能障害患者や透析患者(high-flux 膜では抜けるが low-flux 膜では抜けない)ので,排泄遅延に注意.

▶ **ネオスチグミン(ワゴスチグミン®)**:コリンエステラーゼ活性を阻害することで,アセチルコリンの分解を妨げ,アセチルコリン分子数を増やす.受容体における拮抗阻害をアセチルコリン優位にする.TOF(train-of-four)(➡ **4.3**「筋弛緩」参照)ならびに twitch でも反応しないような深い筋弛緩状態からの拮抗はできない.

アセチルコリンを非特異的に増加させるため,副交感神経系のムスカリン性受容体も活性化する.ムスカリン作用をブロックする必要があるため,アトロピンと一緒に用いられる.

ネオスチグミンとして 0.04~0.05 mg/kg,アトロピンは 0.02 mg 投与する.

表2.3.2 筋弛緩拮抗薬

薬品名	投与量 (mg/kg)	効果発現時間 (分)	効果持続時間 (分)	アトロピン必要量 (mg/kg)	代謝経路
スガマデクス	4	3	モル数が上回る限り	0	100%腎臓
スガマデクス緊急投与	16	1.5		0	100%腎臓
ネオスチグミン	0.04〜0.05	7	60〜75	0.02	50%腎臓 50%肝臓

3 脱分極性筋弛緩薬

▶ **スキサメトニウム**：アセチルコリン2分子が結合した構造をもつ．アセチルコリン受容体に結合して，ニコチン性アセチルコリン受容体では脱分極を起こす．脱分極した後は不応期に入るので，その結果，筋弛緩が起きる．効果発現はすみやかで，効果が切れるのも早い．

効果発現はすみやかで，約45秒〜1分で挿管できる．理論上，スキサメトニウムの筋弛緩作用発現速度は非脱分極性筋弛緩薬のいずれにも勝る．ただし，ロクロニウムを1.2 mg/kg投与した場合，1分で挿管できる．

20 mg/V，40 mg/Vまたは100 mg/Vのスキサメトニウム®，200 mg/Vのレラキシン®がある．

作用発現が早いこと，値段が安いことが利点である．しかし，注意事項，禁忌事項が多いため，使用頻度は激減している．悪性高熱症の引き金となる．徐脈，不整脈，全身の筋攣縮（fasciculation）による筋肉痛を起こす．高カリウム血症を起こして心停止の報告がある．熱傷をして1か月以降半年以内の患者には高カリウム血症を起こすので禁忌．FDAは小児での緊急時以外の投与を禁じている．よって，診断のついた神経筋疾患患者にも禁忌である．

筋弛緩薬のなかで唯一筋注ができる．3 mg/kgを筋注すれ

ば,3分で挿管に必要な筋弛緩が得られる.
スキサメトニウムは体内のコリンエステラーゼで代謝されるので,効果は5分ほどで切れる.

参考文献

・Butterworth J, et al, editors. Morgan and Mikhail's Clinical Anesthesiology. 5th ed. McGraw-Hill Education/Medical;2013.
・日本麻酔科学会. 麻酔薬および麻酔関連薬使用ガイドライン(医薬品ガイドライン)改訂第3版. 2015.
・中尾慎一編. わかりやすい麻酔科学—基礎と実戦. 東京:中山書店;2014.
・Feldman S. Neuromuscular Block. Oxford:Butterworth Heinemann;1996.

〈篠村徹太郎〉

Message form the Mentor

普通のお医者さん？

　麻酔科の仕事がおもしろいというと，一般の人に理解されないことが多いです．しかし，私はおもしろいと思って続けています．教師だった祖母は，大学卒業時に私が麻酔科医になると言ったら，「普通のお医者さんになってくれ．」と大反対しました．卒後1年目に小児科研修医をした私ですが，同時期の祖母の死をきっかけの一つとして麻酔科に進路を変えました．

　麻酔科では時間の流れがとても速く，精神的肉体的に疲れることが多いです．小児科への退路を断った麻酔科で毎日こんなに疲れるのでは，続けられる仕事だろうかと心配しました．それから29年，無事にとは言いませんが，何とか今日まで続けています．人に誉められることは少ないですが，失敗すると目立ちます．老若男女，頭蓋内外，胸腔，腹腔，体表面，骨格，四肢先端までの全身の麻酔に対応します．臨床的能力だけでなく，交渉能力も必要とされる仕事です．麻酔科医は人としゃべらなくてもよいと誤解されていますが，実際には，手術室内外で，他科の医師，看護師との交渉が非常に大切です．目立たない割にストレスが多いですが，人の役に立つ仕事です．広い範囲の臨床医学知識が必要ですので，つい調べ物をしてしまいます．集中治療，ペインクリニック，緩和医療でも重要な技術知識が身につきます．"普通のお医者さん"ではありませんが，専門家として手術室外に仕事範囲が広がります．

　定年まであと11年，気力体力が続く限り麻酔科医の仕事を続けたいと考えています．しかし，どこかで祖母は怒っているでしょうねえ．

（篠村 徹太郎　大津赤十字病院麻酔科）

3章

生理・病態

3.1 中枢神経系

Point
- 全身麻酔の重要な目的の一つは意識消失であり，麻酔薬の一義的な作用部位は中枢神経系，とくに脳である．また，痛みも脊髄を通り最終的には脳の感覚野が興奮して感じる．
- 全身麻酔薬は脳血流や脳代謝に大きな影響を与える．また近年，脳虚血疾患を有している患者が増えているため，中枢神経系の生理や病態を知ることは重要である．

1 脳の構造

大脳，脳幹，小脳から成る（**図3.1.1**）．脳幹は自律神経を制御し，呼吸，体温，血圧を司る．脳の重量は成人で1,300〜1,500 g．10歳でほぼ成人なみとなる．大脳が全体の80％を占め，小脳は10％を占める．脳脊髄液（cerebrospinal fluid：CSF）の総量は100〜150 mLである．

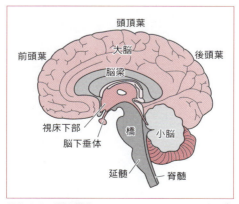

図3.1.1 脳の構造 （中尾慎一編．2014[1]）

2 脳代謝

脳の酸素消費量は全体で約3.5 mL/100 g/分であり，ブドウ糖を唯一のエネルギー源としている．このうち，60％は脳の電気生理的活動のために費やされ，残りは脳の細胞維持のために使用される．

> **Column**
>
> **痙攣と脳代謝**
>
> 全身性の痙攣により脳代謝は劇的に増加する．抗てんかん薬（バルビツレートやベンゾジアゼピンなど）により痙攣を停止させ，脳血流・脳代謝のバランスを正常化させることが重要で，痙攣が長引くと，不可逆的な神経障害をきたしうる．

3 脳・脊髄血流

脳は左右の内頚動脈と椎骨動脈から栄養され，脊髄は腹側2/3は1本の前脊髄動脈に，背側1/3は2本の後脊髄動脈により栄養されている．前脊髄動脈は上下の連続性に乏しく分節ごとに血液が供給される．第4胸椎以下から腰部膨大部にかけての前脊髄動脈は，下行大動脈由来である大前根動脈（Adamkiewicz動脈）に依存しているため，この動脈の血流が途絶すると対麻痺を発症する危険性が高くなる（**図3.1.2**）．

脳血流は50 mL/100 g/分であり，心拍出量の15％を占める．脊髄の血流は，20〜30 mL/100 g/分である．脳血流には自己調節能（autoregulation）があり，正常範囲内（平均血圧で65〜150 mmHg）であれば血圧が変動しても血流は一定に保たれる．二酸化炭素には強力な脳血管拡張作用があり，$PaCO_2$が20〜80 mmHgの範囲では，脳血流は$PaCO_2$依存的に増加する（**図3.1.3**）

▶ **麻酔薬と脳血流・代謝**：揮発性麻酔薬（セボフルランやデスフルラン）には用量依存的に脳血管を拡張させ，脳血流を増加させる作用があるが，1 MAC以下の投与量であれば，脳血流は有意に変化しない．また揮発性麻酔薬は，脳

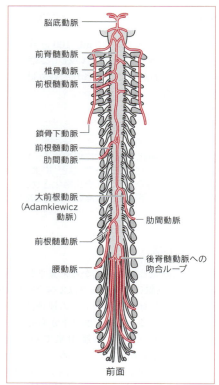

図3.1.2 脊髄の血管 （山田達也. 2013[2])）

Column

脳・脊髄潅流

$$\text{脳・脊髄潅流圧} = \text{平均動脈圧} - \text{脳脊髄圧}$$

であり，周術期に脳や脊髄の虚血をきたす危険がある術式の場合には，平均動脈圧の維持と脳脊髄液ドレナージが有効である．下行大動脈瘤のステント留置の場合は，対麻痺予防のために末梢側平均動脈圧≧60 mmHg，脳脊髄圧≦10 mmHgまたは脊髄潅流圧≧60 mmHgを目標に管理する[1]．Adamkiewicz動脈の温存も重要である．

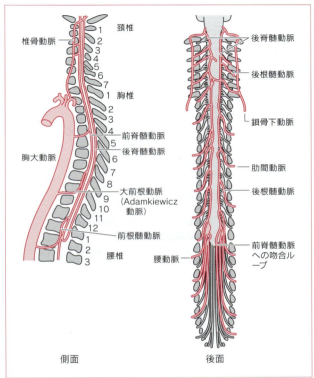

図3.1.2 脊髄の血管（つづき） (山田達也, 2013[2])

代謝を抑制し，ハロタン以外はすべて脳波上burst suppressionを起こす．プロポフォールやバルビツレートは脳代謝，脳血流をともに低下させる．オピオイドやベンゾジアゼピンも脳血流，脳代謝を減少させるが，その作用はプロポフォールやバルビツレートに比較して小さい．ケタミンは脳代謝を有意に亢進させる．

▶ **循環作動薬と脳血流**：ニトログリセリンやニトロプルシド，カルシウム拮抗薬などの血管拡張薬は，脳血管も拡張させ，結果的に脳血流を増加させる可能性がある．一方，エフェ

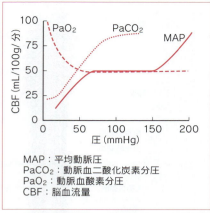

図3.1.3 平均動脈圧，$PaCO_2$，PaO_2の変化に対する脳血流量の変化

脳血流量は$PaCO_2$の増加に伴い，血管が拡張するために増加する． (中尾慎一ほか．2014[3])

ドリンやフェニレフリン，ドパミンなどの昇圧薬は，脳血管に対する直接作用は少ないが，体血圧を上昇させることで，間接的に脳血流を増加させうる．しかし，血圧の変動が自己調節域内であれば，ほとんど脳血流に影響しない．

4 頭蓋内圧

頭蓋内は閉鎖空間であり，ある一定の容量増加までは圧は不変であるが，一定容量を超えると急激に頭蓋内圧が上昇する（**図3.1.4**）．

5 血液脳関門（BBB）

脳毛細血管における内皮細胞同士の密着結合（tight junction）やグリア細胞，細胞外基質により形成され，水溶

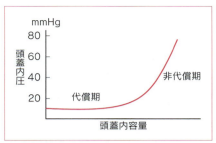

図3.1.4 頭蓋内容量と頭蓋内圧の関係
頭蓋内圧の正常値は10 mmHg以下であり,これを超えると障害をきたしやすくなる.
(中尾慎一編.2014[1])

性の高い物質やタンパク質などの分子量の大きな物質はこの関門を通過しにくい.全身麻酔薬は脂溶性が高くBBB(blood brain barrier)を通りやすく,ターゲットである脳に到達する.

6 脳と麻酔管理

　脳腫瘍や脳出血患者のように脳圧が高い患者では,低換気による高CO_2血症は脳血流を増加させ脳圧を上昇させるため避ける.逆に,脳血流が低下している患者の場合(脳梗塞の既往や内頚動脈内膜剥離術など)では,過度な過換気($PaCO_2$ 35 mmHg以上にする)は禁忌である.

　手術中は,術操作や麻酔の影響により脳血流の自己調節能が抑制されうるため,血圧の変動には注意が必要である.セボフルランやデスフルランのような揮発性麻酔薬では,脳血流増加作用があるが,過度の投与を避け,軽度の低換気($PaCO_2$ 30~35 mmHg)を併用することにより臨床的に問題なく使用できる.

▶ **脳虚血**:通常の脳血流(50 mL/100 g/分)が,20 mL/100 g/分まで減少すると脳波上の変化が出現し,15 mL/100 g/分まで減少すると平坦脳波となる.6 mL/100 g/分となると

不可逆的脳障害を起こす．神経細胞レベルでは，虚血に伴うATPの枯渇のために，正常な細胞膜内外のイオン分布が保たれなくなり，過剰な脱分極と，細胞内へのカルシウムイオンの流入が起こる．続いて，多数の酵素（プロテアーゼやリパーゼ，アラキドン酸代謝物）の異常な活性化や活性酸素，NOなどの産生が起こり，最終的には神経細胞死に至る．

▶ **麻酔薬と神経保護**：動物実験のレベルでは，麻酔薬（バルビツレート，プロポフォール，揮発性麻酔薬など）による脳虚血に対する神経保護効果が示されているが，現段階では臨床的に有効性を示すエビデンスは得られておらず，推奨される麻酔薬はないのが現状である．

▶ **麻酔薬と神経毒性**：神経発生段階においては，逆に近年，動物実験において種々の麻酔薬が神経細胞死を誘発するとの報告が増加しており，臨床的な麻酔薬の神経毒性の可能性について検討が始まっている．

文献

1) 中尾慎一編．わかりやすい麻酔科学―基礎と実戦．東京：中山書店；2014. p.21-4.
2) 山田達也．脊髄保護が重要な術式への対応③下行大動脈瘤手術：開胸による手術およびステント挿入術．Anesthesia 21 Cetury 2013；15：23.
3) 中尾慎一ほか．脳血流の自動調節と麻酔薬．臨床麻酔 2004；28：1464-70.

参考文献

・Patel MP, Drummond JC. Cerebral physiology and the effects of anesthetic drugs. In：Miller RD, et al, editors. Miller's Anesthesia. 8th ed. Elsevier；2014. p.305-39.
・Fedorow CA, et al. Lumbar cerebrospinal fluid drainage for thoracoabdominal aortic surgery：rationale and practical considerations for management. Anesth Analg 2010；111：46-58.

（田中具治）

3.2 循環器系

Point
- 手術によるストレスや痛みは交感神経系を活性化し，血圧上昇や心拍数増加を引き起こす．麻酔はこれを抑制することを目的とするが，全身麻酔薬自体も心筋や血管，さらに心臓の刺激伝導系にも影響を与える．その理由は，麻酔薬は自律神経系に影響を与えるだけでなく，循環器系にあるさまざまなチャネルや受容体，細胞内の情報伝達系に作用するからである．
- 心臓や中枢神経系，肝・腎といった重要臓器障害を防ぐため，循環生理・薬理・病態を知ることは麻酔管理上，最重要項目の一つである．

1 心臓の構造

右房は体循環からの静脈血を受け取り，それを右室が肺循環へと送り込み，そこで酸素と二酸化炭素が肺胞との間で交換される．左房は肺静脈からの血液を受け取り，それを左室が体循環へと送り込む．低圧のポンプである右室と比べると左室は高圧のポンプであり，心筋壁は厚くなっている．

心臓を栄養する冠動脈は上行大動脈のバルサルバ洞から起始し，右冠動脈と左冠動脈に分かれる．冠動脈は1～15でナンバリングされており（**図3.2.1**），主として右冠動脈（1～4）は右房や右室を還流し，左冠動脈（5～15）は左房や左室を還流する．刺激伝導系に関わる洞結節や洞房結節は，右冠動脈が優位に血流を支配しているため右冠動脈の閉塞では房室ブロックが起きやすく，左冠動脈（とくに前下行枝）の狭窄は左心収縮力の低下をもたらす．

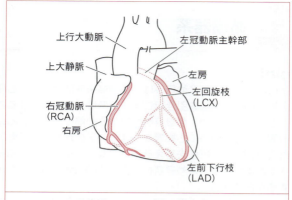

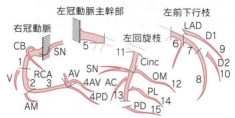

右冠動脈：1-4（CB：円錐枝，SN：洞結節枝，AM：鋭角枝，AV：房室結節枝，PD：後下行枝）．
左冠動脈：5は左主幹部であり，このあと左前下行枝と左回旋枝に分かれる．
左前下行枝：6-10（D1：第1対角枝，D2：第2対角枝）．
左回旋枝：11-15（OM：鈍角枝，PL：後側壁枝，AC：心房回旋枝）．

図3.2.1 冠動脈の構造 （Austen WG, et al. 1975[1]）

2 心機能

心臓は心房と心室が順序よくリズミカルに収縮することで各臓器を還流するのに十分な血圧を生み出す．血液量は前負荷，後負荷，変力性（収縮力）などのいろいろな因子によって駆出され，変化する．

- **心拍出量**(cardiac output：CO)：1回拍出量(stroke volume：SV)と1分あたりの拍動数(heart rate：HR)をかけたものである．

  $$CO(L/分) = SV \times HR$$

  COを推定体表面積(BSA；体重と身長から求められる)で割った心係数(CI)を計算することで，体格の異なる個々の心拍出量を標準化している．CIの正常値は2.6〜4.2 L/分/m^2である．

- **前負荷**：前負荷は右房に流入する静脈血流量，心室のコンプライアンス，心拍数，心房収縮などに影響され，右心系では中心静脈圧，左心系では肺動脈楔入圧により測定できる．輸液や輸血により増大し，陽圧換気や出血による体液量の減少，容量血管の拡張などにより低下する．

  フランク-スターリング(Frank-Starling)曲線は前負荷と心収縮力の関係を示し，これを左心系の心原性ショックに応用したものがフォレスター分類(**図3.2.2**)である．Ⅰ群は正常であり，Ⅱ群は心収縮力は保たれているが前負荷が過剰であり利尿が必要である．Ⅲ群は前負荷不足で輸液が必要であり，Ⅳ群は最も重症の心収縮力低下状態であり，利尿薬に加え強心薬などの投与が必要である．

- **後負荷**：通常，右室にとっては肺動脈圧，左室にとっては大動脈圧である．一定の前負荷のもとでは後負荷が上がることで心筋収縮速度は下がり，拍出量は低下する．心不全患者では，血管拡張薬などで後負荷を減らすことは重要な治療戦略である．

- **変力性**：心臓の1回拍出量は変力性にも影響される．変力性に最も影響を与えるのは交感神経である．痛みや侵襲による交感神経の活性化やカテコラミンの投与などにより，心拍数の上昇，伝導速度の上昇とともに心筋の収縮速度，駆出率が増加する．セボフルランなどの心抑制のある麻酔薬の投与により変力性は低下する．

- **心筋酸素消費量**：正確には冠動脈酸素含有量と冠静脈酸素含有量を測定し差をとることで計算できるが，実際上は収縮期血圧-心拍数積(rate product-pressure：RPP)で間接

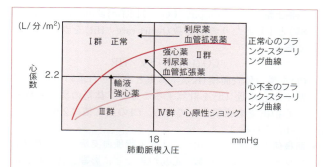

図3.2.2 フォレスターの分類　　　　　　（中尾慎一編. 2014[2]）

的に推定する．RPPは12,000 mmHg/分以下が望ましいとされている．心拍数，変力性，前負荷，後負荷の上昇により心筋酸素消費量は上がり，需要に対して不十分な供給量しかなされない場合，胸痛，心筋虚血が起こる．

3 刺激伝導系

心臓には収縮や拡張を発生させる電気を自ら発生しそれを伝導していく特殊な細胞群があり，これを刺激伝導系という．洞房結節にペースメーカ細胞があり，規律的，自発的な活動電位を絶えず発生させている．洞房結節で発生した電位は心房内伝導路，房室結節とヒス束から成る房室伝導系，右脚・左脚とそれに続くプルキンエ線維へと伝わり，心筋を収縮させる．洞房結節で発生する電気刺激頻度は60〜80/分であり，心臓全体を支配するペースメーカとなっている．

心電図は心筋活動電位の総和を心臓の外から記録したものであり，P波は心房の脱分極，QRS波は心室の脱分極，T波

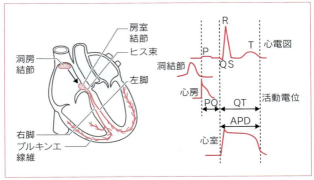

図3.2.3 刺激伝導系と活動電位・心電図 （横尾憲正, 斉藤和彦, 2004[3]）
APD：action potential duration（活動電位持続時間）

は心室再分極を示す（**図3.2.3**）．

4 血圧の調節

血管は**図3.2.4**に表したように，役割によって大動脈，分配動脈，細動脈，毛細管，細静脈，静脈，大静脈に分けられる．分配動脈は大動脈からの直接の枝であり，各種臓器へ血流を運ぶ頚動脈，腸間膜動脈，腎動脈などをさす．細動脈は臓器内の血流と血圧を決める抵抗血管であり，毛細管はガス，水分，電解質，タンパクなどの交換を行う場である．静脈，大静脈は全血液の60〜80％の容量を保持し，必要なときに収縮し前負荷を調節する容量血管である．

- ▶ **動脈圧と脈圧**：平均動脈圧は大動脈で最も高く（95 mmHgほど），末梢にいくほど低下する．抵抗血管により血圧は一気に低下し，毛細管にたどり着くときには平均動脈圧は25〜30 mmHg程度になる．平均動脈圧は心拍出量と末梢血管抵抗によって変化するが，脈圧（収縮期圧−拡張期圧）は血管のコンプライアンス（血管の硬さ）と1回拍出量に影響される．
- ▶ **神経性の調節**：交感神経終末から放出されたノルアドレナ

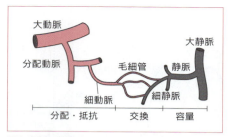

図3.2.4 循環系にみられる主な血管
(百村伸一監, 2014[4])

リンは，主として心臓β_1アドレナリン受容体に結合することで心臓を刺激する．また，迷走神経終末から放出されたアセチルコリンは心臓のムスカリン受容体に結合し，変力性を低下させる．一方，血管においては，ノルアドレナリンは主として血管のα_1受容体に結合して血管緊張度を高め，迷走神経活性化により血管拡張を生じる．

▶ **体液性の調節**：交感神経の活性化により副腎髄質からカテコラミンが分泌され，血中を循環し，血管収縮，心臓の変力性増大などを起こす．腎動脈血流の低下や腎臓の交感神経刺激によりレニン–アンジオテンシンⅡ–アルドステロン系が亢進し，体血管抵抗上昇や体液量の増加により血圧が上昇する．体液量の増加により心房性ナトリウム利尿ペプチド（atrial natriuretic peptide：ANP）が分泌され利尿作用を示し，体液量の減少などによりバソプレシンが分泌され抗利尿作用をもたらす．

5 臓器血流

安静時における血流量や酸素消費量は各臓器により異なる（**表3.2.1**）．血流の配分は個々の臓器の血管抵抗により調節され，その血管抵抗は外因性（神経体液性）機序と内因性（局所調節）機序により決定される．

▶ **局所調節**：組織，臓器には局所で血流を調節する機能が備

表3.2.1　重要臓器の重量・血液量・酸素消費量（健康成人）

	重量 (kg)	100 gあたりの 血流量 (mL/100 g/分)	100 gあたりの 酸素消費量 (mL/100 g/分)	心拍出量 (%)	全身値に 対する酸 素消費量 (%)
脳	1.4	54	3.3	15	20
心臓	0.3	84	9.7	5	10
肝臓	1.4	95	4	25	25
腎臓	0.3	420	6	25	7

(中尾慎一編，2014[2])

わっている．細胞の代謝産物であるアデノシン，二酸化炭素，水素イオンや傍分泌ホルモンとよばれるヒスタミン，ブラジキニンなどは代謝の亢進や炎症などにより増加し，血管を拡張させ，代謝の増えた組織へ血流を増加させる働きをする．また，血流の増加や低酸素によって増加する一酸化窒素（NO）などの内皮因子も，組織への血流を変化させる．

- ▶ **血流自己調節能**：各臓器が備える，灌流圧の変化にかかわらず血流を一定に保とうとする機能である．血流の自己調節能は心臓，脳，腎臓などの臓器ではきわめて重要な機能である．慢性の高血圧患者では自己調節能のカーブは右方へ偏移し，正常血圧の患者と比べて同じ灌流圧を保つために高い血圧が要求される（図3.2.5）．

- ▶ **特殊な循環**：

  心臓：冠血流は拡張期にしか流れず，冠灌流圧は大動脈拡張期圧−左室内腔圧である．冠血流は主として組織代謝の変化によって調節されており，仕事量が増え代謝が亢進した際，アデノシンが血管拡張に大きな役割を果たすことがわかっている．冠動脈に病変が生じると，内皮因子が減少し，血管抵抗が増大し血流が低下する．

  脳循環：脳組織は硬い頭蓋骨の中にあるため，有効な灌流圧は平均動脈圧と頭蓋内圧（intracranial pressure：ICP）の差となるため，脳出血などでICPが上昇した際には脳灌流が低下する．脳の局所循環には二酸化炭素の変化が重要で

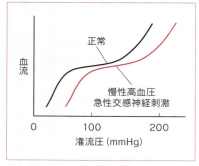

図3.2.5 脳血流の自己調節
(百村伸一監. 2014[4])

あり，代謝の亢進により増加した二酸化炭素が血管の拡張を引き起こす．

6 微小循環

微小循環は局所組織において認められる小動脈，細動脈，毛細管，細静脈，小静脈，リンパ管から成る．微小循環ではガス，循環する基質(栄養素，ホルモン，薬剤)，代謝老廃物，液体，熱が血液と組織の間で交換されるが，最も重要な交換の場となるのが毛細管である．

▶ **ガスの交換**：血中の酸素含量は血中の酸素分圧，ヘモグロビン量，ヘモグロビンの酸素に対する親和性により決まる．その関係はヘモグロビン酸素解離曲線に従う(**図3.2.6**)．この曲線に従うと正常の動脈血酸素分圧(95 mmHg)ではヘモグロビンの97%が酸素と結合していることになる．血中ヘモグロビン値が正常の15 g/dLの場合，1 gのヘモグロビンは1.34 mLの酸素と結合できるので，100 mL中の血液には15×1.34×0.97 mL＝19.5 mLの酸素がヘモグロビンと結合していることになる．ヘモグロビンと結合せず血漿に溶解している酸素は0.3 mLとわずかである．

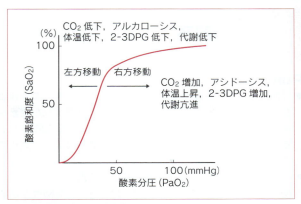

図3.2.6 ヘモグロビン酸素解離曲線
ヘモグロビン酸素飽和度（%HbO_2）は酸素分圧（PaO_2）とS字状の関係をもつ．この例では100%飽和度は血液100 mLあたり酸素約20 mLの動脈血酸素含量（CaO_2）に相当する．ここでは血液100 mLあたりのヘモグロビン濃度を15 g，またヘモグロビン1 gと酸素1.34 mLが結合すると仮定している．ヘモグロビンと結合した酸素と比べれば溶存酸素はきわめて少ない．解離曲線が右方に偏移するのは（ヘモグロビンの酸素に対する親和性が低下する）体温や二酸化炭素分圧が上昇したとき，pHが低下したときである．

（中尾慎一編．2014[2]）

文献

1) Austen WG, et al. AHA committee report：a reporting system on patients evaluated for coronary artery disease. Report of the Ad Hoc Committee for Grading of Coronary Artery Disease. Council on Cardiovascular Surgery. American Heart Association. Circulation 51 1975：5-40.
2) 中尾慎一編．わかりやすい麻酔科学—基礎と実戦．東京：中山書店；2014．
3) 横尾憲正，斉藤和彦．不整脈と心臓の電気生理．小川節郎ほか編．麻酔科学スタンダードⅢ基礎．東京：克誠堂；2004．p.55-63．
4) 百村伸一監．石黒芳紀．讃井將満監訳．Klabunde RE著．臨床にダイレクトにつながる循環生理．東京：羊土社；2014．

（大条紘樹）

3.3 呼吸器系

Point
- 呼吸には，肺で肺胞と血液間で酸素吸入・二酸化炭素排出を行う外呼吸と，血液ヘモグロビンにより運ばれた酸素を用いて細胞のミトコンドリアでATPをつくる内呼吸がある．呼吸器は，換気とガス交換により酸素吸入・二酸化炭素排出を行っている．
- 全身麻酔では人工呼吸が必要であり，不適切な管理では低酸素血症を起こし臓器障害が引き起こされる危険性がある．呼吸や低酸素血症についての正しい知識は重要である．

1 呼吸機能の構成

▶ **呼吸とは**：外界から体内に酸素を取り入れ，細胞へ運び，細胞がその酸素を消費して代謝を行い，その結果生じた二酸化炭素を体外へ排泄する全過程のことであり，外呼吸と内呼吸に区別される（**図3.3.1**）．

内呼吸：細胞内で酸素を消費して行う代謝過程．

外呼吸：外界と細胞の間の酸素や二酸化炭素のガス交換の過程．

▶ **呼吸機能の各段階**：

①外界の空気と肺胞内の空気の交換（換気）．

②肺胞内空気と血液との間の酸素と二酸化炭素の交換：これらガスの移動は，肺胞気と血液おのおののガス分圧の差（圧勾配）による拡散で行われる．

③血液による酸素と二酸化炭素の運搬．

④末梢毛細血管内血液と組織液との間の酸素と二酸化炭素の交換：細胞は組織液と接しているから，組織液とガスを交換することで内呼吸をしている．

呼吸器は，このうち①換気と②ガス交換に関与している．

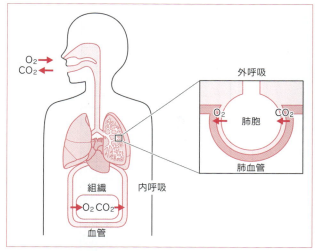

図3.3.1　呼吸（外呼吸と内呼吸）　　　（中尾慎一編．2014[1]）

2　呼吸器の構造

　外界の空気は鼻腔，咽頭，喉頭を経て気管に入る．気管は2本に分岐して気管支となり，それらは肺胞に達するまでに23回分岐する．最初の16分岐はガスの導管部分であり，末梢の7分岐でガス交換が行われる（**図3.3.2**）．肺胞の数は左右両肺を合わせて7億5,000万個，肺胞の表面積は100 m^2 といわれる．肺胞の外側には無数の毛細血管が走っており，肺胞の中と外では0.5 μm ほどの距離で空気と血液が接している．

　肺は胸膜によって覆われており，それは肺門部で折り返して壁側胸膜となって胸郭の内面や横隔膜の表面を覆う．臓側胸膜と壁側胸膜の間の胸膜腔は通常真空となっており，肋骨と横隔膜によって構成される胸郭の容積を増減させることで，それに伴い肺の容積も変わって空気の肺内外への動きが起こる（**図3.3.3**）．

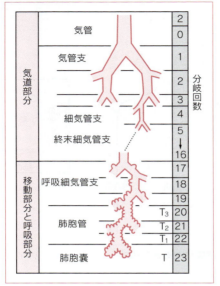

図3.3.2　気管支の分岐　(Weibel ER. 1963[2])

3 換気

- **換気とは**：肺への空気の出し入れのことである．呼気と吸気から成る換気を繰り返し行う運動のことを呼吸運動という．吸気時には，横隔膜と外肋間筋が収縮することで胸郭の容積が増大し，肺に吸気が流入する．呼気時には，横隔膜と外肋間筋が弛緩することで胸郭の容積が減少し，肺から呼気が流出する（**図3.3.3**）．
- **呼吸筋**：呼吸運動に関与する筋肉．

　横隔膜：吸気時に収縮することで胸郭の容積を広げる．安静時の胸郭内容変化の75％は横隔膜の動きによる．

　外肋間筋：吸気時に収縮することで肋骨を持ち上げ，胸郭の容積を広げる．

　内肋間筋：安静時の呼吸には関与しないが，努力性呼気の際には収縮することで呼気を助ける．ほかに，努力性呼気

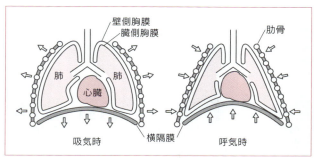

図3.3.3 呼吸運動
吸気時は横隔膜と内肋間筋が収縮し,呼気時は横隔膜と内肋間筋が弛緩する.

時には腹壁の筋肉も呼気を助ける.
- **換気の調節**:呼吸運動の調節は通常不随意的に行われているが,随意的な調節も行われる.

  中枢化学受容体による呼吸調節:延髄腹側表層に存在し,動脈血二酸化炭素分圧($PaCO_2$)の上昇やpHの低下に反応して呼吸を促進する.

  末梢化学受容体による呼吸調節:頸動脈小体,大動脈小体が主にPaO_2の低下に反応して呼吸を促進する.

  進展受容体を介する呼吸調節:下気道や肺に存在する伸展受容体が肺の膨張を感知すると迷走神経を介して吸息を抑制する.この反射をヘーリング−ブロイエル(Hering-Breuer)反射とよぶ.

  大脳による呼吸調節:意識的な呼吸の調節には大脳が関与している.呼吸の深さや速さを変えることができる.

- **換気不全(肺胞低換気)**:薬物などによる呼吸抑制や神経筋疾患による呼吸筋の筋力低下,肺・胸郭の異常により換気が十分にできなくなり,$PaCO_2$が上昇すること.

$$PaCO_2 \propto 1/(1回換気量 - 死腔) \times 呼吸数$$

であるため,1回換気量や呼吸数が減った場合に換気不全を生じる.

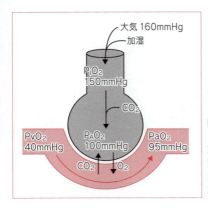

**図3.3.4 肺胞における
ガス交換**
P_IO_2：吸入気酸素分圧，
P_AO_2：肺胞気酸素分圧，
PaO_2：動脈血酸素分圧，
PvO_2：静脈血酸素分圧．

4 ガス交換

　大気中の酸素分圧は約160 mmHgだが，加湿の影響で吸入気酸素分圧（P_IO_2）は約150 mmHgに低下し，さらに二酸化炭素の存在によって肺胞気酸素分圧（P_AO_2）は約100 mmHgまで低下する．P_IO_2とP_AO_2との間には以下の式が成り立つ．

$$P_AO_2 = P_IO_2 - PaCO_2/0.8$$

　一方，右心室から拍出された静脈血は肺動脈を通り肺胞をとりまく毛細血管へ到達し，そこで肺胞内の空気との間でガス交換を行う（**図3.3.4**）．

　P_AO_2とPaO_2の較差を$A\text{-}aDO_2$とよび，呼吸器系の酸素化能の指標として用いられる．

$$A\text{-}aDO_2 = P_AO_2 - PaO_2$$

　上記2つの式からわかるように，PaO_2の低下はP_IO_2の低下（高山など），$PaCO_2$の増加（換気不全），または$A\text{-}aDO_2$の開大によってもたらされる．

5 酸素の運搬

▶ **酸素運搬におけるヘモグロビンの役割**：肺胞気から血液へと拡散した酸素は一部血液に溶解するが，その量はごくわ

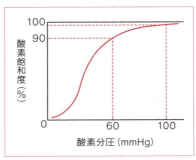

図3.3.5　酸素解離曲線

ずかで，血液中全酸素量の約1.5％程度である．血液中の酸素の大部分は赤血球に含まれるヘモグロビン（Hb）と結合して存在している．すなわち，このHbが血液中で酸素を運搬する役割を担っている．Hbと酸素の結合度は酸素分圧によって変わり，この酸素分圧とHbの酸素飽和度との関係を示す曲線を酸素結合曲線，または酸素解離曲線という（**図3.3.5**）．酸素分圧が100 mmHg以上あれば酸素飽和度は100％近くとなる．酸素飽和度90％は，酸素分圧約60 mmHgに相当する．

Column

全身への酸素供給に関与する因子

動脈血の酸素含量（CaO_2）は，以下の式によって表される．
$CaO_2 = 1.34 \times Hb\,(g/dL) \times SaO_2 \div 100 + PaO_2 \times 0.0031\,(mL/dL)$
このCaO_2に心拍出量（CO）をかけたものが1分間の酸素運搬能（DO_2）になる．
$$DO_2 = CaO_2\,(mL/dL) \times CO\,(L/分) \times 10$$
血液に溶解している酸素量は非常に少ないので無視すると
$$DO_2 = 1.34 \times Hb\,(g/dL) \times SaO_2 \div 100 \times CO\,(L/分) \times 10$$
となり，全身への酸素供給を維持するためにはヘモグロビン濃度，動脈血酸素飽和度，心拍出量を維持することが重要であることがわかる．

6 低酸素症

低酸素症（hypoxia）は組織レベルでの酸素不足である．低酸素血症（hypoxemia）はPaO_2が低下した状態を表す．低酸素血症は低酸素症の最も一般的で重要な原因であるが，PaO_2が低下していなくても低酸素症である場合がある．

低酸素症の病態による分類（図3.3.6）

▶ **吸入気酸素分圧の低下**：気圧の低い高地などでは吸入気中の酸素含量が少ないために十分な酸素を取り込むことができない．平地では通常生じない．

▶ **肺胞低換気**：十分なガス交換を行えるだけの肺胞換気量が得られていないためにPaO_2が低下している状態である．肺胞低換気は，中枢からの呼吸ドライブの減少（オピオイド・麻酔薬による呼吸中枢抑制や脳血管障害），神経筋疾患（重症筋無力症など），肺・胸郭の異常（慢性肺疾患，肥満，側弯症など）によって生じる．

▶ **換気血流比（$\dot{V}/\dot{Q}$）の不均等分布（図3.3.7）**：正常な肺の全体の換気血流比は0.8といわれており，さらにその肺の内部でも肺尖部より肺底部のほうが換気血流比は大きいといわれている．つまり，正常な状態でも換気血流比は1ではない．換気血流比不均等は，肺胞の換気や血流が障害されるすべての疾患で起こりうる．低$\dot{V}/\dot{Q}$領域が増えることによる低酸素血症は，呼気終末陽圧（PEEP）をかけ虚脱肺を減らすことで改善する可能性がある．

▶ **拡散障害**：肺水腫や間質性肺炎，肺線維症など，組織間液の増加や肺胞膜・毛細血管壁の肥厚がある場合は肺胞と毛細血管との間でのガス交換が障害される．

▶ **シャント（右左シャント）**：静脈血が肺胞でガス交換されることなく動脈血へ流れ込むことを右左シャントといい，低$\dot{V}/\dot{Q}$の極端な形（$\dot{V}/\dot{Q}=0$）ともいうことができる．肺動静脈瘻や心内右左シャントのように，静脈血が肺の毛細血管をバイパスして動脈血へ流れ込む場合と，無気肺や肺炎などの影響により肺の毛細血管と接する肺胞の換気がされておらずガス交換が行われない場合がある．シャントによ

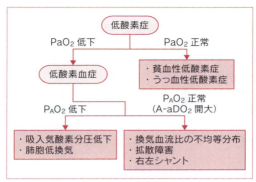

図3.3.6 低酸素症の病態による分類
PaO_2:動脈血酸素分圧,P_AO_2:肺胞気酸素分圧.

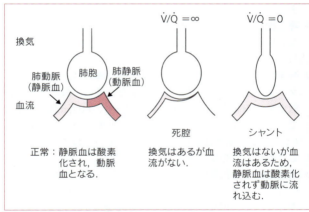

図3.3.7 換気血流比($\dot{V}/\dot{Q}$)の不均等分布(死腔とシャント)

(南 敏明編,2006[3])

る低酸素血症は高濃度酸素投与によるPaO_2改善効果が乏しい.
▶ **低酸素血症以外の原因による低酸素症**:
 貧血性低酸素症:PaO_2は正常でも,Hb量の低下や酸素運

搬に関与するHb量の低下により組織への酸素供給が十分できない状態．高度の貧血や一酸化炭素中毒で生じる．一酸化炭素とHbの親和性は酸素の250倍と非常に高いため，血中に一酸化炭素が存在すると酸素運搬に関与するヘモグロビンが減少する．

うっ血性低酸素症：PaO_2もHb濃度も正常だが，組織の血流量が低下しているために十分な酸素を組織に運べない状態．心不全やショック，肺外シャント（肝硬変など）などに伴う．

症状

チアノーゼ，呼吸困難，見当識障害，不穏，痙攣，意識レベル低下など．

- ▶ **チアノーゼ**：毛細血管中血液のデオキシヘモグロビンが5 g/dL以上になると出現する．貧血の場合はチアノーゼを認めにくいので注意が必要．
- ▶ **呼吸困難**：麻酔薬や中枢神経疾患による呼吸抑制では認めない場合があるので注意が必要．

治療

- ▶ **酸素投与**：酸素化障害だけの場合は，鼻カニューレやマスクによる酸素投与で対処できる場合も多い．酸素吸入は動脈血酸素飽和度（SpO_2）90％以上（PaO_2約60 mmHg）を維持できれば十分である．不必要な高濃度酸素投与は呼吸抑制（とくに慢性閉塞性肺疾患患者など）を引き起こす場合があるため注意が必要である．
- ▶ **気道確保と換気補助**：上気道狭窄や気道内分泌物が多い場合は気管挿管や気管切開による気道確保が必要となる．慢性呼吸不全の増悪や肺水腫，急性呼吸促迫症候群（ARDS）などのように肺胞虚脱や肺コンプライアンスの低下が著しい場合や中枢性呼吸抑制，呼吸筋疲労などの場合は気道確保と換気補助が必要となる．

文献

1) 中尾慎一編. わかりやすい麻酔科学―基礎と実戦. 東京：中山書店；2014. p.13.
2) Weibel ER. Morphometry of the human lung. Berlin：Springer-Verlag；1963. p. 111.
3) 南　敏明編. 麻酔科学. 第11版. 京都：金芳堂；2006. p.100,

〈溝田敏幸〉

3.4 肝臓

Point
- 肝臓は血流量の多い臓器であり，麻酔・手術侵襲により肝血流が変化する．
- 肝臓の主な機能は①タンパク質の合成，②栄養の貯蔵と供給，③薬物の代謝・排泄を担っている．
- オピオイドやリドカインなど多くの麻酔関連薬剤は肝臓で代謝されるため，肝機能が障害されていると作用延長・増強などの影響を受けるが，レミフェンタニルのように肝臓以外で代謝される薬剤は影響を受けない．

1 肝臓の解剖・構造

　肝臓は右季肋部に位置するヒト最大の臓器であり，成人で体重の約2％を占める．大きく4つの部分（左葉，右葉，尾状葉，方形葉）に分けられるが，肝臓内の血管や胆道系との位置関係に焦点を当てた区域解剖学（クイノー分類）を理解することが，肝臓外科手術の周術期有病率・致死率の低下につながる（図3.4.1）．

　肝臓の構造には，解剖学的な小葉（lobule）と機能的な概念である腺房（acinus）がある．小葉は六角形構造をしており，各頂点にはportal triad（肝動脈，門脈終枝，胆細管）が存在し，各小葉の中心には中心（肝）静脈がある．腺房1つに3つの循環領域があり，portal triad近傍のzone 1から中心静脈周囲のzone 3に向かって血液が流れる．

　肝臓の構成細胞には，肝細胞，類洞内皮細胞，クッパー細胞，星細胞などがあり，それぞれの機能を果たしている．

2 肝臓の血流

　肝門部には2系統の血管（門脈と肝動脈）が流入する．門脈

A. 肝区域

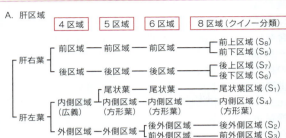

B. 肝の区域分類

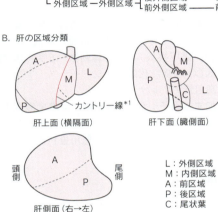

L：外側区域
M：内側区域
A：前区域
P：後区域
C：尾状葉

肝区域（S_1-S_8）はクイノー分類，肝葉は肝癌取扱い規約による．
L：lateral segment（外側区域）．肝鎌状間膜よりも左側の区域をいう．従来解剖学的左葉と称された領域である（S_2, S_3）．
M：medial segment（内側区域）．肝鎌状間膜とカントリー線[*1]の間の区域をいう．方形葉は内側区域に含まれる（S_4）．
A：anterior segment（前区域）．カントリー線と右肝静脈主幹の間の区域をいう（S_5, S_8）．
P：posterior segment（後区域）．右肝静脈主幹よりも右後側の区域をいう（S_6, S_7）．
C：caudate lobe（尾状葉）．肝門部背側に位置し，下大静脈に接する付加葉である（S_1）．また，尾状葉を除く各区域の上・下領域を亜区域（subsegment）という．
[*1] カントリー線：胆嚢窩と肝上部の下大静脈を結ぶ線．

図3.4.1 肝の区域分類 （讃岐美智義, 2015[1]）

は腹部臓器(胃,膵臓,脾臓,腸)の全血液が流入し,肝動脈は腹腔動脈から分枝する.肝臓は全身の約15％の血液量を含有し,循環血液量減少の際に静脈還流を補填するリザーバー機能をもつ.肝血流量は心拍出量の20～25％に達し,その約75％は門脈から,残りは肝動脈から供給される.酸素供給は双方が半分ずつを担う.門脈と肝動脈の最終分枝はportal triadから肝細胞zone 1～3を栄養・酸素化した後,中心静脈から最終的には2～3本の肝静脈を形成して下大静脈に合流する.

- **肝血流量が減少する因子**:全身麻酔,硬膜外麻酔,脊髄くも膜下麻酔,手術操作(間欠的肝流入血流遮断法〈プリングル法〉を含む),陽圧換気,α受容体刺激,β受容体遮断,低酸素血症,低CO_2血症,代謝性アシドーシス,アンジオテンシンⅡ,高用量アドレナリン.
- **肝血流量が増加する因子**:β受容体刺激,高濃度酸素吸入,高CO_2血症,食事,グルカゴン,ドパミン,ドブタミン,低用量アドレナリン,エフェドリン,低用量PGE_1.

3 肝臓の機能

肝臓はガンマグロブリン,ヘモグロビンを除くタンパク質の合成を行う.アルブミンは肝臓でのみ合成され,膠質浸透圧の維持に寄与するだけでなく,薬物・内因性分子の担体としての機能をもつ.第Ⅷ因子以外すべての凝固因子は肝臓で合成される.重症肝疾患では低アルブミン血症による浮腫や薬物効果の増強,凝固因子欠乏による出血傾向が現れる.

肝臓はアミノ酸の脱アミノ化,尿素サイクルによるアンモニア除去を行う.重症肝疾患では尿素合成・アンモニア除去機能が低下し,肝性脳症となる可能性がある.

肝臓はブドウ糖をグリコーゲンとして貯蔵する.飢餓状態では,グリコーゲン分解によりブドウ糖が血中に供給される.手術侵襲により分泌されるストレスホルモン(アドレナリン,ノルアドレナリン,コルチゾール,グルカゴン)は糖新生を促進し,高血糖を惹起する.末期肝不全ではグリコーゲンの

減少，糖新生機能不全となり低血糖になりやすい．

タンパク質，炭水化物は肝臓で脂肪に変換される．コレステロールは分解も行われ，胆汁酸塩，ステロイド，細胞膜合成の基質となる．

肝臓ではステロイド代謝もなされるので，重症肝疾患ではステロイドホルモン過剰状態になる．アルドステロンやコルチゾールが過剰になると，水・Naが貯留して浮腫や腹水の原因となる．

肝臓は薬物の代謝・排泄を行う臓器である．肝臓での代謝・排泄は，チトクローム P-450（CYP）が脂溶性薬物と反応し水溶性に変換させる第一次反応，硫酸塩・グルクロン酸などに抱合され，水溶性が増す第二次反応，ATP カセット（ABC）トランスポーターなどの担体タンパクによって肝細胞から胆管に移行する第三次反応がある．

4 周術期における肝臓の病態生理

- **肝硬変**：肝硬変による門脈圧亢進は hyperdynamic な循環を生み出す．すなわち，収縮期血圧が低下，心拍出量が増大，末梢血管抵抗は低下する．門脈-体循環シャントが形成され，肝臓のフィルタ機構を迂回する．そのため，窒素廃棄物や毒素が全身の循環に流れる．さらに肝臓にダメージが加わると，生命に関わる病態生理学的な状況，すなわち静脈瘤破裂や肝性脳症，肝腎症候群，肝肺症候群などにつながる（**図 3.4.2** に肝硬変における周術期の病態生理を示す）．最終ステージとなる重症肝疾患の唯一有効な治療法は現在のところ肝移植しかない．肝機能の評価をする際には，修正 Child-Pugh スコア（➡**表 1.1.5** 参照）が用いられる．肝硬変の肝臓は低酸素障害に対する感受性が高い．プリングル手技の際は，吸入酸素濃度を上げるなどの処置が必要である．
- **麻酔関連薬物の作用に対する肝機能異常の影響**：モルヒネやフェンタニルなどのオピオイドは肝臓で代謝されるため，肝機能障害ではその作用が延長する．レミフェンタニルは

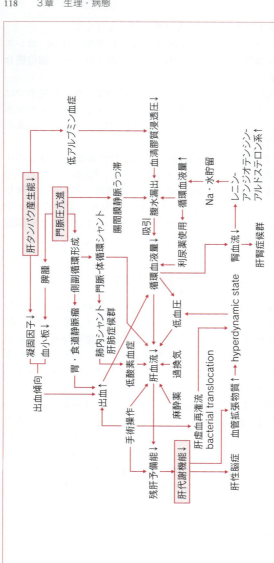

図 3.4.2 周術期における肝硬変の病態生理

(高崎真弓責任編集, 2004[2])

血中の非特異的エステラーゼで分解されるため，軽度の肝機能障害では影響を受けない．リドカインなどのアミド型局所麻酔薬も肝臓で代謝されるために，高度の肝機能障害では作用が遷延する可能性がある．吸入麻酔薬ハロタンは肝毒性を有するが，セボフルランやデスフルランは，生体内での代謝率も低く肝臓に及ぼす影響は少ない．

文献

1) 讃岐美智義．麻酔科研修チェックノート．改訂第5版．東京：羊土社；2015. p.380.
2) 正田丈裕，福田和彦．肝臓切除術．高崎真弓責任編集．麻酔科診療プラクティス13 モニタリングのすべて．東京：文光堂；2004. p.218-30.

〈正田丈裕〉

3.5 腎臓

Point

- 手術前の腎機能評価としては，血中尿素窒素（BUN，正常値：8〜20 mg/dL），血中クレアチニン（Cr，正常値：男性0.6〜1.1 mg/dL，女性0.5〜0.8 mg/dL）や，クレアチニンクリアランス（Ccr，正常値：85〜140 mL/分）を参考にする．
- 全身麻酔薬は何を選択しても問題ない．セボフルランは，無機フッ素やCompound Aを発生し腎障害の危険性があるといわれていたが，通常の使用では（総流量を3 L/分以上にする）まったく問題ないことが確認されている．近年スガマデクスの使用により危険性は減ったが，筋弛緩薬作用の遷延には注意が必要である．
- 腎臓も血圧による自動能（auto-regulation）が存在するため，腎機能障害患者では血圧維持が重要である．ドパミンには特別な腎保護作用はないが，血圧維持という意味では使用してもよい．腎機能障害患者では，非ステロイド性抗炎症薬（NSAIDs）は避けるべきであるが，アセトアミノフェンは一応安全に使用できる．

1 腎臓の解剖と生理

ネフロンは糸球体と尿細管から成る腎臓の最小構成単位であり，ヒトで腎臓1個あたり約100万個存在する．糸球体では，ボーマン嚢の中に毛細血管網が構築され，血液が輸入細動脈から流入し輸出細動脈へ流出する．ボーマン嚢で血漿から限外濾過された原尿は近位尿細管へと流れる．尿細管は腎髄質に入ると細くなり，Uターンして皮質へ向けて上行するヘンレ係蹄を形成する．ヘンレ係蹄は太くなり緻密斑（これと糸球体血管極の顆粒細胞およびメサンギウムとで傍糸球体装置を形成する）を通過，上行し遠位尿細管となり皮質へ戻

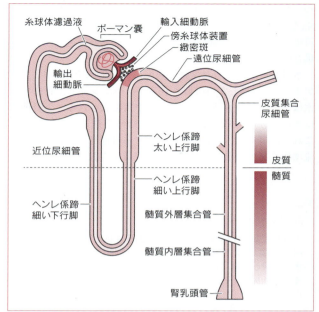

図3.5.1　ネフロンの構造

る．再び髄質の方向へ下行しながら合流して集合管となり，腎髄質を経て腎盂に開口する（**図3.5.1**）．

糸球体では1日あたり180 Lの原尿が限外濾過されるが，その99％が尿細管で再吸収される．尿細管における再吸収で最も重要な分子は側底細胞膜上にあるNa^+-K^+-ATPaseであり，濃度勾配に逆らって間質側（そして毛細血管内）に汲み上げ，細胞内Na^+濃度を低く保つ．

尿細管管腔側から細胞へのNa^+再吸収は，近位尿細管ではNa^+-H^+逆輸送体が，ヘンレ係蹄太い上行脚ではNa^+-K^+-$2Cl^-$共輸送体が中心的役割を担う．前者によってH^+が分泌され，炭酸脱水酵素（CA）に触媒される$CO_2 + H_2O \rightarrow HCO_3^- + H^+$の反応が促進し，$HCO_3^-$は，拡散あるいは$Na^+$-$HCO_3^-$共輸送体によって毛細血管内へ移動して血液のpHを正常に保

つ．ブドウ糖，アミノ酸，リン酸，有機酸は近位尿細管でNaとの共輸送で再吸収される．遠位尿細管近位部ではNa$^+$再吸収はNa$^+$-Cl$^-$共輸送体が担う．遠位尿細管遠位部および集合管ではNaチャネルを通して再吸収される．

水はNa$^+$がつくった浸透圧勾配に従って水チャネル（アクアポリン）を通して再吸収されるが，ヘンレ係蹄上行脚では水はほとんど透過せず，Na$^+$のみが再吸収される．下行脚では水のみが再吸収され，電解質はほぼ不透過となっている．これらの事実とヘンレ係蹄と並走する直血管の存在が，対向流増幅系を生み出し髄質間質の高浸透圧を維持する．

Column

利尿薬いろいろ

主な利尿薬の作用機序について**表3.5.1**に示す．利尿薬の作用機序は，基本的にはNa$^+$の再吸収を抑制することによって，水の再吸収を低下させることである．表にあげた薬剤以外に，浸透圧利尿薬（マンニトール，グリセオール），ANP製剤（カルペリチド），V$_2$受容体拮抗薬（トルバプタン），ドパミンなどで尿量は増加する．

表3.5.1 主な利尿薬の分類と作用機序

分類	利尿薬	作用機序
炭酸脱水酵素阻害薬	アセタゾラミド（ダイアモックス®）	近位尿細管における炭酸脱水酵素阻害 →HCO$_3^-$再吸収阻害
ループ利尿薬	フロセミド（ラシックス®）	ヘンレ係蹄太い上行脚におけるNa-K-2Cl共輸送体阻害
サイアザイド系利尿薬	トリクロルメチアジド（フルイトラン®）	遠位尿細管におけるNa-Cl共輸送体阻害
アルドステロン受容体拮抗薬	スピロノラクトン（アルダクトン®） カンレノ酸カリウム（ソルダクトン®）	集合尿細管におけるアルドステロン受容体阻害
カリウム保持性利尿薬	トリアムテレン（トリテレン®）	集合尿細管におけるNaチャネル阻害

集合管ではアルギニンバソプレシン（AVP＝抗利尿ホルモン：ADH）の作用により，管腔側細胞膜上に発現されるアクアポリン（AQP-2）分子の数が増加し，その結果，水の再吸収が増加する．ADHの非存在下（水の大量負荷時など）では再吸収が行われず希釈尿になる．

2 腎循環

腎臓は心拍出量の約20％の血流を受ける．内因性機序により腎血流は自動調節される．平均動脈圧80〜180 mmHgでは，腎血流量と糸球体濾過率（glomerular filtration rate：GFR）は一定に保たれる．

腎血流の調節は種々の要因によってなされる．血圧が上昇して血管が伸展されると反射的に血管収縮を引き起こすことによって血流を減少させる筋原反射や，糸球体圧の上昇によりGFRが増加すると，傍糸球体装置から遊離されたアデノシンが輸入細動脈の血管収縮を起こすことによってGFRを減少させる糸球体-尿細管フィードバックなどがある．その他，神経内分泌系による調節がある．

3 周術期における腎臓の病態生理

全身麻酔中は，術前の絶飲食，麻酔薬による血圧低下や手術侵襲（交感神経，RAA〈レニン-アンジオテンシン-アルドステロン〉系，AVP），陽圧呼吸や気腹手術（静脈還流が減り，心拍出量が低下），大動脈遮断，人工心肺などで腎血流やGFRが減少する．多くの場合，適切な処置や輸液，酸素化で改善する．

周術期に，腎毒性物質（造影剤，アミノグリコシド，非ステロイド性抗炎症薬〈NSAIDs〉，免疫抑制薬，抗がん剤，ミオグロビンなど）が原因で急性腎障害を発生することがあり，注意を要する．揮発性麻酔薬による腎障害は，低流量麻酔をセボフルランで施行した際に二酸化炭素吸着剤との反応で生成されるCompound Aによるものが実験動物で報告されたが，

これまで臨床的に問題になったことはない．鎮痛や解熱作用を期待して投与されるNSAIDsによって起こる腎障害は正常腎ではまれであり，ストレス時に活性化されるプロスタグランジン(PG)生成が障害される際に起こりうる．

参考文献

- 中尾慎一編．わかりやすい麻酔科学—基礎と実戦．東京：中山書店；2014.
- Miller RD, et al, editors. Chapter 22. Hepatic physiology and pathophysiology ; Chapter 23. Renal physiology, pathophysiology, and pharmacology. Miller's Anesthesia. 8th ed, Elsevier ; 2014.
- 黒川　清監修．体液異常と腎臓の病態生理．第3版．東京：メディカル・サイエンス・インターナショナル；2015.

（正田丈裕）

3.6 体液と酸塩基平衡

Point
- 血液ガス（pH，PO_2，PCO_2，BE，HCO_3^-）の測定により，患者の酸塩基平衡を評価する．
- 術中は人工呼吸の換気条件，出血，輸血や低血圧などにより，酸塩基平衡の異常（アシドーシス，アルカローシス）をきたしやすい．血液ガスのモニタリングは手術麻酔管理に欠かせない指標となる．

1 体液のpH

生体内の酵素の活動はpHにより大きな影響を受ける．このため，生体が生存していくためには，厳密なpHの調整が必要とされる．一般に，血液のpHは7.35～7.45になるように調節されている．**表3.6.1**に示すとおり，静脈血pHは動脈血pHより低い．

2 生体内緩衝系

体液のpHを一定範囲内に保つため，3つの基本的な機構が人体には備わっている．①化学的な酸塩基緩衝系，②肺における二酸化炭素（すなわち H_2CO_3）の調節，③腎臓における酸性あるいはアルカリ性の尿の排泄である．

体液のpHに変化があると，この変化が最小になるように酸塩基緩衝系が即座に反応する．ただしこの反応は，水素イオンを体外に排泄したり取り込んだりす

表3.6.1 動脈血と静脈血のガス分析の正常値

	動脈血	静脈血
pH	7.40	7.37
PCO_2 (mmHg)	40	48
HCO_3^- (mEq/L)	24	26
BE (mEq/L)	0	2.0
PO_2 (mmHg)	95	40
O_2Sat (%)	96	75

（中尾慎一編，2014[1]）

るものではなく,緩衝物質に水素イオンを結合したり,あるいは放出したりするものである.次に数分の単位で,呼吸器系において二酸化炭素(すなわちH_2CO_3)を体外へ排出したり,あるいは体内に貯留したりする.最後に,腎臓においてもpHを調節する.腎臓における調節は,ほかの2つに比べると緩徐であり,数時間から数日かかるものの,強力な機構である.

▶ **酸塩基緩衝系**:生体内には,生理的な酸塩基緩衝系がいくつか存在する.重炭酸緩衝系,リン酸緩衝系,タンパク質などである.このうち最も重要なのは重炭酸平衡系であり,血液における全平衡の半数を担っている.

重炭酸平衡系は以下のように表される.

$$CO_2 + H_2O \longleftrightarrow H_2CO_3 \longleftrightarrow H^+ + HCO_3^-$$

さらに,pHと重炭酸平衡系との関係は,ヘンダーソン・ハッセルバルヒ(Henderson-Hasselbalch)の式で,次のように表される.

$$pH = 6.1 + \log \frac{HCO_3^-}{0.03 \times PCO_2}$$

▶ **肺における二酸化炭素の調節**:分時換気量が増加すると血液から二酸化炭素が排出され,pHが上昇する.逆に,分時換気量が低下すると血液中の二酸化炭素濃度が上昇し,pHが低下する.こうした調節は数分の単位で行われる.

▶ **腎臓における酸塩基平衡の調節**:HCO_3^-は尿細管で濾過される.また,大量の水素イオンも尿細管から分泌される.一方,濾過された重炭酸塩は尿細管で再吸収される.このように,腎臓においては,①水素イオンの分泌,②濾過された重炭酸イオンの再吸収,③新たな重炭酸イオンの産生により,pHを調節している.

一次酸塩基平衡異常の特徴を**表3.6.2**にまとめる.

3 アニオンギャップ

体液中の陰イオンと陽イオンの濃度は,電気的中性を保つ

表3.6.2 一次酸塩基平衡異常の特徴

	pH	H⁺	PCO₂	HCO₃⁻	例
呼吸性アシドーシス	↓	↑	↑↑	↑	肺疾患, 呼吸中枢障害, 筋疾患, 呼吸抑制作用のある薬剤
呼吸性アルカローシス	↑	↓	↓↓	↓	過換気症候群, 脳腫瘍, 心不全
代謝性アシドーシス	↓	↑	↓	↓↓	酸の増加:糖尿病性ケトアシドーシス, 乳酸アシドーシス, 酸の排出低下:腎不全
代謝性アルカローシス	↑	↓	↑	↑↑	アルドステロン症, 胃液喪失

発端となる事象を2本矢印で示す.

(御手洗玄洋総監訳. 2010[2])をもとに作成)

ために常に等しい. 一方, 臨床検査室において測定される陰イオンと陽イオンは限られている. アニオンギャップを以下のように定義すると, これは測定されない陰イオンと測定されない陽イオンの差を意味することになる.

$$\text{アニオンギャップ} = [Na^+] - [HCO_3^-] - [Cl^-]$$

通常, 10〜14 mEq/Lである. アニオンギャップは代謝性アシドーシスの鑑別に使われる. すなわち, 酸の産生増加(乳酸アシドーシス, ケトアシドーシスなど)ではアニオンギャップが増加し, アルカリの排出増加や酸の排出低下(下痢や尿細管性アシドーシスなど)ではアニオンギャップは変化しない.

文献

1) 中尾慎一編. わかりやすい麻酔科学—基礎と実戦. 東京:中山書店;2014.
2) 御手洗玄洋総監訳. 酸塩基平衡の調節. ガイトン生理学原著第11版. 東京:エルゼビア・ジャパン. 2010. p.400-9.

(深川博志)

3.7 輸液と輸血

Point
- 周術期管理を行ううえで重要な輸液,輸血には明確な指標がなく,今でも経験則によって行われていることが多い.
- 術前の絶飲食時間は短縮され,重度の脱水を示す症例は少なくなった.輸液の維持量は「4-2-1ルール」に従い,患者の病態ごとに適切な輸液管理が勧められている.
- 輸血は副作用や合併症を引き起こすためできるだけ避けたいが,出血量に応じ輸液と成分輸血を使い分けるLundsgaard-Hansenの考え方が今でも有用である.生命を脅かす出血に対しては「危機的出血へのガイドライン」が策定されている.

1 輸液

体液分画

ヒト(成人)では,水分が体重の60%を占める.さらに,体重の40%が細胞内液,20%が細胞外液である.細胞外液は,組織間液(体重の15%)と血漿(5%)に分かれる.

術前管理

伝統的には,長い絶飲食時間や強力な腸管プレパレーションにより,脱水状態で全身麻酔を開始することが多かった.しかし現在では,ERAS (enhanced recovery after surgery)の普及や,「日本麻酔科学会術前絶飲食ガイドライン」の周知により,絶飲食時間は短くなり(**表3.7.1**),脱水予防目的での術前点滴や,麻酔導入時の大量輸液負荷は必要性が薄れてきている.

なお,維持水分量を計算する際に参考にする「4-2-1ルール」を**表3.7.2**に示す.術前水分欠乏量は,このルールに基づいて計算した水分欠乏量と経口補水量の差になる.たとえば,術前日20時から絶飲食となり,朝9時入室までに

表3.7.1 絶飲食時間

摂取物	絶飲時間(時間)
清澄水	2
母乳	4
人工乳・牛乳	6

なお，固形物については明確な絶食時間は示されていない．
(日本麻酔科学会術前絶飲食ガイドライン．2012[1])

表3.7.2 維持水分量の計算：4-2-1ルール（例：体重50kg患者の維持水分量）

体重(kg)	水分量(mL/kg/時)	体重カテゴリー(kg)	総量(mL/時)
0～10	4	10	40
11～20	2	10	20
21～	1	30	30
合計		50	90

500 mLを経口補水された50 kgの患者の水分欠乏量は，

維持水分量：90 mL/時（4 mL×10 kg＋2 mL×10 kg＋1 mL×30 kg＝90 mL）

絶飲食時間：13時間

なので，90 mL×13時間－500＝670 mLとなる．

術中管理

従来，全身麻酔中は，晶質液を大量に輸液することが多かったが，副作用も知られるようになってきた．現在では，患者ごとに最適な輸液管理をする目標指向型輸液管理の概念に従っている（図3.7.1）．

導入時，大量の輸液負荷を必要とするほどの脱水状態で患者が入室してくることは，現在の定期手術ではあまりない．図3.7.1の制限的晶質液投与とは，晶質液を2～4 mL/kg/時 程度で投与することをさす．膠質液によるfluid challenge（輸液負荷）とは，膠質液200～250 mLを15分程度で投与することをいう．達成すべき目標値として，混合静脈血酸素飽和度（$S\bar{v}O_2$）＞73％，中心静脈血酸素飽和度（$ScvO_2$）＞75％，1回拍出量変化量（SVV）＜13％などがあげられる．なお，こうしたモニターは血管内容量や酸素需給バランスをとらえたものであって，細胞内液や間質液を含めた総合的な体液モニタリングは臨床現場では難しい．

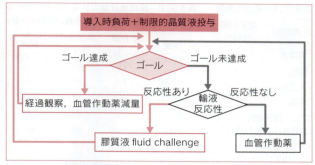

図3.7.1　目標指向型輸液管理のプロトコル例　　（小竹良文．2012[2])）

輸液の種類

輸液製剤は，晶質液と膠質液に大別される．

晶質液

▶ **生理食塩水**：0.9% NaClであり，最も単純な細胞外液製剤といえる．ただし，塩化物イオン濃度が血漿中よりも高く，大量投与により高クロール性代謝性アシドーシスを引き起こす．

▶ **リンゲル液**：生理食塩水に各種イオンを加えるなどして，実際の細胞外液の組成に近づけたものである．重炭酸イオンは陽イオンと反応して析出するため，ほかの陰イオン（乳酸や酢酸）で代用した製剤を使ってきた．歴史的には，まず乳酸リンゲル液が最初に開発された．乳酸イオンは肝臓で代謝され，重炭酸イオンとなる．このため，肝機能障害のある患者には投与しにくいとされてきた．そこで，酢酸リンゲル液が開発された．酢酸は筋肉など全身で代謝され，肝機能障害がある患者にも問題なく投与できる．近年になって，重炭酸リンゲル液が市販されるようになった．包装用の袋に二酸化炭素を入れてpHを調節したり，特殊な容器を用いるなどして，重炭酸イオンの析出を防ぐ工夫がなされている．各種リンゲル液にはそれぞれの特徴があるものの，通常はいずれを使っても大差ないと思われる．**表3.7.3**にそれぞれの組成をまとめた．

表3.7.3 体液と主な輸液製剤の組成

			Na	K	Ca	Cl	その他
体液	細胞外液	血漿	142	4	5	103	
		組織液	144	4	2.5	114	
	細胞内液		15	150	2	1	
輸液製剤	糖液・低張電解質液	5%糖液	—	—	—	—	G:5.0%
		1号液	90	—	—	70	L:20, G:2.6%
		3号液	35	20	—	35	L:20, G:4.3%
	細胞外液補充液	生理食塩水	154	—	—	154	
		乳酸リンゲル液（ラクテック®）	130	4	3	109	L:28
		酢酸リンゲル液（ヴィーンF®）	130	4	3	109	A:28
		重炭酸リンゲル液（ビカネイト®）	130	4	3	109	Mg^{2+}:2, HCO_3^-:28
	人工膠質液	サリンヘス®	154	—	—	154	H:6.0%
		ヘスパンダー®	105.6	4	2.7	92.7	L:20, G:1.0%, H:6.0%
		ボルベン®	154	—	—	154	H:6.0%

単位:mEq/L, G:グルコース, L:乳酸, A:酢酸, H:ヒドロキシエチルスターチ.

膠質液

膠質液は，血管内にとどまる大きさの分子（アルブミンやデンプンなど）から成る輸液製剤である．血管内容量の急速な増加を目的に使われる．

- ▶ HES製剤：デンプンにヒドロキシエチル基をつけたものを主成分とする．これによりアミラーゼでの分解が遅くなり，長時間血管内にとどまる効果をもつ．第2世代のヘスパンダー®，サリンヘス®に比べ，2013年に日本でも承認された第3世代のボルベン®は，作用持続時間が長くなった（3～4時間）．

HES製剤は，出血時の血管内容量増量目的で使われてきた．しかし現在では，周術期大量輸液の弊害が認識される

ようになり，長時間手術時の血管内容量補充にも使われることがある．

日本麻酔科学会のガイドラインでは，成人において，1回3,000 mLを上限の目安としている．

▶ **アルブミン製剤**：術中には，血漿膠質浸透圧の維持による循環血漿量の確保のために使われることが多い．とくに，大量出血時にはよく用いられる．種々の製剤のうち，手術室では5%アルブミン製剤がよく用いられる．感染対策として加熱処理されているものの，プリオンなどの感染の危険性が懸念されている．

2 輸血

輸血はさまざまな副作用を起こしうる治療であり，可能なかぎり避けるほうが望ましい．

輸血製剤の種類

日本赤十字社から供給される血液製剤は，①赤血球液(red blood cells：RBC)，②新鮮凍結血漿(fresh frozen plasma：FFP)，③血小板濃厚液(platelet concentrates：PC)が主なものである．その他，全血製剤もあるが，現在ではその使用はあまり推奨されない．

主な血液製剤の保管条件を**表3.7.4**に示す．血液製剤は管理された場所で保管し，患者のベッドサイドへは輸血直前に運ぶようにする．

主な血液製剤の種類などを**表3.7.5**に示す．FFPの略称には，単位数でなく容量が記される．「LR」とはleukocytes reducedを略したものであり，採血された血液が採血時または血液センターにおいて，白血球除去フィルタなどにより白血球除去されたものであることを示す．また，「Ir」とはirradiatedを意味し，放射線照射済みであることを示す．これは，血液製剤にごくわずかに混入する採血者由来のリンパ球が，移植片対宿主病(graft-versus-host-disease：GVHD)を引き起こすため，予防的に15〜50 Gyの照射をするものである．保存前白血球除去では，残存白血球を完全に除去しきれ

表3.7.4 主な輸血用血液製剤の保管条件と使用有効期限

輸血用血液製剤	保管温度(℃)	使用有効期限(献血日を1日目とする)	備考
RBC(赤血球液)	2〜6	21日間	・使用前に,室温に放置(あるいは保温)する必要はない ・開封後6時間以内に輸血を終了する
FFP(新鮮凍結血漿)	−20以下	1年間	・採血後6か月間は,貯留期間のため医療機関に販売されない ・破損のインシデントが最も多いので,取り扱いは丁寧に扱う ・溶解は30〜37℃(温度厳守!)ですみやかに行う ・溶解後,3時間以内に輸血を終了する (平成26年7月現在の指針)
PC(濃厚血小板)	20〜24	4日間(正確には4日目の24時まで)	・使用するまで,専用保管庫で水平振盪しながら保管する ・開封後6時間以内に輸血を終了する

(玉井佳子. 2014[3])

ないため,放射線照射済み製剤を使用するのが一般的である.

出血に対する輸液・輸血療法

出血に対する輸液・輸血治療を考えるうえで,Lundsgaard-Hansenの成分輸血に関する図(**図3.7.2**)は,現在においても有用である.すなわち,出血量が循環血液量の20%未満では細胞外液製剤で補い,20〜50%では人工膠質液を,50%以上では等張アルブミン製剤を投与する.さらに,組織酸素供給不足が考えられるときは赤血球液を投与し,循環血液量以上の出血がみられるときは新鮮凍結血漿や血小板製剤を投与する.一般に,①Hb<7.0 g/dLで赤血球液,②凝固因子が正常の20〜30%以下,あるいはプロトロンビン時間(PT)活性が30%以下,活性化部分トロンボプラスチン時

表3.7.5 主な輸血用血液製剤の規格・単位・容量

販売名	略称	規格(献血の種類)	実単位数	容量(mL)
照射赤血球液-LR「日赤」(Ir-RBC-LR)	Ir-RBC-LR-1	200 mL採血由来	1	140
	Ir-RBC-LR-2	400 mL採血由来	2	280
新鮮凍結血漿-LR「日赤」(FFP-LR)	FFP-LR120	200 mL採血由来	1	120
	FFP-LR240	400 mL採血由来	2	240
	FFP-LR480	成分採血由来	4	480
照射濃厚血小板-LR「日赤」(Ir-PC-LR)	Ir-PC-LR1	成分採血由来	1	20
	Ir-PC-LR-2	成分採血由来	2	40
	Ir-PC-LR-5	成分採血由来	5	100
	Ir-PC-LR-10	成分採血由来	10	200
	Ir-PC-LR-15	成分採血由来	15	250
	Ir-PC-LR-20	成分採血由来	20	250

濃厚血小板1単位には,0.2×10^{11}個以上の血小板を含有する.
現在,日本赤十字社から供給される血小板製剤はすべて成分献血由来である.

(玉井佳子,2014[4])

間(aPTT)が基準値の1.5倍以上で新鮮凍結血漿,③血小板数が5万/μL未満で止血困難のときは血小板製剤を投与することが多い.しかし最終的には,患者のリスクや手術の状況などを総合的に判断する.

輸血療法による副作用と合併症

▶ **溶血性副作用**:急性溶血性副作用は輸血後24時間以内に発症し,ABO不適合輸血が大部分を占める.これに対し,遅発性溶血性副作用は24時間以後の発症であり,二次免疫応答が本態であると考えられている.

▶ **感染症**:日本において輸血による感染が確認されたウイルスには,HBV,HCV,HIV,HTLV-1,パルボウイルスB19,HAV,HEV,CMVなどがある.日本赤十字社では特定のウイルスについて,血清学的検査や核酸増幅検査を導入している.

▶ **発熱性非溶血性副作用**:輸血開始から数時間以内に発熱(体温38℃以上または輸血前に比べて1℃以上の上昇)を認

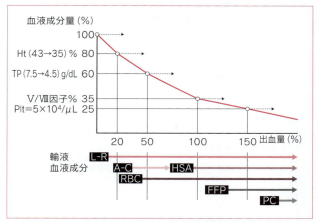

図3.7.2 出血時における輸液・成分輸血療法の適応
Ht：ヘマトクリット，TP：総タンパク，Plt：血小板，L-R：細胞外液補充液（リンゲル液など），RBC：赤血球液，A-C：人工膠質液，HSA：等張アルブミン（5％ヒト血清アルブミン，加熱ヒト血漿タンパク），FFP：新鮮凍結血漿，PC：血小板濃厚液. (玉井佳子, 2014[3])

めた場合をさす．鑑別として，急性溶血性副作用，細菌感染症があげられる．初期治療として，解熱薬や副腎皮質ステロイドを投与する．

- ▶ **アレルギー反応**：輸血によるアレルギーの原因物質は，ほとんどの症例で解明されていない．抗ヒスタミン薬やステロイドの事前投与には明確なエビデンスがないものの，一般には輸血の30～60分前に行われることが多い．
- ▶ **TRALI**：輸血関連急性肺障害（transfusion-related acute lung injury：TRALI）は，輸血開始から6時間以内に発症した非心原性肺水腫である．血液製剤に含まれる抗白血球抗体が，白血球や血管内皮細胞と炎症反応を起こしたものと考えられている．
- ▶ **TACO**：輸血関連循環過負荷（transfusion-associated circulatory overload：TACO）は，輸血開始から6時間以内に

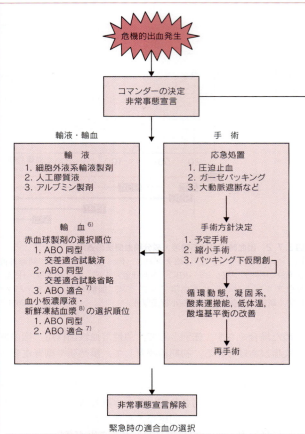

図3.7.3 危機的出血への対応ガイドライン

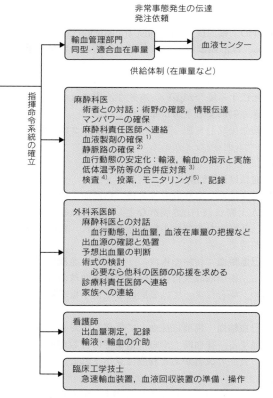

1) 血液が確保できたら交差適合試験の結果がでる前に手術室へ搬入し、「交差適合試験未実施血」として保管する.
2) 内径が太い血管カニューレをできるだけ上肢に留置する.
3) 輸液製剤・血液製剤の加温. 輸液・血液加温装置, 温風対流式加温ブランケットの使用.
   アシドーシスの補正, 低 Ca 血症, 高 K 血症の治療など.
4) 全血球算, 電解質, Alb, 血液ガス, 凝固能など. 輸血検査用血液の採取.
5) 観血的動脈圧, 中心静脈圧など.
6) 照射は省略可.
7) 適合試験未実施の血液, あるいは異型適合血の輸血；できれば 2 名以上の医師 (麻酔科医と術者など) の合意で実施し診療録にその旨記載する.
8) 原則として出血が外科的に制御された後に投与する.

(危機的出血への対応ガイドライン. 2007[5])

発症した，循環過負荷による心原性肺水腫をさす．TRALIとの関連で近年注目を集めている．

- **輸血後GVHD**：輸血後GVHD（post-transfusion graft-versus-host disease）は，血液製剤中に存在するリンパ球が，患者組織を攻撃することによって起こる病態である．輸血後7〜14日に起こる．発熱，紅斑，肝障害，下痢を伴い，1か月以内に死亡する場合が多い．有効な治療法はない．製剤への放射線照射による予防がなされている．
- **その他**：輸血後鉄過剰症，高カリウム血症，クエン酸中毒（低カルシウム血症）などがある．

自己血輸血

自己血輸血には3種類ある．

- **希釈式自己血輸血**：全身麻酔導入後，自己血を採血・貯血しつつ，人工膠質液（HES製剤など）を投与する．術後に返血する．新鮮血なので血小板機能が保たれ，術後出血量の軽減が期待できる．
- **回収式自己血輸血**：術中や術後に，出血した血液を回収して返血する．術中回収式自己血輸血では赤血球のみが回収されるため，場合によっては凝固因子や血小板を補う必要がある．
- **貯血式自己血輸血**：術前に採血して保存しておき，術中や術後に返血する．採血時点から手術までに日数があるため，採血による貧血の改善がある程度は見込まれる．

危機的出血

出血は手術室における心停止の原因の1/3を占めると報告されている．循環血液量の1割が失われる程度では血行動態は保たれるが，ある程度以上の出血になると代償できなくなる．このため，日本麻酔科学会，日本輸血・細胞治療学会では「危機的出血への対応ガイドライン」を策定した（**図3.7.3**）．その骨子は，コマンダーを中心とした救命最優先の治療という点にある．また，産科出血については別途ガイドラインがつくられている．

文献

1) 日本麻酔科学会術前絶飲食ガイドライン. 2012. http://www.anesth.or.jp/guide/pdf/guideline_zetsuinshoku.pdf
2) 小竹良文. 術中の輸液管理. 循環制御 2012；33：13-9
3) 玉井佳子. 輸血用血液製剤を適切に使用するための基本事項. 廣田和美専門編集. 新戦略に基づく麻酔・周術期医学 麻酔医のための体液・代謝・体温管理. 東京：中山書店；2014. p.84-7.
4) 玉井佳子. 周術期輸血療法の目的. 同上. p.88-91.
5) 日本麻酔科学会, 日本輸血・細胞治療学会. 危機的出血への対応ガイドライン. 2007. http://www.anesth.or.jp/guide/pdf/kikitekiGL2.pdf

参考文献

・厚生労働省. 血液製剤の使用指針（改定版）http://www.mhlw.go.jp/new-info/kobetu/iyaku/kenketsugo/5tekisei3b.html

（深川博志）

Message form the Mentor

麻酔科医の矜持

　われわれ麻酔科医が組織する公益社団法人日本麻酔科学会の理念には,「周術期の患者の生体管理を中心としながら,救急医療や集中医療における生体管理,種々の疾病および手術を起因とする疼痛・緩和医療などの領域において,患者の命を守り,安全で快適な医療を提供することを目的とする」と謳われています.

　手術などの治療は患者のために行うものですが,必然的に患者に大きな侵襲を加えなければいけませんし,痛みという不快をもたらします.麻酔は,それらの侵襲から患者を守り,不快を和らげるものです.すなわち,われわれ麻酔科医は,病気と闘うために患者に攻め込むのではなく,患者に寄り添って支える,患者側に立つ唯一の医師といえるでしょう.常に患者の状態を注意深く観察し,患者の訴えやモニタリングされるバイタルサインに真摯に向き合い,変事に対して先手を打つ.麻酔科医の矜持がそこにあります.残念ながら,麻酔そのものも患者の呼吸や循環などの機能に影響を及ぼしますし,麻酔薬の投与手段に伴う痛みや不快感があります.しかし,それを理解し予防や迅速な対応をすれば,このような悪影響は軽減できます.

　今後も麻酔薬,関連薬物やモニターその他の機器が進歩し,麻酔も変遷していくものと思われますが,それらを制御する麻酔科医の存在意義が薄れることはないでしょう.そのような麻酔科医のために,このポケットマニュアルが活用され,患者のアウトカムが向上し,患者満足度を上げることができれば幸いです.

〔村川雅洋　福島県立医科大学医学部麻酔科学講座〕

4章

モニタリング

4.1 循環器系

Point

- 循環とは，心臓から拍出された血液によって，全身の組織に酸素が供給されることをさす．日常診療において，循環は心拍数や血圧などの数値で評価される．手術室では，麻酔や手術侵襲により循環動態が刻々と変動する．麻酔科医は，モニターの値（図4.1.1）を見て循環動態を評価し，より良い状態になるよう介入を加える．
- 日本麻酔科学会の「安全な麻酔のためのモニター指針」の「④循環のチェックについて」には，「心音，動脈の触診，動脈波形または脈波のいずれか一つを監視すること．心電図モニターを用いること．血圧測定を行うこと．原則として5分間隔で測定し，必要ならば頻回に測定すること．観血式血圧測定は必要に応じて行う」とある．

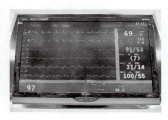

図4.1.1　モニター画面の一例
波形は上から，心電図Ⅱ誘導，心電図V_5誘導，侵襲的血圧測定（橈骨動脈），中心静脈圧測定，肺動脈圧測定，侵襲的血圧測定（大腿動脈）．血圧は収縮期血圧/拡張期血圧で表示されており，カッコ内に小さく平均血圧が示されている．中心静脈圧のみ平均血圧が大きく表示されている．

1 五感による循環モニタリング

- **視診**：患者の顔色・皮膚色（チアノーゼ，蒼白，紅潮，網状斑），瞳孔，発汗，浮腫，腫脹，膨疹，点滴の漏れ，尿の出方，術野の出血の状況なども把握する必要がある．
- **聴診**：必要に応じて導入前から心音や呼吸音を聴診する．

術中は,血液吸引の音にも敏感に反応する.
- **触診**:頸動脈,橈骨動脈,大腿動脈など動脈を触れる(脈の有無・強弱).皮膚の温度や湿度で体温やショック状態などを評価しうる.

2 心電図モニター

循環の源である心臓の電気的活動を非侵襲的に連続モニターする.心臓の電気的活動の有無,心拍数,脈の整・不整,心筋虚血,電解質異常などを評価できる.
- **測定の実際**:基本的には3点誘導で四肢誘導をモニターし,通常はⅡ誘導を表示する.Ⅱ誘導は,P波が見やすく,不整脈を発見しやすい.虚血性心疾患のリスクの高い患者では5点誘導を用いⅡ誘導に加え前胸部誘導(V_5)もモニターする(**図4.1.2**).簡便ながら心筋虚血の検出率が上昇する有用な方法である.一方,ブルガダ症候群ではT波を観察するため,V_{1-3}のモニターが必要である.

手術室内では,常に心拍数のモニター音を聴いておく.とくにさまざまな手技の最中はモニターを見ることができな

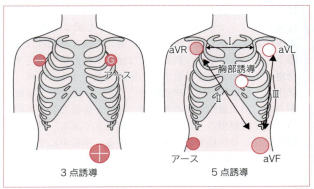

図4.1.2 手術中の心電図モニタリング (中尾慎一編,2014[1])
3点誘導:赤 右肩　黄 左肩　緑 左側胸部あるいは左殿部
5点誘導:赤 右肩　黄 左肩　黒 右殿部　緑 左殿部　白 左側胸部

いので注意が必要である（例：喉頭展開に伴う徐脈や，中心静脈穿刺に伴う不整脈など）．
▶ **注意点**：心拍出がなくても心電図は正常のことがある（無脈性電気活動）．心電図が正常であっても疑わしい場合は，動脈を触診するか，ほかの脈波も確認する．

3 非侵襲的血圧測定

上腕にマンシェットを巻き，空気を送り込み加圧していったん血流を遮断する．空気を徐々に抜いたときの血流の再開を微小振動としてとらえ（オシロメトリック法），収縮期血圧，拡張期血圧，平均血圧を算出する．1回の測定に30～45秒かかる．極端な高血圧，低血圧の測定には不向きである．

▶ **測定の実際**：装着部位は上腕が標準だが，患者の状態や手術部位によっては大腿，下腿を選択する．適切な幅のマンシェットを，適切な強さで適切な位置に巻くことが必要である．マンシェットの幅は，装着部位の周径の40～50％のものとされる．通常の体格の成人の上腕では13 cm前後の幅のものが選択される．カフ幅が狭いものは血流を遮断するのに高い圧が必要となるため実際の血圧よりも高く測定され，逆に広すぎるものは低く測定される．

▶ **注意点**：マンシェットを巻いた位置が心臓より高ければ，血圧は実際よりも低く表示され，逆に心臓より低ければ実際より高い圧を示す．側臥位では通常下側の腕で測定する．
合併症：高いカフ圧は合併症の原因となりうる．疼痛，点状出血，紅斑，浮腫，神経障害，コンパートメント症候群がある．出血凝固機能の異常例，皮膚が脆弱な者，高齢者，ステロイド使用者，肥満患者では要注意である．肘に近い位置で巻くと神経障害のおそれがある．手術中にずれる場合もあるので適宜確認する．

4 観血的動脈圧測定

動脈内に20～24 Gのカテーテルを留置して血管内の圧力

表4.1.1 観血的動脈圧測定の適応

- 血液ガスを繰り返し測定したい場合(呼吸器外科,代謝性疾患,大出血が予想される場合など)
- 厳密な血圧管理が要求される場合(虚血性心疾患,弁膜症,動脈瘤,脳出血など)
- 血圧がマンシェットで測れない場合(熱傷,外傷,病的肥満,四肢変形など)
- 血行動態が不安定な場合(出血性ショック,敗血症など)
- 特殊な体位(腹臥位,坐位)
- 侵襲の大きな手術症例

をトランスデューサで電気信号に変換し,連続波形としてモニター画面に表示する.収縮期,拡張期,平均動脈圧が数字で表示される.圧波形を常時モニターでき,血圧の変化をただちにとらえることができる.また回路内を逆血させて採血し,血液ガスや血球数,電解質などの測定ができる.

▶ **測定の実際**:留置箇所は,橈骨動脈が代表である.ほかに尺骨動脈,上腕動脈,足背動脈,後脛骨動脈,大腿動脈などが候補となる.カテーテルを留置して圧ラインを接続し,回路内の空気を抜き,ゼロ点を校正する.ゼロ点校正を行うには,回路を大気圧に開放した状態でモニターの特定のボタンを押す.このときトランスデューサを右心房の高さに合わせておく.大気圧をゼロとしたときの動脈内の圧力を測定するために必要な作業である.

一般的な適応を**表4.1.1**に示す.麻酔導入中の血圧変動もしっかり見たい場合は導入前に局所麻酔下に挿入する.多くの場合,麻酔導入後,執刀前に確保する.

▶ **注意点**:モニター上,カッコ内に表示される平均血圧に注意を向ける.計算法の一例として,脈圧=収縮期血圧−拡張期血圧とし,平均血圧=脈圧/3+拡張期血圧と算出する方法がある.平均血圧は臓器の血流を規定しており,通常60 mmHg以上を保つように管理する.高血圧患者や動脈狭窄のある患者では,より高い平均圧での管理が求められる.

トランスデューサが元の心臓の位置より低くなっていると

きは，血圧は実際よりも高く表示され，逆に高い位置にあるときは，血圧は低く表示される．ベッドの高さを変えたときはトランスデューサの高さも変える必要がある．
合併症：末梢側の虚血，動脈閉塞，仮性動脈瘤，動静脈瘻，感染，出血，血腫，末梢神経障害がある．

5 中心静脈圧測定

　上大静脈あるいは下大静脈に留置した中心静脈カテーテルに圧ラインを接続して測定する．右房付近の圧で，循環血液量や右心機能の指標になる．輸液過剰，心不全，肺塞栓症の検出などに有効である．近年，循環血液量との相関は低いという報告が出ているが，測定が簡便なので臨床では広く用いられている．日本版敗血症診療ガイドラインの初期治療でも，中心静脈圧 8〜12 mmHg を目標に輸液負荷を行うとある．

▶ **測定の実際**：中心静脈カテーテルを正しい位置に留置していることが前提である．圧ラインに接続後，トランスデューサを中腋窩線の高さに設定し，ゼロ点校正を行う．中心静脈圧は平均血圧で評価する．絶対値ではなく連続的な推移で評価する．

6 肺動脈カテーテル

　先端部にバルーンが付いたカテーテルで，肺動脈圧，中心静脈圧，心拍出量，混合静脈血酸素飽和度を測定できる．1970年代にスワンとガンツが臨床使用を普及させたため，スワン・ガンツカテーテルともよばれる．肺動脈カテーテルの使用が重症症例の予後を改善せず，合併症を増加させるという報告があるが，周術期に多くの情報が得られることから，現在でもとくに心臓血管外科領域で頻用されている．

▶ **測定の実際**：留置部位は内頸静脈が標準的である．挿入が容易で，手術中に麻酔科医がアクセスしやすいという利点がある．シースとよばれる太いカテーテルを静脈に留置後，肺動脈カテーテル本体をシースに入れていく．約20 cm挿

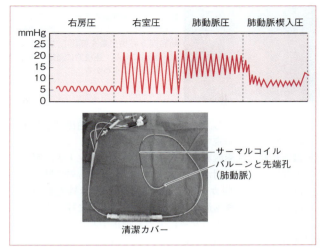

図4.1.3　肺動脈カテーテルとその圧　　(中尾慎一編. 2014[2])

入した時点でバルーンに空気を注入し，圧波形を見ながらゆっくり挿入していく．膨らんだバルーンの付いた先端が血流に乗って，上大静脈，右房，三尖弁，右室，肺動脈弁，肺動脈主幹部の順に進んでいく．圧波形が順次変化していくことから先端位置を推測しながら進める（**図4.1.3**）．
肺動脈楔入圧はバルーンを膨らませた状態で肺動脈末梢に楔入した（はまりこんだ）圧のことで，左室の前負荷の指標となる．肺動脈楔入圧まで達したら，バルーンの空気を抜き，固定し，胸部X線で位置を確認する．
合併症：不整脈，三尖弁損傷，肺穿孔，肺損傷，肺出血，肺塞栓がある．

▶ **心拍出量測定**：肺動脈カテーテルを用いて心拍出量を算出できる．熱希釈法とサーマルコイル法の2種類がある．
熱希釈法：規定量の氷水をカテーテル内に注入し，血液の温度変化をカテーテル先端で検出し，描かれた熱希釈曲線から心拍出量を算出する．
サーマルコイル法：カテーテルに付属するサーマルコイル

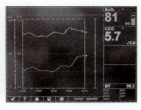

図4.1.4 肺動脈カテーテルモニター
肺動脈カテーテルにより混合静脈血酸素飽和度と心拍出量を算出しているモニター画面である.連続的に測定できるので,推移がよくわかる.

が自動的に発熱し,血液の温度変化から心拍出量を算出する.連続的に測定でき,推移を評価できる.

▶ **混合静脈血酸素飽和度測定**:混合静脈血は,上大静脈,下大静脈,冠静脈洞からの静脈血が混合したもので肺動脈を流れる.肺動脈カテーテルの先端から近赤外光を照射し,混合静脈血の酸素飽和度を測定する.実際に採血をしてヘモグロビン値をモニターに入力し補正する必要がある.
混合静脈血酸素飽和度$S\bar{v}O_2$(エスブイバーオーツーと読む)は,体全体の酸素需給バランスを反映している(**図4.1.4**).簡略化していうと,動脈血で運ばれた酸素を全身の組織で消費したあとの残りの酸素の量をみているといえる.$S\bar{v}O_2$が低下した場合,酸素供給が低下した,あるいは酸素消費が増加したと考えられる.酸素供給の低下はすなわち,動脈血酸素飽和度の低下,Hb値の低下,心係数の低下を表し,一方,酸素消費の増加は感染症などの状態が考えられる.

7 経食道心エコー

鎮静・全身麻酔下の患者で,エコーのプローブを食道・胃に挿入し,先端から出る超音波で心臓の断面像を得たり,心腔内や血管の血流を測定したりする(**表4.1.2**,**図4.1.5**).経胸壁心エコーよりも心臓,大血管の評価に優れるが,侵襲的な検査である.

▶ **注意点**:評価内容が評価者の知識や技術に依存する.超音波が空気に当たると反射されるため,気管で見えない部分がある.

表4.1.2 経食道心エコーの評価項目

- 心筋虚血の検出(心電図よりも迅速に判断できる)
- 前負荷,後負荷の評価,拡張能の評価
- 手術適応となる病変部位の評価診断(弁や大血管)
- 手術手技の評価と合併症の診断(置換した弁に問題がないか,など)
- カテーテルなど人工物の位置(人工心肺の送血管や脱血管,肺動脈カテーテル)
- 空気や血栓を含む異常構造物
- 周術期低血圧の原因検索

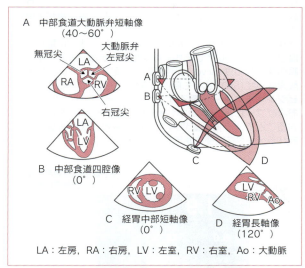

図4.1.5 経食道心エコー (中尾慎一編.2014[3])

合併症:口腔・咽頭・食道・胃の損傷,熱傷,嗄声,気管チューブの事故抜管,プローブを介した感染症が知られている.

Column

循環器系のモニタリング機器（エドワーズライフサイエンス社製）

フロートラックセンサー®：動脈圧ラインに専用の圧モニターを用いることで，心拍出量を算出・表示するもの．あらかじめ入力した身長，体重，年齢，性別から推定される係数を用いて，橈骨動脈圧ラインの波形から1回拍出量を測定し，心拍数を乗じて心拍出量として表示する．精度は高く，簡便なので広く利用されている．

またSVV（stroke volume variation；1回拍出量変動）も算出でき，輸液の指標として活用できる．SVVは，10～13％よりも高い場合，輸液をすることでSVVが低下し心拍出量が上昇する，と示唆するものである．

プリセップCVオキシメトリーカテーテル®：先端に酸素飽和度センサーがついている中心静脈カテーテルである．中心静脈血酸素飽和度（$ScvO_2$）が連続的に測定できる．混合静脈血酸素飽和度（$S\bar{v}O_2$）よりも簡便に得られ，代用できるとされる．

ビジレオモニター®（図4.1.6）：フロートラックセンサー®およびプリセップCVオキシメトリーカテーテル®などと併用することで，心拍出量やSVV，$ScvO_2$など，代表的な血行動態パラメータを簡便に測定できる．

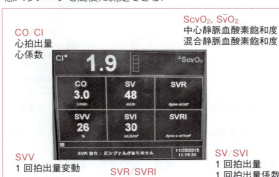

CO/CI 心拍出量 心係数
$ScvO_2$, $S\bar{v}O_2$ 中心静脈血酸素飽和度 混合静脈血酸素飽和度
SVV 1回拍出量変動
SVR/SVRI 体血管抵抗 体血管抵抗係数
SV/SVI 1回拍出量 1回拍出量係数

図4.1.6 ビジレオモニター®
フロートラック®システムなどを接続し各種パラメータの連続測定を行う．

EV1000クリニカルプラットフォーム®（**図4.1.7**）：こちらもフロートラックセンサー®およびプリセップCVオキシメトリーカテーテル®などと併用する．より視覚的に循環動態を把握できる．

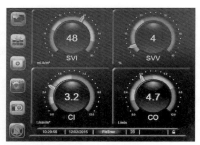

図4.1.7　EV1000クリニカルプラットフォーム®

引用文献

1) 中尾慎一編．わかりやすい麻酔科学―基礎と実戦．東京：中山書店；2014．p.80.
2) 中尾慎一編．同上．p.83.
3) 中尾慎一編．同上．p.85.
4) 中尾慎一編．同上．p.8.

（白井直人）

4.2 呼吸器系

Point
- 呼吸モニタリングは，酸素化（動脈血酸素飽和度もしくは分圧測定）と換気（二酸化炭素分圧測定）に分けて考えると理解しやすい．
- 酸素化モニタリングにはSpO_2（動脈血経皮的酸素飽和度），PaO_2（動脈血酸素分圧）が用いられる．
- 換気モニタリングには1回換気量，呼吸回数，気道内圧，カプノメータ，$PaCO_2$（動脈血二酸化炭素分圧）が用いられる．

1 パルスオキシメータ（経皮的酸素飽和度モニタリング）

簡便かつ非侵襲的で連続的モニタリングが可能なために，手術室だけでなくクリティカルケア領域，各種処置時や在宅医療にも応用されている必要不可欠なモニターである．音の変化で酸素飽和度と脈拍が直感的に判断できる．

▶ **酸素飽和度とは**：動脈血中のヘモグロビンに何%酸素が結合しているかを表す．

SpO_2（経皮的酸素飽和度）functional saturation（%）
$= HbO_2/(Hb + HbO_2) \times 100$

動脈血中の酸素は主にヘモグロビンが運搬している．したがって，動脈血中の酸素飽和度を測定することで酸素供給の状態が把握できる．

▶ **SpO_2とPaO_2の関係**：図4.2.1，表4.2.1に示す．

▶ **測定原理**：酸化ヘモグロビン（HbO_2）は赤色光を透過し，赤外光を多く吸収する．反対に還元ヘモグロビン（Hb）は赤色光を吸収するという吸光特性をもっている（図4.2.2）．SpO_2を測定する組織に赤色光（R）と赤外光（IR）の2波長の光を，発光部から受光部に向けて500回/秒以

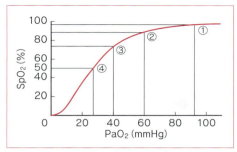

図4.2.1 標準酸素解離曲線（37℃，pH＝7.4 $PaCO_2$＝40 mmHg）

PaO_2が高い状態①では酸素飽和度は高く維持されているが，②付近からSpO_2は急速に低下してくるので，臨床的にこのポイントは重要である．③（混合静脈血と同じレベル），④（P_{50}）になるとさらにグラフの傾きは急になり，少しのPaO_2の変化で酸素をより多く組織に供給できることを示している．

表4.2.1 SpO_2とPaO_2の対応表

SpO_2 (%)	98	95	90	88	75	50
PaO_2 (mmHg)	100	80	60	55	40	27

注）顔色などでは判断できないSpO_2の100〜90％の変化もすぐに検出可能（90％からは急激に酸素化が悪化する）反面，SpO_2が100％であればPaO_2が100 mmHgなのかそれ以上なのかわからない．したがって，高濃度酸素で人工呼吸を行っている場合，無呼吸になっても長時間気づかず，アラームがなったときにはかなり低酸素状態が進行していたということもある．パルスオキシメータは無呼吸アラームとしては，カプノメータに比べて鈍感であることに注意しなければならない．

上点滅を繰り返し，脈拍による透過光の変化で動脈相を識別する．動脈血の吸光成分の各波長における吸光度比率（R/IR）を測定し，既知の更正曲線に当てはめSpO_2を算出する．

▶ **臨床応用―プローブの種類・測定部位：**
透過型：手指（**図4.2.3**），足趾，耳朶．
反射型：前額部末梢灌流低下時に有効で，SpO_2の変化へ

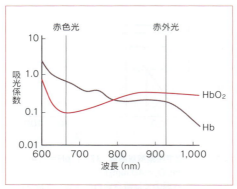

図4.2.2　HbO_2とHbの分光吸光特性

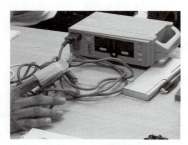

図4.2.3　パルスオキシメータ

の反応も早い．

▶ **測定に影響する因子：**
センサー装着不良：発光部と受光部のずれや汚れ，欠陥．
センサーへのノイズの混入：電磁波（電気メス），外部光，体動，シバリング．
一酸化炭素ヘモグロビン（COHb）とメトヘモグロビン（MetHb）：COHbでは実際の値より高く評価し，MetHbでは，MetHbが高濃度になるとSpO_2は85％に近づく．
色素（メチレンブルー，インドシアニングリーン，パテントブルー），ビリルビン：色素によりSpO_2は低下するが，黄疸は影響なし．

マニキュア：緑，青，茶色は透過光を吸収するため，SpO_2を低下させる．

末梢循環不全：血流低下による拍動の減弱や消失から測定不能になることがある．低体温，ショック状態．

> **Column**
> **パルスオキシメータの歴史―日本で開発された技術と製品**
>
> 1974年にパルスオキシメータの原理を発見し，その後世界で初めてパルスオキシメータ（耳で測定するイヤーオキシメータ）を製品化したのは日本光電工業の青柳卓雄氏である．しかし，残念ながら本格的に臨床で使用されたのは米国においてであった．1980年代半ばに米国製品が日本に輸入され，その後日本製の高品質で小型の製品が続々と発売になった．医療における安全性を飛躍的に高めた画期的技術の開発として金字塔的存在の一つであり，日本人の誇りだと思う．

2 カプノメータ（呼気二酸化炭素モニタリング）

カプノメータとは，呼気ガス中の二酸化炭素分圧を測定し，波形（カプノグラム），呼気終末二酸化炭素分圧（end-tidal CO_2：$EtCO_2$），呼吸回数を非侵襲的に連続モニターする装置である．適正換気の判断だけでなく，その波形や数値・経時的変化から得られる情報は，術中の重篤なトラブルの早期発見につながる必要不可欠のモニターである．

- ▶ 測定原理・測定方法：最も使用されているのは赤外線吸収法であり，二酸化炭素分子が4.3μm付近の赤外線を吸収する特徴をもっていることを利用して測定する．メインストリーム式とサイドストリーム式がある．
- ▶ $EtCO_2$に影響する因子：表4.2.2に示す．
- ▶ 正常カプノグラム波形と各相：図4.2.4に示す．
- ▶ 麻酔経過とカプノメータの応用：図4.2.5に示す．
- ▶ $EtCO_2$（呼気ガス）と$PaCO_2$（動脈血）の解離：通常の麻酔管理中の人工呼吸中では，$PaCO_2$と肺胞における二酸化炭素分圧（P_ACO_2）は等しい関係にある．しかし，死腔が存在することから，$EtCO_2$は$PaCO_2$よりも約2〜5 mmHg低く

表4.2.2 EtCO$_2$に影響する因子

	EtCO$_2$上昇	EtCO$_2$低下
呼吸系	低換気 人工呼吸器の換気量不足 麻酔器ソーダライムの消耗（とくに低流量麻酔時） 再呼吸（ジャクソン・リース回路の酸素流量不足など）	過換気 人工呼吸の換気量過多 呼吸回路のリーク，ディスコネクション カフ漏れ，食道挿管，気胸，気管支瘻
循環系	肺血流増加 心拍出量の増加	肺血流低下 肺塞栓，心停止（心肺蘇生時の指標）
代謝系	CO$_2$産生増加（高体温，悪性高熱症） 再灌流時，重炭酸ナトリウム投与	CO$_2$産生低下（低体温）
その他	腹腔鏡手術時の気腹（とくに皮下気腫の拡大時）	気腹による空気塞栓

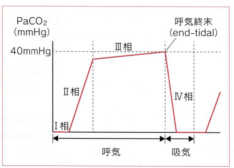

図4.2.4 正常カプノグラム波形と各相の説明（EtCO$_2$の部分）

I相：吸気から呼気の初期・解剖学的死腔のガスが呼出（CO$_2$含まず）
II相：解剖学的死腔と肺胞の混合ガスが呼出（CO$_2$が急激に上昇）
III相：肺胞からの呼出（なだらかに上昇するプラトー相を描く）
IV相：吸気への移行（CO$_2$は急激に下降し基線へ）

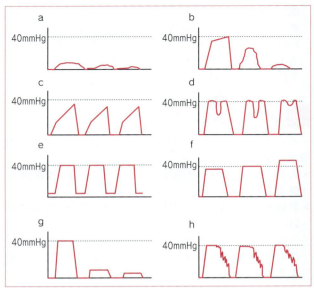

図4.2.5 術中にみられるカプノグラムとその対応

a：極端に低い$EtCO_2$→気管挿管されているかどうかの確認を急ぐ．食道挿管でも最初はわずかなCO_2を認めることがあるが，すぐに消失する．

b：$EtCO_2$の急激な低下，プラトー相の消失→気管チューブのリーク（カフ漏れ，チューブが細い），麻酔回路のリーク，接続部のはずれ．

c：右上がりの特徴的波形→肺気腫（COPD），喘息発作による呼出障害，麻酔回路・気管チューブの閉塞．気道内圧上昇をチェックする．

d：プラトー相（Ⅲ相）に凹あり→自発呼吸の出現を示すサイン．筋弛緩薬投与の目安．鎮痛（麻薬の投与不足）と換気量（低換気）の再確認．

e：基線がゼロに戻らない→再呼吸をしている．ソーダライム（紫色）のチェック，新鮮ガス流量の不足（ジャクソン・リース回路）．

f：徐々に$EtCO_2$が上昇→気腹時の換気量不足（皮下気腫拡大に注意），低換気，悪性高熱（まれ）．

g：突然$EtCO_2$が低下した，プラトー相はある→肺塞栓（肺血流の低下）の可能性あり．血圧低下・SpO_2低下はないか確認．原因検索を急ぐこと．

h：心拍に同期した山が出現→心原性拍動（cardiogenic oscillation）．生理的なもので病的意義なし．

測定されることが多い．肺気腫症例などのように，肺胞死腔の増加のため10 mmHg以上の解離を示す場合もある．$PaCO_2$と$EtCO_2$の解離の経時的変化は非常に重要であり，人工呼吸回路や患者の病態に急激な変化が起こっている可能性があるため見逃してはならない．

3 人工呼吸器モニタリング

モニタリング項目：1回換気量，分時換気量，呼吸回数，酸素濃度，気道内圧（最高，平均）

▶ 人工呼吸器モニター画面（設定画面とモニタリング画面）：
図4.2.6に示す．

▶ 気道内圧モニター（人工呼吸器モニター画面，気道内圧計）：
気道内圧と換気異常の原因検索の考え方：①気管チューブ〜呼吸回路→②麻酔器→③患者要因の順に原因検索する（**表4.2.3**）．

4 動脈血ガス分析モニタリング

▶ PaO_2が低下する原因：①吸入気酸素分圧の低下，②肺胞低換気，③A-aDO_2の開大．さまざまな原因により影響を受けるので，異なったF_IO_2におけるPaO_2を比較するための評価方法が必要である．

PaO_2の評価方法

PaO_2が吸入酸素濃度に対して適切な値かどうかの判断指標として，以下のものがある．

①PaO_2/F_IO_2（P/F比）：酸素化係数

ARDSの診断基準（ベルリン定義）に用いられており，臨床上も酸素化の指標としてよく用いられる．

mild：P/F比 200〜300 mmHg（PEEP/CPAP≧5 cmH_2O）
moderate：P/F比 100〜200 mmHg（PEEP≧5 cmH_2O）
severe：P/F比≦100 mmHg（PEEP≧10 cmH_2O）

②A-aDO_2（肺胞気-動脈血酸素分圧較差）

4.2 呼吸器系

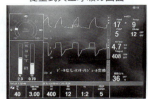
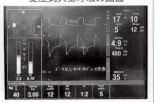

【標準的設定例】
従量式 (volume control) の設定
1回換気量 (Vt)：6〜10mL/kg
呼吸回数 (/分)：10〜15回/分
I：E＝1：2
PEEP：0〜5mmHg

従圧式 (pressure control) の設定
吸気圧：10〜15cmH$_2$O
呼吸回数 (/分)：10〜15回/分
I：E＝1：2〜4 (吸気時間1.0〜1.5秒)
PEEP：0〜5mmHg

【グラフィックパターン】
従量式 VCV　　　　　　　　　　　従圧式 PCV

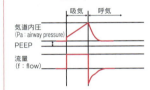
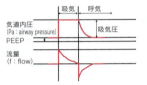

図4.2.6　人工呼吸器モニター画面

表4.2.3　気道内圧と換気異常の原因検索

気道内圧上昇	1回換気量低下	・呼吸回路（気管チューブ，麻酔回路）の屈曲・閉塞 ・気管内の分泌物貯留 ・片肺換気 ・気管支痙攣（喘息発作） ・気胸 ・術操作による胸部・腹部からの圧迫 ・筋弛緩薬の効果減弱
	1回換気量上昇	・1回換気量が多い ・バッキング，体動
気道内圧低下	1回換気量低下	・気管チューブの位置異常，カフ漏れ ・麻酔回路の接続はずれ，リーク ・肺実質からのリーク ・胸部，腹部からの圧迫解除（腹水，胸水，気胸）

肺における血液の酸素化効率を表す指標である．
$$A\text{-}aDO_2 = PAO_2 - PaO_2$$
拡大の原因：①換気・血流比不均等，②シャントの増大，③拡散能障害

酸素吸入時：25〜65 mmHg

③respiratory index = $A\text{-}aDO_2/PaO_2$：呼吸係数

異なる酸素濃度を吸入していても酸素能の変化を示す．正常値＜0.5

実際の麻酔中に計算を行うことは煩雑であり，

$$吸入酸素濃度 \times 5$$

を基準値として用いることが多い．

例）$FiO_2 = 0.5$のとき，PaO_2は250 mmHgをおおよその正常値として判断する．

参考文献

・日本麻酔科学会・周術期管理チームプロジェクト編．周術期管理チームテキスト．第2版．日本麻酔科学会；2011．p.276-83.
・讃岐美智義ほか編．周術期モニタリング徹底ガイド．東京：羊土社；2013．p.26-41, 116-21.
・日本集中治療医学会．集中治療専門医テキスト．第2版．東京：総合医学社；2013．p.119-34.

（宮﨑嘉也）

4.3 筋弛緩

Point
- 近年，ロクロニウムやスガマデクスの登場により，筋弛緩薬使用の調節性や安全性が高まってきたが，挿管や手術に対して適切な筋弛緩作用を得るためや，残存筋弛緩作用による合併症を防ぐためにも筋弛緩モニターは必要である．
- 筋弛緩モニターの原則は，末梢神経を刺激して，これに対する筋収縮の状態を観察することである．

1 なぜ筋弛緩モニタリングが必要か

現代の全身麻酔において，筋弛緩薬が頻用されることはいうまでもない．ロクロニウム，スガマデクスの発売により，以前に比較して筋弛緩薬の調節性，安全性も高まってきている．しかしながら，筋弛緩薬に対する反応には個人差があり，年齢，体格により投与量の調節が必要となる．また，麻酔薬による影響も大きく，吸入麻酔薬を使用しているか，静脈麻酔薬を使用しているかによって，筋弛緩薬の投与量，追加投与間隔が異なってくる．

麻酔導入後，気管挿管時には完全な筋弛緩状態であることが望ましい．術中は，腹腔鏡手術においては開腹手術にもまして，十分な筋弛緩を必要とするという報告が出てきているし，顕微鏡使用など，手術の状況によっては患者の体動がきわめて危険な場合もある．ほかの麻酔薬や鎮痛薬の適正な使用と同時に，十分な筋弛緩状態を維持することが安全な術中管理の重要なポイントになる手術も多い．

手術終了後には完全に筋弛緩作用を拮抗して，残存筋弛緩による合併症を防ぐこともまた重要であり，麻酔終了後に筋弛緩を拮抗する必要があるかどうか，あるいは投与する拮抗薬の量を決定するためには，その時点での筋弛緩状態を知ることが必須になる．

筋弛緩状態は末梢神経を電気刺激して，筋収縮の状態を感知することで客観的に知ることが可能であり，筋弛緩薬を使用する以上，客観的な筋弛緩モニターを用いて，根拠に基づいた筋弛緩薬，筋弛緩拮抗薬の使用が現代の麻酔科学では求められている．

なお，日本での使用の実情とモニタリングの必要性から，本項でいう筋弛緩薬は，とくに断りのない限り非脱分極性筋弛緩薬であり，脱分極性筋弛緩薬は含んでいない．

2 筋弛緩モニタリングのための神経刺激

末梢神経の電気刺激

末梢神経の電気刺激では，個々の筋線維の反応は all or none（全か無か）であり，筋肉全体の収縮の反応は活性化された筋線維の数で決定される．十分な刺激強度で神経を刺激すれば，その神経で支配されている筋線維はすべて活性化され，最大の筋収縮が得られる．筋弛緩のモニタリングにおいてはこのような最大上刺激での電気刺激が必要であるが，この刺激は覚醒状態では痛みを伴う．

客観的筋弛緩モニタリングを正確に行うためには，筋弛緩薬を投与する前に最大上刺激値を決定して，かつ，センサーの適正な測定範囲に筋収縮反応が収まるような適正刺激値を決定するキャリブレーションを行って，コントロールの反応をとっておくことが望ましい．患者への痛みを避けるためには麻酔導入後，筋弛緩薬投与前に行うのがよい．最近の市販の筋弛緩モニターでは1分程度のきわめて短時間でキャリブレーションが可能になっている．

神経刺激パターン

- ▶ **単一刺激**：0.1〜0.2 msec の幅の矩形波で，単一刺激を0.1〜1 Hz の頻度で繰り返す．最大上刺激を求める際に用いられる基本的な刺激である．筋弛緩薬投与前のコントロール反応に対する割合で評価する．

- ▶ **四連 (train of four：TOF) 刺激**：0.2 msec の幅の矩形波による単一刺激を2 Hz で4回繰り返して行う（**図4.3.1**）．

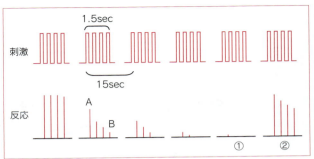

図4.3.1 四連刺激(train of four：TOF)：B/A
①一般的な外科的筋弛緩状態
②十分な回復の最低基準(B/A＞75％)

(中尾慎一編. 2014[1])

各単一刺激は4回の単収縮反応(T1-T4)を引き起こす．第1反応(T1)と第4反応(T4)の比(T4/T1)を四連反応比(TOF比)とよぶ．深い筋弛緩状態ではそもそも単収縮反応が出現しない．筋弛緩が回復していくにつれて単収縮反応が1回だけ出現し始め，徐々に2回，3回，4回と単収縮反応の数が増加していく．この単収縮反応の数をTOFカウントという．T4が出現するようになり，初めてTOF値が計算される．その値は筋弛緩の回復に従って次第に増大していく．

この刺激は臨床で最も多用されているが，その最大の理由は筋弛緩薬投与前のコントロールをとっておかなくても測定可能なことである．また，後述のダブルバースト刺激やテタヌス刺激よりも患者の痛みが少ない．しかしながら，神経刺激に対する筋収縮の反応がきわめて弱い，あるいは強い場合には，TOFに対する反応の一部がセンサーの測定範囲外になり，不正確な値を示す可能性があり，筋弛緩薬投与前のキャリブレーションはできるだけとっておくことが望ましい．

▶ **テタヌス刺激**：テタヌス刺激は通常50 Hzの高頻度刺激を5秒間行う．筋弛緩薬が投与されていなければこの刺激に対して筋収縮は維持されるが，非脱分極性筋弛緩薬の効果

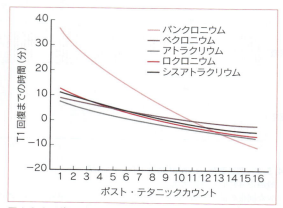

図4.3.2 ポストテタニック・カウントとT1が出現するまでの時間の関係 (Viby-Mogensen J, et al. 2015[2])

が残存している状態では，収縮が5秒間維持されることはなく減弱する（fade）．テタヌス刺激を用いた主観的モニタリングは信頼性に乏しく，現在ではポスト・テタニックカウントの目的以外には使用は推奨されない．

▶ **ポスト・テタニックカウント（PTC）刺激**：単一刺激やTOF刺激で反応がない深い筋弛緩状態のときに用いられる刺激である．50 Hz 5秒間のテタヌス刺激を加え，その終了3秒後から1 Hzの単一刺激を10〜20回加える．強い筋弛緩状態ではテタヌス刺激にも単一刺激にもまったく筋肉の反応は起こらないが，筋弛緩状態が浅くなるにつれて単一刺激に対する反応が現れ始め，次第にその数が増加していく．このテタヌス刺激の後で起こる単一刺激に対する反応の数を，ポスト・テタニックカウント（PTC）という．深い筋弛緩状態から次第に回復して，通常のTOF刺激にT1反応が現れ始めるまでの時間とPTCとの間には一定の関係があるので，PTCを測定することによって，T1が出現するまでの時間を予測することができる．なお，この関係は筋弛緩薬の種類によって異なる（**図4.3.2**）．

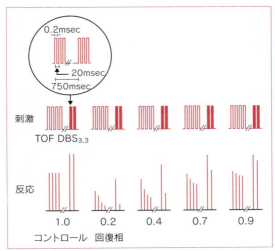

図 4.3.3　TOF 刺激とダブルバースト刺激

(Viby-Mogensen J, et al. 2015[2])

▶ **ダブルバースト刺激（DBS）**：750 msec の間隔で2回の短いバースト刺激を加える刺激法である．おのおののバースト刺激は通常 0.2 msec の 50 Hz テタヌス刺激3発から成る（DBS 3,3）．筋弛緩状態では2回目の反応は1回目の反応より減弱する．この2回目の反応と1回目の反応の比がTOF 比とよく相関する（**図 4.3.3**）．客観的モニタリングが不可能な際には試みてみる価値のある刺激法である．

3　筋収縮反応の記録

　現在日本で臨床使用可能な筋収縮反応の記録法として，加速度感知式，筋電図感知式，圧電感知式の3種類がある．電気刺激は，原理的には表層に存在する末梢運動神経であればすべて可能であるが，臨床的には尺骨神経を刺激し，母指内転筋の収縮反応を記録するのが，一般的な客観的筋弛緩モニタリングとして最も多く行われている．

- **加速度感知式モニタリング**：加速度を感知することで，筋収縮力をモニターできるのはニュートンの第二法則（力＝質量×加速度）による．質量が一定であれば力は加速度に比例する．現在日本で使用可能なのはTOFウオッチ®である．加速度トランスデューサは小型であり，尺骨神経刺激－母指内転筋記録の際には母指に装着する（**図4.3.4**）．脛骨神経刺激－短母指屈筋記録，顔面神経刺激－皺眉筋記録なども可能である．加速度感知式モニタリングの特徴として，TOF比が高めに出やすく，筋弛緩投与前のコントロールでしばしば1.1や1.2，時には1.4という値を示す．それに伴い，筋弛緩拮抗後の値も高い値が必要とされ，加速度感知式モニタリングを用いる場合，残存筋弛緩を防ぐにはTOF比1.0以上が必要であるとされる．

> #### Column
> #### TOFカウント4なのにTOFの値が出ないのはなぜ？
> TOFウオッチ®では，T4が得られないときだけでなく，T1がコントロールの20％未満の場合にはTOF比は表示されず，TOFカウントのみの表示となる．したがって，TOFカウント4なのに，TOF比が表示されない場合がある．

- **筋電図感知式モニタリング**：末梢神経の刺激によって生じた複合活動電位を記録するのが筋電図モニタリングの原理である．母指内転筋の複合活動電位の記録を目的としたセットアップを**図4.3.5**に示す．理論的にはほかのモニタリングよりセットアップが容易であり，神経筋伝達以外の要素が関与しにくく，ほかのモニタリングでは不可能な筋肉でも記録可能であるという長所があるが，実際的には直接の筋刺激の結果を記録してしまうこともあるなど，正しく筋電図を記録できているかどうかの確認が困難で，やや信頼性に欠ける．また，筋弛緩薬拮抗後もしばしば完全にコントロール値に戻らない．
- **圧電感知式モニタリング**：屈曲に応じて電流を発生するフィルムを母指と示指の間に装着して反応を記録する装置

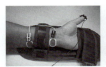

図4.3.4　加速度感知式モニタリング（TOFウオッチ®）
（中尾慎一，2014[1])）

図4.3.5　筋電図モニタリング（NMTエレクトロセンサ®）

図4.3.6　圧電モニタリング（NMTメカノセンサ®）

である（**図4.3.6**）．現在，大人用と小児用の2種類が使用可能である．経験上，ほかの原理のモニタリングと大きな差はなく臨床使用可能である．

4 筋弛緩モニターの評価

▶ **強い筋弛緩（intense neuromuscular block）**：PTCを含む，いかなる神経刺激にもまったく筋収縮反応の起こらない状態をいう．通常，気管挿管時に投与する量（95％有効投与量〈ED_{95}〉の2倍，ロクロニウムでは0.6 mg/kg）を投与して，3～6分程度で生じる．臨床的には尺骨神経を刺激し母指内転筋の収縮反応を記録するのが，一般的な客観的筋弛緩モニタリングとして最も多く行われており，ED_{95}もこの反応から計算されている．

ただし，アセチルコリン受容体の密度の相違から筋弛緩薬への感受性は筋肉によって異なり，横隔膜や喉頭筋群は母指内転筋よりも筋弛緩薬に対する感受性が低い（**図4.3.7**）．したがって，全身麻酔導入時に母指内転筋のT1が消失したと同時に気管挿管を行っても，気管挿管後に横隔膜の運動が観察されることはしばしば経験する．気管挿管に対してまったく運動反応のない筋弛緩を得たければ，挿管用量の上限（ロクロニウムでは0.9 mg/kg）を投与し，母指内転筋のT1消失後30～90秒待つことが推奨される．

強い筋弛緩はコリンエステラーゼ阻害薬では拮抗不可能であり，スガマデクス16 mg/kgで拮抗可能である．

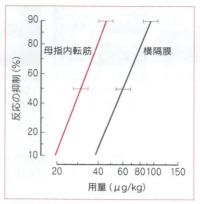

図4.3.7 母指内転筋と横隔膜における用量反応曲線の違い
(Viby-Mogensen J. et al. 2015[2])

▶ **深い筋弛緩(deep neuromuscular block)**：強い筋弛緩から次第に回復してきた状態で，TOF刺激に対する反応は消失しているが，PTCが1以上出現してきた筋弛緩状態である．PTCの値によってTOFが出現するまでの時間を予測可能である．この状態であれば，手術中のバッキングなどの突然の体動はまず起こらない．

深い筋弛緩もコリンエステラーゼ阻害薬では通常拮抗不可能であるが，スガマデクス4 mg/kgで拮抗可能である．

▶ **浅い筋弛緩(moderate neuromuscular block)**：TOFのT1が出現し始め，T4が出現する以前の筋弛緩の状態をいう．一般的な外科手術では，TOFのT1とT2が出現する状態(TOFカウント1〜2)で十分と考えられてきたことから，外科的筋弛緩(surgical neuromuscular block)ともいわれる．ただし，麻酔が浅い場合には患者の体動，バッキングなどが生じることもある．

コリンエステラーゼ阻害薬での拮抗は少なくともTOFカウント2〜4に回復するまでは行わないほうがよい．スガマデクスは2 mg/kgで拮抗可能である．

▶ **筋弛緩からの回復相(recovery from neuromuscular block)**：
TOFのT4が出現して以降が筋弛緩からの回復相になる．TOF比によって，筋弛緩からの回復を評価することになるが，TOF比と残存筋弛緩の徴候との間には個人差が激しい．

一般的には，TOF比0.4以下では患者は頭部や腕の挙上は困難であり，TOF比0.6では3秒間の頭部挙上や舌の突出は可能であるが，肺活量は低下している．TOF比0.7〜0.75では十分な咳や5秒間の頭部挙上は可能であるが，握力は正常の60％程度に低下している．TOF比0.8以上では肺活量，吸気圧は正常であるが，依然として複視や顔面の緊張低下がある．TOF比0.9未満の残存筋弛緩は咽頭筋や

Column

なぜTOF比が低下するのか

筋弛緩状態の評価として最も理解しやすいのは，筋弛緩投与前の筋収縮反応に対する比で表される単一刺激に対する反応である．頻用されるTOF刺激ではT1のコントロールに対する比で代用することもできる．ただ，筋弛緩薬投与前のコントロールを必要とすることから，一般的にはTOF比が使用しやすい．

では，TOF比の低下(T4のT1に対する減弱)あるいはテタヌス刺激におけるfadeはどのようなメカニズムで生じるのであろうか．本項では述べなかったが，脱分極性筋弛緩薬を通常量用いてもTOF比は低下しない．これは，神経筋接合部の運動神経終末における前接合部性受容体(prejunctional receptor)に非脱分極性筋弛緩薬は作用するが，脱分極性筋弛緩薬は作用しないからだと考えられている．前接合部性受容体にもニコチン型とムスカリン型の受容体があり，ニコチン型の前接合部性受容体($\alpha_3\beta_2$神経性サブタイプ)はアセチルコリンによって活性化され，アセチルコリンの利用を促進するポジティブフィードバックシステムとして働く．非脱分極性筋弛緩薬によってこのニコチン型前接合部受容体が阻害されると，テタヌスやTOF刺激に対して十分な早さで反応するだけの量のアセチルコリンが利用できなくなるため，TOF比の低下やテタヌスの減弱が生じるものと考えられる．

上部食道括約筋の機能を障害し，胃内容の逆流・誤嚥の可能性を高め，健常人においても気道の維持能力を低下させる．また低酸素に対する換気応答を障害する可能性がある．わずかな残存筋弛緩でも，患者にとっては全身的な衰弱感や複視などの不快感を生じる．客観的筋弛緩モニタリングを用いて，加速度センサーの場合はTOF比1.0以上，その他のセンサーでもTOF比0.9以上の確実な筋弛緩の回復を確認することが，残存筋弛緩を防ぐために必要である．

文献

1) 中尾慎一編．わかりやすい麻酔科学―基礎と実戦．東京：中山書店；2014.
2) Viby-Mogensen J, Claudius C. Neuromuscular monitoring. In：Miller RD, editor. Miller's Anesthesia. 8th ed. Philadelphia：Elsevier Saunders；2015. p.1604-21.

参考文献

・Staehr-Rye AK, et al. Surgical space conditions during low-pressure laparoscopic cholecystectomy with deep versus moderate neuromuscular blockade：a randomized clinical study. Anesth Analg 2014；119：1084-92.

〈足立健彦〉

4.4 神経系

Point
- 神経系をモニタリングする場合,「意識」に勝るものはない. しかし意識下に行える手術手技は限定され, 術中に wake-up test(p.179参照)を繰り返すのは実際的ではない. そのために全身麻酔下でも観察できるさまざまな神経系モニターが存在する.
- 神経系モニタリングは大きく2つに分けられる.
  ①全身麻酔中の脳の状態を評価して麻酔深度(鎮静度)を推定するためのモニター(BISモニターが代表的).
  ②脳や脊髄など神経系に直接的・間接的に侵襲が及びうる手術(開頭術, 脊椎脊髄手術, 胸部大動脈手術など)の際に, その侵襲の影響を的確に評価して迅速に対応するためのモニター(NIRS, SEP, MEPなど).

1 麻酔深度(鎮静度)モニター

術中覚醒や覚醒遅延を避けるため, 術中の麻酔深度を適正に維持することは非常に重要である. 麻酔深度モニターが対象とする電気活動は, 皮質脳波と誘発電位に大別される.

▶ **BIS (bispectral index) モニター**:現在最も普及している鎮静度モニターである. 患者の前額部に専用の電極(BISセンサー)を貼付し, 導出された脳波を解析処理してBIS値(0〜100)を算出し連続表示する.

BIS値算出のアルゴリズムは非公開である. 算出のデータベースに含まれる麻酔薬はイソフルラン, プロポフォール, チオペンタール, ミダゾラム, 亜酸化窒素, オピオイドであり, セボフルラン, デスフルラン, ケタミンなどは含まれていない.

覚醒状態でのBIS値は90〜100であり, 全身麻酔導入によりBIS値は低下する. 平坦脳波のBIS値は0である. 全身

表 4.4.1　手術室における BIS 値の指標

BIS値	指標
100	Awake
80	Light/Moderate Sedation
60	General anesthesia
	-Low probability of explicit recall
	-Unresponsive to verbal stimulus
40	Deep Hypnotic State
20	Burst Suppression
0	Flatline EEG

麻酔中の適正な鎮静度は BIS 値 40〜60 とされる(**表 4.4.1**)が,この範囲に BIS 値を維持したにもかかわらず術中覚醒をきたしたとの報告もある.

また電気メスやドリル使用時などの手術操作の影響,あるいはペースメーカ,加温装置などの周辺器機の影響を受けるときは評価不能と考えるべきである.

BIS モニターに表示される数値としては,他に SR(suppression ratio;1分間の平坦脳波の割合〈%〉,通常の麻酔深度では 0,平坦脳波で 100),EMG(electromyogram),SQI(signal quality index)などがある(**図 4.4.1**).これらの数値も頭に入れつつ,脳波原波形に十分な注意を払うべきである(**図 4.4.2**).BIS 値は有用ではあるが,鎮静度を表現する一つの指標にすぎず,BIS 値のみを過信して麻酔薬の投与量を決めるべきではない.

▶ **エントロピー**:BIS モニターと同様に,前額部に専用の電極(エントロピーセンサー)を貼付し,導出された脳波信号の規則性に基づいてエントロピー値を算出し連続表示する.算出アルゴリズムは公開されているが,GE 社製患者モニター専用で単体機はない.

▶ **SedLine^{TM}**:BIS モニター,エントロピーと同様,前額部に貼付した電極(SEDLine EEG センサー)より 4 チャネルの脳波を導出して,patient state index(PSI:0〜100)を算出する.マシモ社製患者監視装置(Root^{TM})専用である.

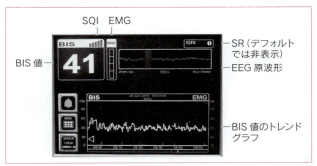

図 4.4.1 BISモニターの画面

EEG原波形とBIS値のトレンドグラフを逆にして，原波形を大きく表示しておくのが望ましい．SRも表示させておくこと．

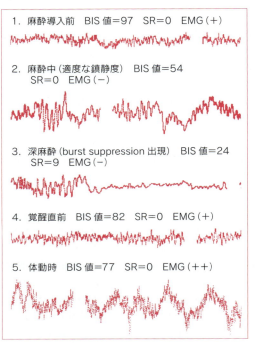

図 4.4.2 BIS値と代表的なEEG原波形

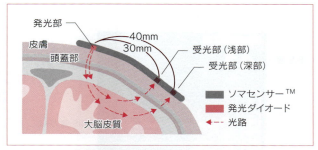

図4.4.3 INVOS™電極の発光部と受光部
2か所の受光部で信号を検出し,深部の信号から浅部の信号を減算することで脳組織主体の信号を得る.

(提供:コヴィディエン ジャパン株式会社)

▶ aepEX PLUS™:誘発電位を利用した麻酔深度モニターである.聴覚誘発電位(auditory evoked potential:AEP)のうちの中潜時成分(middle latency AEP:MLAEP)は麻酔薬の影響を受け,麻酔薬の濃度依存性に主要ピークまでの潜時が延長し振幅が減少する.この現象を利用したモニターである.

2 神経系への侵襲を評価するためのモニター

中枢神経系(脳,脊髄)はいうに及ばず,腕神経叢,顔面神経など末梢神経系も含めた神経系合併症は,患者のQOLに重大な影響を及ぼす.何としても予防しなければならない周術期合併症である.しかし,以下に述べる神経系モニターは歴史が浅く,今後の発展が待たれる分野である.

▶ NIRS (near infra-red spectroscopy;近赤外線分光法):代表的な製品としてINVOS™がある.測定原理はパルスオキシメータと同じであり,2波長(730 nmと810 nm)の近赤外光の吸光比率から,脳などの組織酸素飽和度(regional saturation of oxygen:rSO_2)を算出し,連続的かつリアルタイムに表示する非侵襲的モニターである(**図4.4.3**).

表4.4.2 麻酔薬が各種誘発電位に及ぼす影響

抑制作用	MEP	SEP	VEP	ABR
大	セボフルラン デスフルラン 亜酸化窒素 チオペンタール 筋弛緩薬	セボフルラン デスフルラン 亜酸化窒素 チオペンタール	セボフルラン デスフルラン 亜酸化窒素 チオペンタール ケタミン	
小	プロポフォール オピオイド	プロポフォール オピオイド	プロポフォール オピオイド	
なし	ケタミン	ケタミン 筋弛緩薬	筋弛緩薬	セボフルラン デスフルラン プロポフォール チオペンタール オピオイド 筋弛緩薬

(林浩伸. 2014[1])をもとに作成)

主に脳内酸素飽和度を測定する.酸素供給の減少または酸素需要の増加によりrSO_2値は低下する.成人での脳内酸素飽和度の標準範囲は58〜82%とばらつきが大きい.危険閾値は40%未満もしくはベースラインからの25%低下とされる.

人工心肺を用いる心臓手術,とくに脳分離体外循環を用いる胸部大動脈手術,また内頚動脈手術において有用である.

▶ MEP(motor evoked potentials;運動誘発電位):大脳皮質の運動野を電気刺激した際に支配筋に誘発される筋電図を測定する.錐体路(運動野→内包→中脳大脳脚→延髄錐体交叉→脊髄側索・前索→α運動神経→筋肉)が,術中の圧迫操作や虚血によって障害を受けているか否かを評価する.運動麻痺の予防が目的である.

胸部下行・胸腹部大動脈手術の際の脊髄虚血の早期発見,脊椎脊髄手術や脳外科手術の際の圧迫や血管処理による虚血の早期発見,腫瘍切除範囲の決定などを目的として使用される.

麻酔関連薬剤による影響はかなり大きい(**表4.4.2**).レミフェンタニルとケタミンを除いたほとんどすべての麻酔

表4.4.3　各種誘発電位モニタリング時の推奨麻酔法

	MEP	SEP	VEP	ABR
推奨[*1, 2]	プロポフォール レミフェンタニル ケタミン	プロポフォール オピオイド 筋弛緩薬	プロポフォール オピオイド 筋弛緩薬	いずれも可
可能・ 要注意[*3, 4]	セボフルラン デスフルラン フェンタニル 筋弛緩薬	セボフルラン デスフルラン		

(林浩伸, 2014[2])をもとに作成)

[*1] プロポフォールも高用量やボーラス投与ではMEP, SEP, VEPを抑制するため, できるだけ一定濃度で維持するようにする. 場合によりケタミンの併用も考慮する.

[*2] 胸腹部大動脈手術時には, 低体温による薬物代謝の抑制により, プロポフォールや筋弛緩薬の血中濃度が上昇する可能性があるため, 投与速度を調整する必要がある. また大動脈遮断とそれに基づく肝血流減少によりプロポフォールや筋弛緩薬の血中濃度はさらに上昇する. BIS値やTOF値を参考にして投与中断も考慮する.

[*3] 揮発性吸入麻酔薬 (セボフルラン, デスフルランなど) は, 濃度依存性にMEP, SEP, VEPを抑制するので, これらのモニタリング時は原則として使用しない. ただしMEP波形の振幅の大きさを重視せずに, 揮発性吸入麻酔薬で麻酔維持を行っている施設もある. 抑制の程度はセボフルラン＞デスフルランであり, 0.3〜0.5 MACのデスフルランで問題なくMEPが記録できたとの報告もある. コントロール波形が得られなかった場合, プロポフォールへ変更することで記録可能となる場合がある.

[*4] MEPや眼球運動神経, 下位脳神経など筋電図を記録するモニタリングの場合, 筋弛緩薬は挿管時のみの使用にとどめたほうがよい. やむをえず使用する場合は, 筋弛緩モニターを使用して少量持続投与とする. TOF比0.25〜0.5でモニター可能とされる. 必要時にはスガマデクスでの拮抗も考慮する. ただし, 体動には十分注意すること.

薬はMEPを抑制する. 揮発性吸入麻酔薬やバルビツレートは用量依存性にMEPを抑制するため原則として使用せず, プロポフォールとレミフェンタニルによる完全静脈麻酔 (TIVA) が推奨される (**表4.4.3**).

また筋電図を評価するため, 筋弛緩薬の使用は挿管時のみ

にとどめるのが一般的である．測定には体動を伴うため，舌や口唇の咬傷，頚椎損傷，体位のずれなどに注意が必要である．また28℃までの低体温ではMEPは測定可能であるが，22℃以下では消失する．

▶ **SEP (somatosensory evoked potentials；体性感覚誘発電位)**：MEPとは逆に，末梢神経を電気刺激した際に大脳皮質感覚野で誘発される活動電位を測定するものである．目的は体性感覚路(末梢神経→脊髄→延髄→視床→内包→大脳皮質体性感覚野)の評価である．導出される電位は，短潜時(10〜40 ms)，中潜時(20〜120 ms)，長潜時(120 ms〜)に分類されるが，術中モニタリングに用いられるのは，麻酔薬の影響が比較的少ない短潜時SEP (short latency SEP：SSEP)である．

胸部下行・胸腹部大動脈手術，脳外科手術，脊椎脊髄手術や腕神経叢などに侵襲の及びうる開胸手術でも使用する．

虚血などに対する鋭敏性，即時性ではMEPに劣るが，麻酔薬の影響はMEPより受けにくく，体動を伴わないという利点もある(**表4.4.4**)．微弱な信号なため，100〜500回の加算平均法を用いる．

筋弛緩薬使用に制限はないが，揮発性吸入麻酔薬により濃度依存性に振幅の減弱，潜時の延長を認める(**表4.4.2**)．1 MACデスフルランにより振幅は30〜40％減弱する．

▶ **VEP (visual evoked potential；視覚誘発電位)**：視覚路(網膜→視神経→視交叉→視索→外側膝状体→視放線→大脳皮質視覚野)のどこかに侵襲が加わる可能性のある，脳動脈瘤手術，脳腫瘍手術などにおいて使用する．

両眼瞼上に装着したパッドから赤色高輝度LED光を網膜に向けて照射し，両側後頭部皮下に挿入した針電極より電位を記録する．網膜電図(ERG)も同時に記録して，光刺激が網膜に届いていることを確認する．

揮発性吸入麻酔薬やケタミンによりVEPは大きく抑制されるため，プロポフォールとオピオイドによる麻酔が望ましい．筋弛緩薬は使用可能である(**表4.4.2，4.4.3**)．

▶ **ABR (auditory brainstem response；聴性脳幹反応)**：聴覚

表4.4.4 SEPとMEPの比較

	SEP	MEP
評価する機能・部位	感覚機能・体性感覚路	運動機能・錐体路
異常検出感度	MEPに劣る	鋭敏
導出	電位小さく加算が必要	導出は容易
検出時間	長い	短い
体動	なし	あり
麻酔薬の影響	受けにくい	受けやすい
筋弛緩薬の影響	受けない	受けやすい

誘発電位(auditory evoked potential：AEP)のうち，潜時が8 msまでの短潜時成分(short latency AEP：SLAEP)をいう．

聴覚路(蝸牛神経→蝸牛神経核→上オリーブ→外側毛帯→下丘→内側膝状体→上側頭回)や脳幹に侵襲が加わりうる，聴神経腫瘍手術，脳幹近傍の手術，微小血管減圧術などで使用する．

イヤホンを外耳道に挿入して音刺激(10〜15 Hzのクリック音)を与え，Czに置いた記録電極より波形を記録する．Ⅴ波の潜時延長が重要な指標である．

麻酔薬による影響はほとんどなく，いずれの麻酔薬も問題なく使用できる．また筋弛緩薬も使用可能である(**表4.4.2，4.4.3**)．

▶ **顔面神経モニター**：顔面神経に侵襲が及びうる小脳橋角部腫瘍，耳下腺腫瘍の手術などで使用する．術野で顔面神経を直接刺激し，眼輪筋，口輪筋の筋電図を記録する．筋弛緩薬は使用できない．

▶ **下位脳神経モニター**：下位脳神経(舌咽神経，迷走神経，副神経，舌下神経)に侵襲の及びうる後頭蓋窩腫瘍，椎骨脳底動脈瘤，後頭骨・上位頚椎病変などの手術で行うモニタリングである．嚥下障害の予防が主な目的である．

術野からの直接刺激または経頭蓋刺激を行い，記録電極は，口峡部(舌咽神経)，声帯(迷走神経：電極付きの特殊な気管チューブであるEMGチューブを用いる)，胸鎖乳突筋

(副神経)，舌(舌下神経)に設置する．
筋弛緩薬は使用できない．EMGチューブを用いる場合は，できるだけ太いチューブを選択し，チューブの深さを適正にして左右のねじれがないように固定を行わないと的確な導出は不可能である．
- **眼球運動神経モニター**：眼球運動に関与する，動眼神経，滑車神経，外転神経のモニタリングである．眼窩内病変，海綿静脈洞部病変などの手術で用いる．術野で直接刺激し，眼窩周囲に設置した4つの電極で記録する．筋弛緩薬は使用できない．

各種誘発電位モニタリング時の注意点

- 術者，モニター評価者(外科医，神経内科医，麻酔科医，検査技師など)との間で，それぞれのモニタリングのアラームポイントをあらかじめ決めておくべきである．
- アラームポイントに達した場合の対応法も当然決めておかなければならない．麻酔科としては，麻酔関連薬剤による影響を排除し，虚血が疑われる場合は血圧を維持する(場合によっては積極的に昇圧する)ことが要求される．
- 麻酔科医が必要とする末梢の静脈・動脈ラインと四肢の電極，またBISなどのセンサーと経頭蓋電極は，しばしば部位が重複するため，設置の順序，固定方法など，麻酔科医とモニター設置者との間で密なコミュニケーションが必要である．

3 wake-up test

全身麻酔中の患者を覚醒させて，実際に四肢の運動などの指示動作を行えるかを確認する方法である．脊椎固定術，脊髄腫瘍手術などで行う．手術操作中の必要時，もしくはMEP/SEP波形の変化時に行うのが原則であるが，当院では手術終了直後に行い，運動確認後は再度入眠させてICUに収容し，翌朝まで人工呼吸管理としている．
- **実際の手技**：手術終了後，麻酔薬(吸入麻酔薬またはプロポフォール)を中止し，必要に応じて筋弛緩薬を拮抗する．

> **Column**
>
> ### 誘発電位モニタリングの診療報酬
>
> 診療報酬点数表(2014年4月発行)には「K930 脊髄誘発電位測定等加算」という項目が収載されており,その点数は3130点である.開頭術,脊椎脊髄手術,胸部大動脈手術の多くの術式で神経モニタリングを行った場合に算定可能とある.閉鎖循環式全身麻酔の基礎点数が6100点,麻酔困難加算の患者に6時間の腹臥位全身麻酔を行った場合で約19000点であるから,かなり高額といえる.
>
> SEP,MEPといわれても,その意義を理解していないと興味をもちづらいかもしれない.しかしながら,神経モニタリングの有用性は近年明確になりつつあり,われわれ麻酔科医は,診療点数に見合った適正なモニタリングが行われるよう,各種神経モニタリングの原理と目的をよく理解し,安定したモニタリング環境を提供する責任がある.

レミフェンタニルは完全にオフにはせず低用量(0.05〜0.1 μg/kg/分)で続行しておく.呼気麻酔ガス濃度やBIS値を参考にしながら声かけを行い,指示動作を行わせる.動きの確認だけであれば筋弛緩の完全拮抗は必要ない.確認終了後はプロフォール,フェンタニル,筋弛緩薬を投与して再鎮静しICU入室とする.なお,術前に十分な患者説明と同意を得ておくことは必須である.ただし,覚醒中のことは術後に想起できない場合が多い.

文献

1) 林 浩伸.麻酔薬と神経モニタリング.川口昌彦,中瀬裕之編.術中神経モニタリングバイブル.東京:羊土社;2014. p.133.
2) 林 浩伸.同上.2014. p.134.

参考文献

・Avidan MS, et al. Anesthesia awareness and the bispectral index. N Engl J Med 2008;358:1097-108.
・Banoub M, et al. Pharmacologic and physiologic influences affecting sensory evoked potentials:implications for perioperative monitoring.

Anesthesiology 2003 ; 99 : 716-37.
- Lotto ML, et al. Effects of anesthetic agents and physiologic changes on intraoperative motor evoked potentials. J Neurosurg Anesthesiol 2004 ; 16 : 32-42.
- 川口昌彦, 中瀬裕之編. 術中神経モニタリングバイブル. 東京：羊土社；2014.
- 讃岐美智義, 内田　整編. 周術期モニタリング徹底ガイド. 東京：羊土社；2013. p.150-88.

〈加藤茂久〉

Message form the Mentor

モニターのない時代の麻酔
モニターのない状態の麻酔

「我々の若い頃は」という話をするのは年をとった証拠だとよくいわれますが,麻酔中のモニタリングについては,私の研修医の頃と現在とでは隔世の感があります.私が研修医の頃にはパルスオキシメーターも自動血圧計も呼気二酸化炭素分圧のモニターもありませんでした.バッグを手でもみながらマニュアルで5分ごとに血圧を測定し,手書きで麻酔記録を記入しておりました.当時の指導医からは「俺たちの若いころは心電図モニターなどなく,頸動脈を触診しながら麻酔をかけたものだ,お前たちは常に心電図をモニターできて恵まれている」という昔話を聞かされたものでした.現在の,極端にいえば飛行機のコックピットのような麻酔風景はテクノロジーの進歩の賜物であり,間違いなく患者の安全性は向上していると思います.しかしながら,若い皆さんに忘れてほしくないのは,それらがほとんどない時代でも,実は薬物も現代よりははるかに劣るものだったのですが,それなりに安全に麻酔は行われていたということです.

今後どのような原因であれ,ほとんどモニターのない状態で麻酔を行なわなければならないという状況が起こる可能性はあります.若い皆さんには恵まれたモニターだけに頼らず,五感を用いて患者の状態を把握するという基本を忘れないでいただきたく思います.時々は今,自家発電も働かないような停電が起こったら,自分の麻酔はどうすべきなのかということを想像してみるといいかもしれません.

(足立 健彦 北野病院)

5章

麻酔法の実践

5.1 区域麻酔

Point
- 区域麻酔とは意識消失を伴わずに,手術部位の鎮痛と時に不動化を得る麻酔方法をいう.
- 脊髄くも膜下麻酔,硬膜外麻酔,末梢神経ブロックなどがある.
- しばしば,全身麻酔や鎮静と併用される.

1 脊髄くも膜下麻酔

くも膜に囲まれた脊柱管内(くも膜下腔)に局所麻酔薬を投与する区域麻酔法である.座位で穿刺し,仙骨神経領域のみの麻酔を得る場合をサドルブロックという.

▶ **解剖(図5.1.1)**[1]:脳脊髄液内に拡散した局所麻酔薬により,脊髄と脊髄神経が麻酔される.局所麻酔薬の広がる程度により麻酔高が決まる.皮膚分節(デルマトーム)で麻酔高を確認する(**図5.1.2**)[1].脊柱には生理的弯曲があり,仰臥位ではL4が最も高く,T5が最も低い.

▶ **適応**:2時間以内の下腹部以下の手術.たとえば,帝王切開を含む婦人科手術,下肢,鼠径部,会陰部,肛門などの手術(**表5.1.1**)[2,3].

▶ **禁忌**:協力が得られない患者.ショック状態,心不全,脱水,感染(敗血症,菌血症,刺入部の感染),止血凝固能異常,頭蓋内圧亢進などの患者.

▶ **使用薬剤**:

比重:脳脊髄液に対する比重で,高比重液,等比重液,低比重液に分類される.高比重液は,患者の体位を変化させることで,麻酔高の調節がしやすい.骨折患者などで患側を下にする体位がとれない場合は,等比重液や低比重液を用いる.

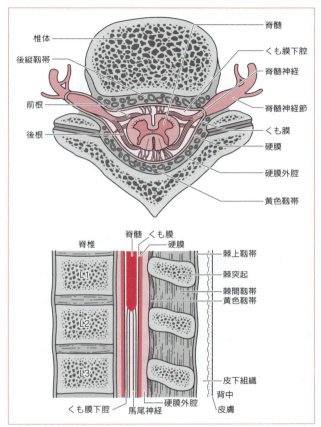

図5.1.1 脊髄周辺の横断面と矢状断面
硬膜とくも膜は接している．硬膜を貫くと，くも膜下腔に到達する．黄色靱帯と棘突起，硬膜で囲まれた空間が硬膜外腔である．成人では第2腰椎レベル（L2）で円錐部となり馬尾へと続く．

(中尾慎一編，2014[1])より一部改変）

薬剤：
　ブピバカイン（マーカイン®）：高比重液と等比重液がある．効果持続時間120〜180分．高比重液は等比重液より作用

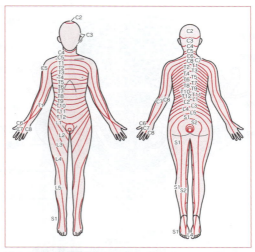

図5.1.2 皮膚分節（デルマトーム）
脊髄神経の皮膚知覚支配領域を皮膚分節という．C：頚神経，T：胸神経，L：腰神経，S：仙骨神経．
（中尾慎一編．2014[1]）より一部改変）

表5.1.1 脊髄くも膜下麻酔に必要な麻酔高と薬液量の目安

手術部位	必要麻酔高	0.5%高比重ブピバカイン液必要量 (mL)
子宮全摘，帝王切開	T5	1.5〜3.0
虫垂切除	T5	2.0〜2.5
鼠径ヘルニア，経尿道手術	T10	1.5〜2.0
下肢（駆血帯使用手術を含む）	T10	2.0〜3.0
肛門	S2	0.5〜1.0

薬液必要量は，年齢，体格，術前併存症により異なる．
（森本康裕ほか．2011[2]）；横山和子ほか．2000[3]）をもとに作成）

発現が早く，効果持続時間が短い．
テトラカイン（テトカイン®）：粉末製剤．溶解液により比重を変えられる．低比重液（蒸留水に溶解）では効果持続

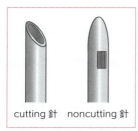

図5.1.3 脊髄くも膜下麻酔用穿刺針の針先の形状
先端が鈍であるnoncutting針は皮膚を貫通できないため導入針が必要. cutting針は細いほどPDPHの発生頻度が低い.

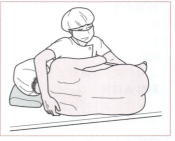

図5.1.4 くも膜下/硬膜外穿刺時の体位
手術台に対して背中を垂直とし, 両膝を屈曲させ腹部に近づけるように, 頚部を前屈させ臍を見てもらうような体位とする. 脊柱が床面と水平になるように, 枕やベッドの角度を調整する. 介助者は屈曲位のままでしっかり保持し, 安静を保つ.

時間のばらつきが大きい(45〜150分). 高比重液とするには, 10%ブドウ糖液がよく使われる.

薬液量の調節:年齢や体格, 術前併存症などにより薬液量を調節する(**表5.1.1**)[2,3]. たとえば, 帝王切開では, 妊娠により脊椎の生理的弯曲が減弱し, くも膜下腔容積が減少しているので, 薬液量を減らす(0.5%高比重ブピバカイン液1.5〜2.0 mL).

▶ **穿刺針**:25〜27 G針がよく使用される. 細いほどPDPH(→ p.189)の頻度が低くなるが, 脳脊髄液の漏出が緩徐になる.

針先の形状によりcutting針とnoncutting針に分類される(**図5.1.3**).

▶ **くも膜下腔穿刺時のポイント**:

気道確保器具の準備:アナフィラキシーショックや全脊髄くも膜下麻酔などの場合, 緊急に気道確保が必要になることがある.

体位保持:棘突起間を広げ穿刺を容易にするため, 患者にはできる限り脊柱を前屈してもらう(**図5.1.4**).

棘間の確認：脊髄損傷を避けるため，多くはL3/4間で穿刺する．左右の後上腸骨稜を結んだ線(Tuffier's line)上にL4棘突起があるといわれているが，異なることも多い．超音波プレスキャンにより，正確な棘間と硬膜までのおおよその深さが確認できる．

麻酔高確認：コールドテストで冷覚麻痺レベル，ピンプリックテストで痛覚麻痺レベル，関節運動で運動麻痺レベルを確認する．麻酔高固定まで時間を要するため，薬液投与後少なくとも5～10分間はレベル確認を頻回に行う．

▶ **トラブルシューティング**：

穿刺中，患者が下肢への放散痛を訴えた：針先が馬尾神経または神経根に当たった可能性が高い．穿刺針を引き抜き，放散痛が消失するのを確認してから，方向を変えて穿刺し直す．再度，同様の訴えがあれば，穿刺棘間を変更，または麻酔方法を変更する．

穿刺中に血液が逆流してきた：硬膜外腔またはくも膜下腔の血管を損傷した可能性が高い．数秒待っても出血が止まらない場合，穿刺針を引き抜き，方向を変えて穿刺し直すか，棘間を変えて再穿刺する．

穿刺針の方向を変えたら脳脊髄液が流出しなくなった：穿刺針先端開口部がずれて抜けた，あるいは馬尾神経と接している可能性がある．開口部を脳脊髄液が十分流出する位置に修正する．

局所麻酔薬投与後，血圧が急激に低下した：交感神経遮断が短時間で広範囲に及んだ場合に起こる．低血圧が続く場合，輸液負荷や昇圧薬投与で対応する．穿刺前の十分な輸液負荷，薬液量を必要最小量にとどめることで予防できる．

麻酔レベルが必要レベルに至らない：効果判定が早すぎる，薬液量が少ない，穿刺部位が低い，薬液のくも膜外への漏れ，脊柱の弯曲異常や狭窄などが考えられる．再穿刺あるいは麻酔方法を変更する．再穿刺の場合，局所麻酔薬投与量上限(ブピバカインでは20 mg)を超えないようにする．

▶ **その他の合併症**：

徐脈：麻酔高がT2-4に達し，交感神経心臓枝が遮断され

ると徐脈になる．薬液投与直後の高度徐脈は心停止の危険性がある．心拍出量低下による低血圧の場合には，輸液負荷やアトロピンないしエフェドリン投与で対処する．

悪心：血圧低下，腸管蠕動亢進，手術による迷走神経刺激，低酸素などで起こる．それぞれ昇圧薬あるいはアトロピン，酸素投与などで対処する．

全脊髄くも膜下麻酔：意識消失，呼吸停止，瞳孔散大，対光反射消失，中等度の血圧低下などが起こる．薬剤効果消失まで呼吸循環管理を行う．

硬膜穿刺後頭痛（post-dural puncture headache：PDPH）：脳脊髄液が穿刺孔から漏出し，脳脊髄圧が低下することで頭痛が生じる．頭痛は座位または立位で悪化，臥床で軽減する．多くは，3日以内に発症し，1週間以内に軽快する．臥床安静，水分の積極的な補給や輸液負荷，薬物治療（カフェイン，非ステロイド性抗炎症薬）などで多くは軽快する．難治性の場合，硬膜外腔への生理食塩水持続注入や自己血パッチ療法を試みる．noncutting針や細いcutting針の使用，ベベルを脊髄幹と同方向（長軸方向）にしての穿刺などには予防効果がある．

尿閉：仙骨部の副交感神経遮断により起こる．必要なら導尿する．

一過性神経障害（transient neurologic symptoms：TNS）：殿部や下肢への放散痛や異常感覚．通常，脊髄くも膜下麻酔からの回復後24時間以内に発症し，1週間以内に消失する．リドカインは，ブピバカインやテトラカインよりも発生率が高い．

細菌性・無菌性髄膜炎：麻酔後数日以内に発症する．十分な消毒と清潔操作を心がける．

2 硬膜外麻酔

硬膜外腔に局所麻酔薬を投与する区域麻酔方法である．カテーテルを留置し薬液を持続投与することで，術後鎮痛にも用いられる．

表5.1.2 硬膜外麻酔で使用する局所麻酔薬

局所麻酔薬	製剤の濃度（％）	作用発現時間（分）	効果持続時間（分）
リドカイン	0.5, 1.0, 2.0	15	80〜120
メピバカイン			90〜140
ロピバカイン	0.2, 0.75, 1.0		140〜180
ブピバカイン	0.125, 0.25, 0.5	20	150〜180
レボブピバカイン	0.25, 0.5, 0.75		150〜180

濃度が高いほど，知覚神経だけでなく，運動神経も遮断される可能性が高い．そのため術後鎮痛には低濃度で使用する．

(中尾慎一編．2014[1])より一部改変)

- ▶ **解剖**：図5.1.1参照．
- ▶ **適応**：頸部以下の手術中・術後鎮痛．無痛分娩やペインクリニックでも頻用される．
- ▶ **禁忌**：脊髄くも膜下麻酔に準じる．脊椎または脊髄疾患が穿刺部位付近にある場合，脊椎変形などにより穿刺困難が予想される場合も禁忌．
- ▶ **使用薬剤（表5.1.2）**[1]：ロピバカインとレボブピバカインは，光学異性体のS体のみを製品化したもので，心毒性が少ない．オピオイド(モルヒネ，フェンタニル)併用により鎮痛効果が増強する．
- ▶ **硬膜外腔穿刺時のポイント**：

気道確保器具の準備，患者体位：くも膜下麻酔に準じる．鎮痛目標となる脊髄神経レベルの椎間を穿刺部位とする**（表5.1.3）**[4]．

穿刺針：16〜18 G Tuohy針．

硬膜外腔の確認方法：抵抗消失法は，Tuohy針に生理食塩水を入れた注射器を接続し，針先が黄色靱帯を越えると注入抵抗が急に低下することで確認する方法．懸滴法は，Tuohy針のハブに水滴をつけて進める方法で，針先が硬膜外腔に達すると水滴が吸い込まれる．

カテーテル留置とテストドーズ：硬膜外カテーテル留置後，血液や脳脊髄液の逆流がないことを確認する(吸引テスト)．

表5.1.3　手術部位，硬膜外穿刺部位と目標麻酔域

手術部位	穿刺部位	目標麻酔域
胃切除	T8～T10	T1～L2
腎臓，上部尿道	T9～T11	T4～L3
大腸切除	T10～L1	T4～S4
下行結腸・直腸	L2～L3	T6～S4
腹式子宮全摘	L2～L3	T4～S5
腹式帝王切開	L2～L3	T6～S5
膀胱全摘	L2～L3	T6～S5
下肢	L2～L3	T10～S5

手術臓器の神経支配と皮膚切開創の知覚神経支配を考慮して穿刺部位を決定する．術後鎮痛目的であれば，皮膚切開創の鎮痛を主体とする．

(日本麻酔科学会・周術期管理チームプロジェクト編. 2011[4])

アドレナリン添加リドカイン2～3 mL（テストドーズ）注入により，くも膜下腔あるいは血管内誤注入でないことを確認する．

▶ トラブルシューティング：

穿刺中に患者が「痛い」と訴えた：穿刺部の痛みであれば，局所浸潤麻酔を追加する．下肢への放散痛や脱力がある場合は，穿刺針が神経根または脊髄に接触している可能性があるため，ただちに穿刺を中止する．

穿刺針から透明液体が逆流してきた：硬膜穿刺の可能性がある．穿刺針をただちに抜去する．

穿刺針から血液が逆流してきた：皮下あるいは硬膜外腔の血管を損傷した可能性がある．穿刺針を抜去し，皮下出血の場合はしばらく圧迫止血する．

テストドーズ注入後，心拍数と血圧が上昇した：心拍数が20/分，血圧が15 mmHg以上上昇すれば，カテーテルが血管内にある可能性が高い．カテーテルを少し引き抜いてから再度テストドーズで確認するか，カテーテルを抜去する．

テストドーズ注入後，数分以内に下肢の運動神経麻痺症状が出現した：カテーテルがくも膜下腔にある可能性が高い．カテーテルを抜去する．

硬膜外カテーテルから血液や脳脊髄液が逆流してきた：硬膜外腔への留置長が3cmになるまでカテーテルを引き抜いて，再度吸引テストを行う．逆流が消失し，テストドーズ注入で問題なければそのまま使用する．逆流が続くようであればカテーテルを抜去する．術後はPDPHや硬膜外血腫の危険性を考慮し，こまめに神経所見をとる．

硬膜穿刺あるいは出血した後，再穿刺はどうするか：同一あるいは別の椎間から再穿刺してもよい．ただし，血腫形成，薬液のくも膜下腔への移行による効果増強などが起こる可能性がある．合併症の危険性が高い場合は中止し，鎮痛方法を変更する．

▶ **その他の合併症**：

局所麻酔薬投与後の血圧低下，悪心，全脊髄くも膜下麻酔，PDPH：p.189参照．

局所麻酔薬中毒：薬液用量が多くなると局所麻酔薬中毒の可能性がある（➡ 2.2「局所麻酔薬」参照）．

硬膜外血腫・膿瘍：脊髄や神経根の圧迫により下肢神経障害が起こる．発症後4時間以内に脊髄圧迫解除術を行わないと予後不良のため，すみやかに画像診断を行う．

3 末梢神経ブロック（伝達麻酔）

末梢神経近傍に局所麻酔薬を投与する区域麻酔方法である．伝達麻酔ともいう．超音波ガイド下に行われることが多い．

▶ **適応**：手術部位の知覚支配の末梢神経走行に沿って局所麻酔薬の注入が可能な場合．

▶ **禁忌**：穿刺部の感染，末梢神経障害．止血凝固能異常や抗凝固療法中の患者では，深部ブロックは禁忌．

▶ **超音波画像描出**：

PART（図5.1.5）：明瞭な画像を得るため，超音波ビームを対象物に垂直に当てるようにする．より良い画像描出のコツに「PART」がある．

P (pressure)：プローブを皮膚へ適度に圧迫固定

A (alignment)：プローブを長軸方向へスライド

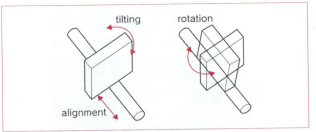

図5.1.5 alignment, rotation, tiltingのイメージ

プローブを対象物の長軸方向にスライドさせること（alignment）で，構造物（神経）を同定し，周囲との位置関係を把握し，最適な穿刺部位を選ぶ．より鮮明な画像を得るため，神経に超音波ビームが直角方向に当たるように，プローブを傾け超音波ビームの入射角度を調節する（tilting）．プローブ中央を軸として回転させる（rotation）ことで，平行法における針先描出のぶれの微調整や，短軸像と長軸像の切り替えを行う．

R（rotation）：プローブ中央を軸として回転
T（tilting）：超音波入射角度の調節
穿刺法：穿刺針を超音波ビームに平行に刺入する方法を平行法，交差して刺入する方法を交差法という．平行法では針先の確認が容易だが，超音波ビーム幅は1〜2 mmしかなく，わずかにずれても描出されない．交差法は神経の同定や深さの確認が容易であるが，針先の描出は難しい．
神経と針の位置関係，注入時の薬液の広がりを画像で確認する．
深部ブロックなど画像不鮮明な場合，神経刺激法との併用がしばしば行われる（デュアルガイダンス）．
▶ **使用薬剤**：リドカイン，メピバカイン，ロピバカイン，レボブピバカインなど．作用発現時間と効果持続時間により使い分ける．
▶ **主な超音波ガイド下末梢神経ブロック**：
腹横筋膜面（TAP）ブロック（図5.1.6）：下部胸髄から分枝した脊髄神経前枝は腹横筋と内腹斜筋の間を走行し，腹壁前面の皮膚知覚を支配する．季肋部で行うと上腹部の鎮

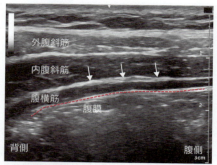

図5.1.6 側方TAPブロック時の超音波画像
腹膜を----で示す.皮下組織の深部に外腹斜筋,内腹斜筋,腹横筋を確認する.内腹斜筋と腹横筋の間(神経筋膜面,矢印)を神経が走行する.

痛(肋骨弓下TAPブロック),側腹部で行うでと下腹部の鎮痛が得られる(側方TAPブロック).

大腿神経ブロック(図5.1.7):大腿神経はL1〜L4の脊髄神経前枝で構成される.鼠径部の筋裂孔レベルでブロックを行うと,大腿から膝前面,下腿内側の鎮痛が得られる.

その他:腕神経叢ブロック,坐骨神経ブロック,腹直筋鞘ブロック,閉鎖神経ブロックなどがよく行われる.

▶ **トラブルシューティング**:

穿刺中または薬液注入時に患者が放散痛を訴えた:神経周膜内穿刺の可能性がある.針を少し引き抜き,画像を確認し,放散痛がない部位で薬液を注入する.

神経刺激装置併用でも筋収縮が認められない:超音波画像で神経や周囲の構造物が明瞭に描出され,解剖学的破格がなければ,薬液を注入する.

穿刺中に血液が逆流してきた:針を引き抜き,止血確認後,方向を変えて再穿刺する.術後抗凝固療法予定の場合,血腫形成がないかどうか頻回に確認する.

薬液注入時に抵抗がある:神経周膜内注入の可能性がある.局所麻酔薬の神経周膜内注入では,神経障害の可能性があ

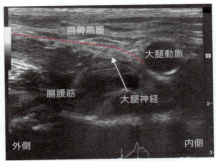

図5.1.7 大腿神経ブロック時の超音波画像
大腿動脈の外側, 腸骨筋膜(----)の深部を大腿神経が走行する.

る. 薬液の注入圧が高い場合は注入を中止する.
▶ その他の合併症:
局所麻酔薬中毒:末梢神経ブロックでは局所麻酔薬用量が多くなりがちである(➡ **2.2**「局所麻酔薬」参照).

4 抗凝固・抗血小板療法と区域麻酔

周術期抗凝固・抗血小板療法時の脊髄くも膜下/硬膜外麻酔や深部の末梢神経ブロックの施行はガイドラインに従う(**表5.1.4**)[5].

文献
1) 中尾慎一編. わかりやすい麻酔科学—基礎と実戦. 東京:中山書店;2014.
2) 森本康裕ほか. 脊髄くも膜下麻酔. 日本麻酔科学会・周術期管理チームプロジェクト編. 周術期管理チームテキスト. 第2版. 神戸:日本麻酔科学会;2011. p.221-5.
3) 横山和子ほか. Ⅲ臨床編. 横山和子編. 脊椎麻酔—正しい知識と確実な手技. 東京:診断と治療社;2000. p.125-385.
4) 森本康裕ほか. 硬膜外麻酔. 日本麻酔科学会・周術期管理チームプロジェクト編. 周術期管理チームテキスト. 第2版. 神戸:日本麻酔科学会;2011. p.214-20.

表5.1.4 周術期抗凝固・抗血小板療法時の脊髄くも膜/硬膜外麻酔,深部の末梢神経ブロック

抗凝固・抗血小板療法	術前	術後
未分画ヘパリン	静注:4時間前に中止 皮下注:5,000単位×2回/日であれば制限なし	カテーテル抜去の2〜4時間前に中止 穿刺後1時間以降に投与
	HIT発症の可能性あり,4日以上の継続投与では血小板数を確認してから穿刺	
低分子ヘパリン(クレキサン®)	穿刺10〜12時間前に中止	1日2回投与の場合は術後24時間以後,カテーテル抜去2時間後以降に投与
ワルファリン(ワーファリン®)	4〜5日前に中止,PT-INR正常化確認後に穿刺	PT-INR 1.5未満確認後にカテーテル抜去
アスピリン,NSAIDs	単独使用では制限なし	
チクロピジン(パナルジン®)	14日前に中止	—
クロピドグレル(プラビックス®)	7日前に中止	
フォンダパリヌクス(アリクストラ®)	—	投与36時間以後にカテーテル抜去,穿刺・抜去から12時間以後に投与

HIT:ヘパリン起因性血小板減少症,PT-INR:プロトロンビン時間 国際標準比.
神経学的所見評価のため,術後鎮痛には低濃度の局所麻酔薬を用いる.

(Horlocker TT, et al. 2010[5])

5) Horlocker TT, et al. Regional anesthesia in the patient receiving antithrombotic or thrombolytic therapy: American Society of Regional Anesthesia and Pain Medicine evidence-based guidelines (third edition). Reg Anesth Pain Med 2010;35:64-101.

(古泉真理,白神豪太郎)

5.2 腹部手術の麻酔

Point
- 消化器の開腹手術は通常全身麻酔で行い，十分な筋弛緩が必要である．開腹術後は疼痛が強いため複数の鎮痛法を組み合わせて対応する．腹腔鏡手術では気腹による影響に留意する．
- 泌尿器の開腹手術と腹腔鏡手術の麻酔管理は消化器外科手術に準ずる．

1 消化器外科

開腹術

▶ **術前評価**：消化器外科手術患者は，経口摂取不良，下痢，嘔吐，出血などにより脱水，低栄養，貧血，電解質異常，肝腎機能障害などを合併していることが多い．術前にこれらをできるだけ是正するため，輸液，アルブミン投与，輸血などを行う．

▶ **麻酔方法**：気管挿管全身麻酔が一般的である．腹壁の十分な筋弛緩が必要であるので，筋弛緩モニターを用いて，筋弛緩薬の持続あるいは間欠投与を行う．術中鎮痛に硬膜外麻酔が有用であるが，大量出血の際には，局所麻酔薬による交感神経遮断により循環管理が困難になるので，大量出血のリスクがある場合は局所麻酔薬の硬膜外投与を避けるべきである．

▶ **輸液管理**：開腹部からの不感蒸泄や間質への水分移動，出血などにより，循環血液量の把握が困難になりやすい．長時間手術や大量出血が予想される場合は，2本以上の太い輸液ルートを確保するとともに，観血的動脈圧，1回拍出量変動（SVV）や脈圧変動（PPV）あるいは中心静脈圧（CVP）などを指標として輸液を行う．過少輸液では循環動態不安定，臓器血流不全や末梢循環不全などに陥るが，過剰輸液

は腸管浮腫，肺水腫やうっ血性心不全を引き起こす．術後早期回復（ERAS）の観点からも過剰輸液は避けるべきである[1]．

- **体温管理**：開腹部からの熱喪失により低体温になりやすい．温風式ブランケットや輸液加温などにより体温維持を図る．
- **迷走神経反射と腸間膜牽引症候群**：胆嚢牽引や腸間膜牽引などでは，迷走神経反射により，徐脈，低血圧を引き起こす．アトロピンやエフェドリン投与で対応する．また，腸間膜牽引によりプロスタサイクリン（PGI_2）が放出され，顔面や四肢の紅潮とともに低血圧，頻脈が生じることがある（腸間膜牽引症候群）．血管収縮薬（エフェドリン，フェニレフリン），輸液，フルルビプロフェンなどの投与で対応する．
- **術後痛管理**：開腹術後は強い痛みがあるため，非ステロイド性抗炎症薬（NSAIDs）やアセトアミノフェンに加え，硬膜外鎮痛，末梢神経ブロック，オピオイドによる自己調節鎮痛（patient-control analgesia：PCA），あるいはこれらを組み合わせた鎮痛法が必要になる．硬膜外鎮痛は鎮痛効果が高く組織血流の増加も期待できるが，最近では，周術期抗凝固療法の普及により使用が制限されてきている．

腹腔鏡手術

- **気腹による呼吸循環系への影響**：

  呼吸器系：胸郭コンプライアンスが低下し，気道内圧が上昇する．機能的残気量低下により無気肺が生じ，低酸素血症を起こしやすくなる．気腹に用いる二酸化炭素が血中に吸収され，$PaCO_2$ が上昇する．低酸素血症に対しては，吸入酸素濃度上昇やPEEPにより対応する．$PaCO_2$ の上昇に対しては，呼吸回数および分時換気量増加により対応するが，気道内圧過剰のリスクがあるので，ある程度の $PaCO_2$ 上昇は許容せざるをえない（permissive hypercapnia）．

  循環器系：静脈還流が阻害され，心拍出量が低下する．$PaCO_2$ 上昇は，交感神経刺激により血圧上昇や心拍数増加，不整脈を招く．

- **体位の影響**：気腹時に頭低位にすると，腹圧上昇に加えて

腹腔内臓器の重みにより横隔膜が頭側にシフトし，胸郭コンプライアンスと機能的残気量の低下が助長される．また，気管分岐部が頭側にシフトし，気管支挿管になりやすい．
▶ **筋弛緩**：同じ気腹圧でも筋弛緩の程度により手術視野が大きく異なる．手術視野確保と気道内圧上昇抑制のために筋弛緩薬を十分に投与する（deep neuromuscular block）．
▶ **気腹による合併症**：
皮下気腫：二酸化炭素が皮下や筋層内に送気されることにより生じる．支持組織の弱いやせた高齢女性で生じやすい．$EtCO_2$ がプラトーに達せず上昇が続くときは皮下気腫を疑う．胸部・頚部などの握雪感や捻髪音がないかを触診で確認する．皮下気腫が生じている場合は外科医に報告し，送気部位を確認してもらう．送気部位に異常がなければ気腹圧を下げる．
気胸，縦隔気腫：横隔膜欠損部，大動脈や食道裂孔などの脆弱な部位を通して腹腔内のガスが胸腔内に入ることにより起こる．気道内圧および $EtCO_2$ の上昇が続くときはこれらを疑い，呼吸音や胸郭運動に左右差がないかどうかを確認する．
ガス塞栓：気腹用ガスが急激に血管内に送気されたときに生じる．
▶ **モニタリング**：一般的モニタリングを行うが，とくに $EtCO_2$ と気道内圧変化に注意する．気腹時にはSVV（stroke volume variation）やPPV（pulse pressure variation）は輸液反応性の指標としての信頼性が低下する．

Column

気腹用ガス

気腹用ガスには二酸化炭素が用いられる．二酸化炭素には助燃性がないので電気メスが使用できること，二酸化炭素は血中に溶解されやすいのでガス塞栓リスクが少ないことなどがその理由である．しかし，気腹針が血管内に誤穿刺された場合には，気腹により大量の二酸化炭素が一気に血液内に送り込まれ，ガス塞栓症となり心停止を招く危険性がある．

- ▶ **術後痛管理**：NSAIDsやアセトアミノフェン投与に加えて，腹直筋鞘ブロックや腹横筋膜面ブロックなどの区域麻酔を併用する．これらの対策により，ほとんどの場合で術後痛は軽度にとどまる．

緊急手術

- ▶ **術前評価**：緊急開腹手術患者の多くは術前に脱水状態であり，臓器障害が進行している場合もある．病歴・身体所見，尿量，尿・血液検査(血算，電解質，生化学，血液ガスなど)所見，画像(超音波やCTなど)所見などから脱水と臓器障害の程度を評価する．また，充満胃(full stomach)の有無を病歴や画像所見などから判断する．
- ▶ **全身麻酔導入**：絶飲食時間が長くても消化管運動障害が考えられる場合は充満胃と判断し，迅速導入または意識下挿管を行う．麻酔導入前に胃管を挿入して胃内容を吸引する．イレウスの場合でイレウス管が小腸内に入っていても，胃液貯留の可能性が高いことを銘記すべきである．プレショック患者の麻酔導入薬としては，交感神経刺激作用を有し血圧低下が少ないケタミンが有用である．
- ▶ **術中管理**：脱水，貧血，低アルブミン血症や電解質の補正を行うとともに，臓器血流，末梢循環維持に努める．血中乳酸値は臓器血流，末梢循環の指標として有用である．手術終了時に全身状態不安定の場合，鎮静下挿管人工呼吸のままICUに移動させる．

2 泌尿器外科

麻酔管理：泌尿器外科領域の開腹，腹腔鏡手術の麻酔管理上の一般的な注意点については消化器外科のものに準ずる．

腎摘出術

腎摘出術は通常側臥位で行われるため，下側肺の無気肺が生じやすい．また，手術操作により患側に気胸が生じる場合があるので，気道内圧やSpO_2，$EtCO_2$の変化に注意する．術後，胸部X線写真で無気肺や気胸の有無を確認する．腎静脈に腫瘍が浸潤している場合，下大静脈フィルタを留置し，

腫瘍塞栓に備える．

膀胱全摘術

手術が長時間となるので（とくに回腸導管などの消化管再建を付加した場合），不感蒸泄や間質への水分移動が多くなること，尿管分離のため術中尿量測定ができなくなることなどのため，循環血液量の把握が困難になる．観血的動脈圧に加え，SVVやPPV，CVPなどをモニターする．出血に備え，太い静脈ラインを2本確保する．

経尿道手術（TUR）

- ▶ **麻酔方法**：高齢者が比較的多いこと（認知機能への影響が少ないこと），合併症（とくにTUR症候群）早期発見などのため，脊髄くも膜下麻酔で行われることが多い．
- ▶ **経尿道的膀胱腫瘍切除術（TUR-BT）**：手術操作に伴う膀胱穿孔の可能性に留意する．尿管口から側壁の腫瘍の場合，切除時の電気メスでの閉鎖神経刺激により，大腿内転筋収縮が突然起こり膀胱穿孔をきたすことがある．この部位の手術を行うときは閉鎖神経ブロックを併用する．全身麻酔で筋弛緩薬を投与している場合でも，深い筋弛緩状態でなければ，閉鎖神経の直接刺激による筋収縮は起こりうる．腹腔内穿孔により，上腹部や前胸部の痛み，下腹部膨隆などの症状を呈する．腹膜外穿孔では，臍部，下腹部，鼠径部の痛みを訴える．重症の場合，開腹ドレナージが必要となる．
- ▶ **経尿道的前立腺切除術（TUR-P）**：前立腺は静脈が豊富であるので，切除による断裂静脈から灌流液が体内に流れ込みやすい．灌流液の大量流入によりTUR症候群を生じる．また，大量出血や膀胱穿孔の危険性もある．灌流液のin-outバランス，排液性状に注意する．出血や灌流液大量流入が疑わしいときはHb値や電解質をチェックする．

前立腺全摘術，ロボット支援手術

尿量が多いと手術視野の妨げとなるため，尿道吻合までは輸液量を控えめにする．開腹術では，術後鎮痛として硬膜外麻酔やPCA，末梢神経ブロックなどを行う．

- ▶ **ロボット支援前立腺全摘除術（robot-assisted laparoscopic prostatectomy：RALP）**：RALPの麻酔管理には，気腹，体

Column

TUR症候群

電気メス使用時には，絶縁のため電解質を含まない灌流液を使用する．非電解質液が大量に血管内に流入することにより，希釈性低Na血症が生じ（表5.2.1），循環系や中枢神経系などにさまざまな諸症状が現れる．これをTUR症候群という．低Na血症発症の場合，術者に伝え，灌流圧（灌流液の高さ）を下げ，手術終了の方向に進める．低Na血症の治療として，輸液制限，利尿薬（フロセミド）投与を行う．血清Na＜120 mEqの場合は高張食塩水を投与するが，急激な補正は中枢神経の脱髄変性を招くので避ける[2]．最近では灌流液として生理食塩水を用いたTURisも行われている．

表5.2.1 低Na血症の心電図変化と臨床症状

血清Na値 (mEq/L)	心電図変化	臨床症状
110〜119	QRS幅やや拡大	不穏，冷や汗，あくび
100〜109	QRS幅拡大，ST上昇	悪心，意識障害
＜100	心室頻拍，心室細動	痙攣，昏睡

位，機器配置に伴う問題などがある．急角度（約30°）の頭低位と気腹により横隔膜が頭側にシフトし，機能的残気量，胸郭コンプライアンスと酸素化能が低下し，気道内圧が上昇する．吸入酸素濃度上昇，PEEP負荷，1回換気量減少，呼吸回数増加，従圧式換気への変更などにより対処する．また，頭低位は静脈還流を阻害し，頭蓋内圧や眼圧を上昇させ，気道浮腫を起こす．上肢の体側への固定やロボットアームその他の機器配置などにより，術中に上肢や顔面へのアクセスは困難である．静脈路を必ず2本確保し，顔面を保護し，偶発的なカテーテル抜去や抜管に備える．一般的に術後痛は軽度であるので硬膜外麻酔は行わない．

褐色細胞腫摘出術

▶ **術前管理**：術前からα遮断薬を投与し，高血圧治療と循環血液量補正をしてから手術を行う．アドレナリン分泌型で頻脈，不整脈がある場合，α遮断薬による降圧後にβ遮断薬を併用する．

▶ **術中管理**：通常，全身麻酔で行う．硬膜外麻酔併用の場合，腫瘍摘出後の低血圧に対する対処が困難となるので，腫瘍摘出前には局所麻酔薬の硬膜外投与は行わず，血行動態が安定してから投与する．観血的動脈圧とCVPのモニターがよく行われるが，さらにSVV，心拍出量や末梢血管抵抗などのモニターも有用である．腫瘍周囲操作時に収縮期圧＞200 mmHgとなることがある．その際は手術を中断，a_1遮断薬（フェントラミン）やCa拮抗薬（ニカルジピン）などの降圧薬を投与し，血圧が安定してから手術を再開してもらう．副腎静脈結紮後は低血圧になるのでカテコラミン（ドパミン，ドブタミン，ノルアドレナリンなど）を準備する．腫瘍摘出後の低血圧を軽減するため，摘出前からCVP/SVVや末梢血管抵抗をみながら血管拡張薬（ニトロプルシド，ニトログリセリンなど）持続投与と輸液負荷を行い，循環血液量維持を図る．

▶ **術後管理**：カテコラミン投与と循環血液量補正により注意深く循環管理を行う．また，カテコラミン濃度低下により腫瘍摘出数時間後から低血糖を生じることある．術後24時間以上の監視が必要である．

文献

1) Mortensen K, et al. Consensus guidelines for enhanced recovery after gastrectomy：Enhanced Recovery After Surgery (ERAS) Society recommendations. Br J Surg 2014；101：1209-29.
2) 中尾慎一編．わかりやすい麻酔科学―基礎と実戦．東京：中山書店；2014. p.139-42.

〔田家　諭，白神豪太郎〕

5.3 呼吸器外科手術の麻酔

Point
- 術野確保のため，非手術側肺だけを換気する一側肺換気とすることが多いが，低酸素血症になりやすい．
- したがって，術中は安定したガス交換維持のため，低酸素血症対策を積極的に行う．
- 術後合併症や予後の予測因子には，術前の呼吸機能の評価とともに肺切除範囲の違い等を考慮したいくつかのものがある（予測術後%1秒量，予測術後DL_{CO}，VO_{2MAX}）．

1 術前評価

術前診察とリスク評価

▶ **術前評価**：通常の術前評価を行う．さらに呼吸器疾患の既往・治療歴，喫煙歴，症状（喀痰の性状，呼吸回数，喘鳴やチアノーゼの有無）などを注意深く検索する．日常生活における呼吸困難評価にはHugh-Jones呼吸困難分類が有用である[1]（➡**表1.1.4**参照）．

▶ **術後残存肺機能の予測・評価**：呼吸力学（≒肺胞への酸素$\langle O_2 \rangle$の取り込み能），肺実質機能（≒肺胞から動脈血へのO_2の取り込み能），右心予備能（≒心肺から全身組織へのO_2伝搬能）などを用いる[2]．

術前検査

▶ **呼吸力学の評価**：肺機能検査で1秒量（$FEV_{1.0}$）や肺活量（VC）などを測定する．

1秒率（$FEV_{1.0}\%$）＝$FEV_{1.0}$/VC×100．$FEV_{1.0}\% < 70\%$は閉塞性肺障害．

%1秒量（%$FEV_{1.0}$）：閉塞性肺障害の重症度を表す．「切除される肺機能」（**図5.3.1**）から予測術後%1秒量を算出する（**表5.3.1**）．>40%は術後呼吸器合併症発症リスクが低く，<30%は高リスクである（**図5.3.2**）[2,3]．

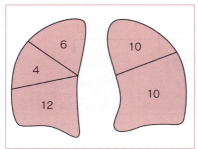

図5.3.1 各肺葉の容積から切除される肺機能の割合を計算する

右上葉6, 右中葉4, 右下葉12, 左上葉10, 左下葉10なので, 全肺葉は42. たとえば, 右中下葉切除術の場合の「切除される肺機能(%)」は$(4+12)/42=38(\%)$と計算される.

(Slinger PD, et al. 2015[2])

表5.3.1 1秒量, 予測術後%1秒量の計算式

1秒量 (forced expiratory volume in one second:$FEV_{1.0}$) の正常値 (L)
　男性:$0.0036×身長(cm)-0.028×年齢-1.178$
　女性:$0.0022×身長(cm)-0.022×年齢-0.005$
%1秒量 (% $FEV_{1.0}$) = 1秒量の正常1秒量値に対する比
予測術後%1秒量=術前%1秒量×(1-「切除される肺機能(%)」/100)
「切除される肺機能(%)」は図5.3.1を参照.　　　　　　(佐多竹良編. 2013[3])

- ▶ **肺実質機能の評価**:肺拡散能は肺胞でのガス交換能を示す指標である. 拡散能の最も有用な指標は, 一酸化炭素(CO)肺拡散能(DL_{CO})である. 肺胞膜障害がなくともシャント, 換気血流不均等, 肺胞低換気などで低値を示す.
  予測術後DL_{CO}=術前DL_{CO}×(1-「切除される肺機能(%)」/100)
  予測術後DL_{CO}<40%では心肺合併症発症頻度が増加する(**図5.3.2**).

- ▶ **右心予備能の評価**:運動負荷中の最大O_2消費量(VO_2MAX)を用いて評価する. VO_2MAXは呼吸器外科手術アウトカムの優れた予測因子である.
  術前VO_2MAX<15 mL/kg/分は予後不良, >20 mL/kg/分では術後呼吸器合併症の発生率は低い(**図5.3.2**).
  マスターダブル負荷試験は>20 mL/kg/分のVO_2MAXに相当する. また, 運動中に酸素飽和度(SpO_2)が>4%低下す

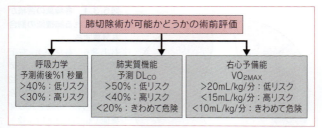

図5.3.2 胸部外科手術の術前評価
予測術後%1秒量，予測DLco（diffusing capacity for carbon monoxide；一酸化炭素拡散能），VO_{2MAX}（maximal oxygen consumption；最大酸素消費量）から肺切除術の適応を評価する． (Slinger PD, et al. 2015[2])

る患者の周術期死亡率は高い[2,3]．

これらの指標を総合的に判断し肺切除術の適応を評価する（**図5.3.2**）．予測術後%1秒量と予測術後DLcoのどちらかが<20%では周術期死亡率が非常に高い[2,3]．

術前準備

- **禁煙**：喫煙者の術後肺合併症発生率は非喫煙者の6倍，慢性肺疾患患者では健常患者の20倍である．術前4週間以上の禁煙は術後肺合併症の発生率を減少させる（**表5.3.2**）[4]．
- **術前からの呼吸療法**：呼吸機能の改善を図る（**表5.3.3**）[4]．
- **誤嚥対策**：術前の鎮静薬の過剰投与は，術後の深呼吸，咳，気道反射を障害する可能性がある．誤嚥は術後の肺機能を著しく悪化させるため誤嚥対策を行う．高リスク患者ではH_2拮抗薬，プロトンポンプ阻害薬の投与などを考慮する．

2 術中管理

麻酔管理のポイント

- **気道確保と低O_2血症対策**：vital organ（生命維持に必須の臓器）である肺の手術では，安定したガス交換の維持が麻酔管理の最大の課題となる．そのため，確実な気道確保と

表5.3.2 禁煙期間とその効果

禁煙期間	効果
12〜24時間	CO濃度とニコチン濃度の低下
48〜72時間	CO-Hb濃度の正常化,繊毛機能の改善
1〜2週	喀痰産生量の減少
4〜6週	肺機能検査値の改善
6〜8週	免疫機能と代謝の正常化
8〜12週	術後合併症・死亡率の低下

CO:一酸化炭素,CO-Hb:COヘモグロビン.

(Wilson WC, et al. 2005[4])

表5.3.3 術前の呼吸管理

1. 禁煙,可能なら大気汚染物質の業務上曝露を避ける
2. 気道拡張
    a. β_2作動薬
    b. 臭化イプラトロピウム(とくに重症COPD)
    c. 吸入ステロイド(重症の気管支痙攣があればステロイド全身投与)
    d. クロモグリク酸ナトリウム(気管支痙攣発症前に開始)
3. 分泌物を出しやすくする
    a. 気道加湿(加湿器,ネブライザー)
    b. 全身への水分補給
    c. 粘液溶解薬と去痰薬
4. 分泌物除去
    a. 体位ドレナージ
    b. 咳
    c. 肺理学療法(叩打,振動)
5. 薬物補助
    a. 抗生物質(膿性痰・気管支炎がある場合)
    b. 制酸薬,H_2受容体遮断薬,プロトンポンプ阻害薬(逆流症状がある場合)
6. 患者教育
    a. 精神的準備
    b. 術前呼吸訓練(スパイロメトリー訓練,喀痰除去手技訓練)
    c. 術前の運動
    d. 体重管理
    e. その他の基礎疾患の管理

(Wilson WC, et al. 2005[4])

低O_2血症対策を行う.
- ▶ **一側肺換気**：術中の肺門部観察や手術操作を容易にするため，術側肺（非換気肺〈nondependent lung〉）を虚脱させ，非術側肺（換気肺〈dependent lung〉）のみ換気する一側肺換気(one-lung ventilation：OLV)とすることが多い.

体位，開胸，麻酔による肺の換気・血流への影響

- ▶ **換気への影響**：全身麻酔下の側臥位での開胸では，術側肺のコンプライアンスが上昇，非術側肺のコンプライアンスと機能的残気量が低下する．その結果，術側肺に換気量の大部分が分布する.
- ▶ **血流への影響**：立位では重力のため肺血流は肺底部に最も多く分布し，肺尖部では減少する．側臥位では下方（非術側）肺への血流分布が多くなる．肺胞内圧が肺動脈圧より高くなると血流が途絶する.

一側肺換気（OLV）

- ▶ **生理学的変化**：OLVでは術側肺を虚脱させ非術側肺のみで換気を行う．血流は両側肺に分布するため，術側肺には血流はあるが換気がない状態（シャント）となり，換気・血流不均等分布が増大するので低O_2血症になりやすい．肺胞気O_2分圧が低下すると肺動脈血管平滑筋が収縮する（低酸素性肺血管収縮〈hypoxic pulmonary vasoconstriction：HPV〉．HPVはO_2分圧の低い肺胞への血流を低下させることで肺内シャントを減少させ換気血流比を改善する生理的な反応である．OLV中はHPVによって術側肺から非術側肺へ血流がシフトする.
- ▶ **気道確保**：ダブルルーメンチューブ（DLT）あるいは気管支ブロッカーを用いる.

  DLT（図5.3.3）：DLTにより左肺と右肺を分離して換気できる．DLTには左用と右用がある．左用DLTを使用することが多いが，左肺全摘術，左肺移植，腫瘍や胸部大動脈瘤で左主気管支が変位している場合などでは右用DLTを選択する.

  一般的な成人男性は37〜39 Fr，女性は35〜37 Frを選択するが，体格により調整する.

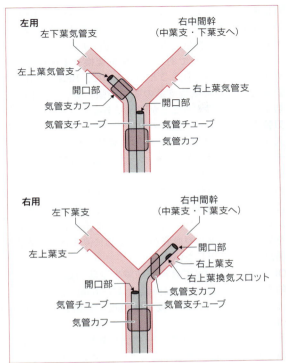

図5.3.3 ダブルルーメンチューブ(DLT)による分離肺換気
DLT(double-lumen tube)には左用と右用がある.チューブ先端ルーメンが主気管支に位置するように,反対側のルーメン開口部が気管に位置するように留置する.気管用カフで気道を大気から密閉し,気管支用カフで肺を反対側の肺と分離する.右用DLTでは右上葉が換気できるように上葉気管支口にスロットが位置するように調整する.
(佐多竹良編. 2013[3])

①DLT挿管では,通常の挿管と同様に喉頭展開しチューブを気管に進め,その後先端が目的の気管支(左用では左)に向くように回転,抵抗があるまで進める.
②チューブ位置異常(深く入りすぎ,左右逆など)はしば

いばみられるので、気管支ファイバースコープ（BFS）を用いて位置を確認する．カフを膨らませてリークがないこと，左右が分離して換気できることを確認する．

③チューブ固定後であっても体位変換や手術操作によりチューブ位置がずれることがあるので，BFSで適宜位置確認を行う．気管気管支系の変形が強い場合にはDLTを適切な位置に留置することが困難である．

気管支ブロッカー：通常のシングルルーメンチューブに挿入する気管支ブロッカー単体の製品とシングルルーメンチューブに可動性のブロッカーが内蔵されている製品がある．ブロッカーの先端にカフが装着されている．術側肺側の主気管支に気管支ブロッカーを挿入しカフを膨らませることによって術側肺への換気ガス流入がブロックされる．ブロッカーチューブの内径が細いため術側肺の脱気に時間を要する．分泌物や血液が非術側肺に流れ込むため膿胸や肺出血では使用しない．

▶ **OLVの管理**：OLVでは術後肺障害予防の観点から肺保護的人工呼吸を行う．1回換気量は5〜6 mL/kg，PEEP付加，許容できる限りの低い吸入O_2濃度，二酸化炭素（CO_2）貯留の許容など．

①気道内圧や血液ガスデータなどを参考にして，換気回数・換気量調節，換気様式変更（従量式から従圧式）を行う．

②動脈血O_2分圧（PaO_2）>60 mmHgを維持する．OLV時には吸入O_2濃度を上昇させることが多いが，高濃度O_2には無気肺形成やO_2中毒のリスクがあるため，不必要な高濃度O_2の長期間投与を行わない[1]．低O_2血症が認められた場合，次の@〜©の処置を行う．

@術側肺へのO_2吹送（insufflation）：5 cmH$_2$O程度の持続的陽圧（continuous positive airway pressure：CPAP）の付加．

⑥非術側肺への呼気終末陽圧（positive end-expiratory pressure：PEEP）付加：ただし，PEEPにより血流が術側肺に移動するとシャント血が増加し低O_2血症が悪化する可能性がある．

ⓒチューブ内が分泌物や血液で閉塞している場合があるので適宜吸引.

③ⓐ～ⓒを行っても低O_2血症が持続する場合,外科医に告げ,両肺換気を行う.虚脱した肺胞を40 cmH₂Oの圧で15秒程度加圧する(recruitment maneuver).

麻酔管理

①吸入麻酔薬,静脈麻酔薬いずれを用いてもよい.臨床量の静脈麻酔薬,オピオイド鎮痛薬,硬膜外麻酔,末梢神経ブロックなどはHPVを抑制しない.吸入麻酔薬はHPVを抑制するが臨床量ではほぼ問題にならない[1].血管拡張薬はHPVを抑制する.

②モニタリング:標準的モニタリングを行う.大手術症例では,橈骨動脈カテーテルを留置し,適宜動脈血液ガス分析を行う.側臥位では下方の上肢血流が障害される可能性があるので,動脈圧モニターないしパルスオキシメーターで監視する.

③術直後から深呼吸や喀痰排出を容易にするため覚醒前から十分に鎮痛を行う.術後呼吸抑制の原因となるオピオイドの使用量を削減するため,硬膜外ブロックや末梢神経ブロック(肋間神経ブロック,傍脊椎ブロック)を中心とする非オピオイド鎮痛を併用する.

④手術操作時(とくに肺門部操作時)の体動やバッキングはたいへん危険である.筋弛緩モニタリングを行い,必要十分な筋弛緩薬を投与する.

⑤閉胸前に,recruitment maneuverを行い,無気肺を解除し,術野にエアリークがないことを確認する.

⑥胸腔ドレーンを挿入する.通常,水封し,20 cmH₂Oの陰圧とする.

⑦予測術後%1秒量に基づいて麻酔後の抜管可能性について検討しておく(図5.3.4)[2].術後陽圧換気やチューブによるバッキングは縫合不全をもたらす可能性があるので,可能な限り抜管する.術後人工呼吸が必要な場合はシングルルーメンチューブに入れ替える.

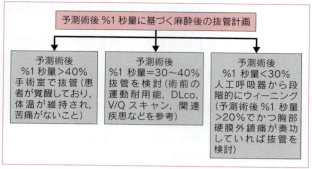

図5.3.4 予測術後%1秒量に基づく麻酔後の抜管計画
予測術後%1秒量>40%の患者は手術室で抜管，30〜40%の患者は術前の運動耐用能，DLco，換気血流（V/Q）スキャンなどを参考にして抜管を検討する．予測術後%1秒量<30%は術後人工呼吸管理を必要とする可能性が高い．予測術後%1秒量>20%でかつ胸部硬膜外鎮痛が奏功している場合は抜管を検討する．

(Slinger PD, et al. 2015[2])

3 手術術式

- **ビデオ補助胸部・胸腔鏡下手術**（video-assisted thoracic or thoracoscopic surgery：VATS）：肋間に胸腔鏡とトロッカーを挿入し，ビデオモニター下に手術を行う．肺，食道，縦隔などの手術が適応となる．手術視野を確保し操作を容易とするためOLVで行う．
- **肺葉切除術**（lobectomy），**一側肺全摘術**（pneumonectomy）：術前評価時，切除範囲，癌の浸潤度，リンパ節郭清の有無，開胸手術かVATSかなどを確認する．術前症状，肺機能検査，切除範囲などによって術後肺機能を予測する．胸膜切開前にOLVに移行し肺損傷を防ぐ．手術操作によって心臓が圧迫され，不整脈や心拍出量低下が生じることがある．
- **肺囊胞切除術**（bullectomy）：術前評価時に，囊胞（bulla）の大きさ，部位，気胸，胸腔ドレーンの有無などを確認す

る.VATSが多いが,開胸となる可能性があるかについても確認する.気胸があるが胸腔ドレーンが挿入されていない場合,陽圧換気により緊張性気胸のリスクがある.OLV開始・開胸まで気道内圧を低く管理する.
- ▶ **気管・気管支形成術**:気道が手術対象となるので,術中の気道管理が最大の課題となる.術前に,気道狭窄部位や狭窄症状を把握し,麻酔導入時の気道確保と気道再建中の換気方法について外科医とともに十分に検討する.手術中,術野で気管支挿管を行い換気維持する場合がある.

文献

1) 中尾慎一編.わかりやすい麻酔科学—基礎と実戦.東京:中山書店;2014.pp.129-30.
2) Slinger PD, et al. Anesthesia for thoracic surgery. In:Miller RD, et al, editors. Miller's Anesthesia. 8th ed. Philadelphia:Elsevier;2015. pp.1942-2006.
3) 佐多竹良編.肺外科手術の麻酔.東京:羊土社;2013.
4) Wilson WC, et al. Anesthesia for thoracic surgery. In:Miller RD, et al, editors. Miller's Anesthesia. 6th ed. Philadelphia:Elsevier;2005. pp.1847-939.

〔宮脇有紀,白神豪太郎〕

5.4 小児の麻酔

Point
- 小児は成人の単なる小型版ではなく，小児麻酔では，小児の生理・解剖の特徴や特殊性およびそれらの年齢による相違の理解が必要である．
- 良い小児麻酔を遂行するためには親との関係も重要であり，術前外来では，患者情報を十分に引き出すとともに麻酔について十分な情報を与え安心させることが必要である．

1 小児の生理学的特徴

▶ **循環**：小児では心拍出量が主に心拍数に依存する．とりわけ新生児，乳児では左室拡張能が低く1回拍出量の調節能に乏しいので，徐脈になるとそのまま心拍出量が低下する．徐脈の3大原因は①低酸素血症，②麻酔薬過量投与，③迷走神経反射である．年齢ごとの心拍数の違い(**表5.4.1**)[1,2]を知り，徐脈に備えてアトロピン(0.01〜0.02 mg/kg)をただちに投与できるようにしておくことが大切である．

血圧低下の主たる原因は循環血液量減少である．小児では成人よりも体重あたりの水分量が多く，脱水に陥りやすい．維持輸液の計算に4-2-1ルールを用いる(**表5.4.2**)[1-3]．出血量が多く見込まれる手術では輸血必要量(**表5.4.3**)[2,3]を計算しておく．

▶ **呼吸**：小児は成人よりも体重あたりの酸素消費量が多い(**表5.4.4**)[1,3]．機能的残気量が少ないため，短時間の無呼吸で急速に低酸素血症になる．低酸素血症に陥った場合，成人では頻脈となるのに対し，小児では徐脈となる．

新生児や未熟児の気管挿管時の無呼吸許容時間は非常に短い．すみやかな挿管が求められる．全身状態不良の患児，麻酔科医が新生児の気管挿管手技に不慣れな場合などには，アトロピン0.02 mg/kg，リドカイン1.0 mg/kgおよびフェ

表5.4.1　年齢と心拍数・血圧

年齢	心拍数 (bpm)	収縮期血圧 (mmHg)
早産児	140	50
新生児	140	60
6か月	120	70
1歳	110	80
5歳	100	90
10歳	90	100
15歳	80	120

上記の数値はあくまでも目安である.

(Frolich MA. 2013[1];香川哲郎ほか. 2008[2]をもとに作成)

表5.4.2　維持輸液量の計算(4-2-1ルール)

体重 (kg)	1時間あたり維持 輸液量 (mL/時)	計算例 (mL/時)
<10	4×体重	体重5kg：5×4=20
10〜20	40+2×(体重−10)	体重15kg：40+(15−10)×2=50
>20	60+1×(体重−20)	体重25kg：60+(25−20)×1=65

(Frolich MA. 2013[1];香川哲郎ほか. 2008[2];中尾慎一編. 2014[3]をもとに作成)

表5.4.3　循環血液量と輸血必要量の計算

年齢	循環血液量 (mL/kg)	Hbを1mg/dL上昇させる のに必要なRBC輸血量 (mL)*
早産児	90	体重×4.3
新生児	80	体重×4
〜2歳	75	体重×3.7
2歳以上	70	体重×3.5

*濃厚赤血球液(RBC)はヘマトクリット60%, ヘモグロビン(Hb)約20mg/dLに調整されているので, Hbを1mg/dL上昇させるのに必要なRBC輸血量は循環血液量/20 (mL)となる.

(香川哲郎ほか. 2008[2];中尾慎一編. 2014[3]をもとに作成)

ンタニル0.2〜0.5μg/kgを投与し, 自発呼吸を温存した覚醒下挿管を選択する.
- ▶ **中枢神経**：小児は痛みの閾値が低い(痛みを感じやすい). 幼児は年長児よりも閾値が低い. 小児では痛み刺激に対す

表5.4.4 機能的残気量と酸素消費量，無呼吸許容時間

年齢	機能的残気量 (mL/kg)	酸素消費量 (mL/kg/分)	無呼吸許容時間* (sec)
新生児	17	10	20
小児	20	8	30
成人	50	4	150

*無呼吸許容時間：無換気となってからdesaturationするまでの時間．
（Frolich MA. 2013[1]；中尾慎一編．2014[3]をもとに作成）

る反応（心拍数増加，血圧上昇，頭蓋内圧上昇，神経内分泌反応亢進など）が成人よりも顕著に現れる．

吸入麻酔薬の最小肺胞濃度（MAC）は，乳児では年長児や成人よりも高い．乳児では麻酔維持に高濃度の吸入麻酔薬が必要である．小児は成人よりも①血液/ガス分配係数が小さい，②肺胞換気量/機能的残気量比が大きい，③組織/ガス分配係数が小さい．そのため低年齢ほど麻酔導入が速い．新生児では短時間で心抑制をきたす濃度に達しやすいため，徐脈・心停止に留意し，導入時に高濃度の吸入麻酔薬を使用しない．

小児では静脈麻酔薬やオピオイドの分布容積が大きい．体重換算での投与量では成人よりも血中濃度が低くなる．6か月未満の小児では肝代謝能が未熟なため作用が遷延する可能性がある．

新生児・乳児では，肝代謝能が未熟でタンパク結合率が低いため，局所麻酔薬の血中濃度が高くなりやすい（＝局所麻酔薬中毒が生じやすい）．6か月未満の小児では局所麻酔薬用量を減らす．

▶ **体温**：小児は体重に比して体表面積が大きいので，放射・対流・伝導・蒸散による熱の喪失が多い．3か月未満の小児の体温維持は非ふるえ熱産生（褐色脂肪細胞の代謝亢進による熱産生）に依存している．新生児では褐色脂肪細胞が少ないため，いったん低体温となると自身の熱産生では復温することが困難である．36℃未満の低体温が持続すると末梢循環不全，アシドーシスに陥るので，体温保持に

努める.
体温保持のため,手術室温を上げる(28℃以上),四肢をラップで覆う,加温ブランケット(温風・温水式)を使用するなどの対策を講じる.

2 小児の解剖学的特徴

▶ **心臓**:小児は右室の壁が厚く内腔が大きい「右室優位」の心臓であり,左室の1回拍出量が少ない.また,心筋の収縮組織が少なく支持組織が多いため,収縮・拡張能に乏しい(=1回拍出量の調節能が低い).そのため,心拍出量が心拍数に大きく依存している.循環血液量低下はそのまま心拍出量低下に直結する.

▶ **気道**:新生児,乳幼児はほぼ鼻呼吸である.鼻腔が狭く,わずかな分泌物貯留によって容易に気道が閉塞する.

小児は小さな口腔に対して舌が大きい.頸部前屈位とすると気道が閉塞する.術後,覚醒するまでは頸部後屈位や側臥位とする.

喉頭の位置が高い(C3-4レベル).喉頭蓋は長くU字型をしており,成人のように喉頭蓋谷にブレードをかけると喉頭展開しにくいことがある.ブレードを喉頭蓋に直接かけると展開しやすい(直型ブレードが好ましい).

気管粘膜上皮は胚細胞に富んでいる.機械刺激による損傷で浮腫をきたしやすい.

Column

1に気道,2に気道,3に気道

研修医のころ,当時の指導医から「小児麻酔で大切なことを3つあげよ」と質問された.心奇形合併の有無? 上気道炎症状の有無? 術後鎮痛法の選択?…などとぶつぶつ返答していると,指導医から「気道,気道,気道!」と叱責された.小児の気道の特徴を理解せずに小児麻酔を行ってはいけないということである.

3 術前診察

▶ **情報収集**：親・保護者から病歴を聴取する．気管支喘息，アレルギー，熱性痙攣や上気道炎などの有無を確認する．出生時の状況（在胎週数，分娩異常，母体の病歴など）を確認する．早産の場合，修正在胎週数で月齢を計算する．修正60週未満の児では術後無呼吸発作リスクが高いので，オピオイド鎮痛薬を可能な限り使用しないこと，術後の呼吸監視を厳重に行うことなどを計画する．

乳幼児や精神発達遅滞患者では体調や痛みの評価が難しいため，日ごろから接している親・保護者からの情報が欠かせない．

発育歴，発達歴に異常がないかを確認する．母子分離の程度や精神発達レベルなども重要な情報である．話はできるか，説明が理解できるか，怖がっているのかなどの情報から，前投薬の必要性の有無，母児同伴入室の可否，麻酔導入方法（マスクによる緩徐導入，血管路確保後の急速導入）などを計画する．

かぜをひいていないかを確認する．上気道炎症状がある場合や症状消退から2週間以内の場合，呼吸器合併症（気管支喘息，喉頭痙攣や術後肺炎など）のリスクが高いため，手術を延期すべきである．「かぜスコア」（**表5.4.5**）[3]で評価し，5点以上の場合は手術の延期が望ましい．

▶ **検査データ**：生来健康な児では，手術に必要なもの以外の検査（血算，胸部X線など）は不要である．丁寧な問診と注意深い診察が最も重要である．

▶ **術前指示**：絶飲食時間を指示する．親・保護者に絶飲食の意義（麻酔導入時の嘔吐による窒息，誤嚥性肺炎予防など）を説明し，患児が勝手に飲食しないように指示時間遵守を指導する．小児では長時間の絶飲食によって低血糖，脱水や代謝性アシドーシスをきたしやすいため，必要最小限の絶飲食時間にとどめる（**表5.4.6**）[1,3]．

必要であれば前投薬を指示する．麻酔導入円滑化，迷走神経反射抑制，口腔・気道分泌物減少などの効果を期待して

表5.4.5　かぜスコア

各項目1点
1. 鼻閉，鼻汁，くしゃみ
2. 咽頭発赤，扁桃腫脹
3. 湿性咳，喀痰，嗄声
4. 呼吸音異常
5. 発熱（乳児：38.0℃，幼児：37.5℃以上）
6. 食思不振，嘔吐・下痢
7. 胸部X線写真異常
8. 白血球増多（乳児：12,000/mm^3，幼児：10,000/mm^{3}以上）
9. 手術前2週間以内のかぜ
10. 生後6か月未満

0〜2点：低リスク群，3〜4点：境界群，5点以上：高リスク群．

(中尾慎一編．2014[3])

抗不安・鎮静薬を前投与する．ミダゾラム（0.5〜0.75 mg/kg，手術室入室30分前）やジアゼパム（0.5〜0.7 mg/kg，入室1時間前）がよく処方される．

4 小児麻酔手技

▶ **マスク換気**：小児のマスク換気に強い力は不要である．マスクを軽く患児の顔に当て，顎をやさしく挙上する．中指，環指，小指を顎骨に沿うようにおき，軟部組織を押し込まないようにする．環指で顎下部を押し込んでしまうと気道が狭くなりマスク換気が困難になる．
小児は頭部が大きいため枕をすると前屈位になりやすい．口腔内に占める舌の割合が大きいので，前屈位では気道が非常に狭くなる．枕をしない，あるいは肩枕を入れて後屈気味にするとマスク換気を行いやすい．

▶ **気管挿管**
①喉頭鏡とチューブ：適切なサイズの喉頭鏡とチューブを準備する（**表5.4.7**）[2,3]．しかし製剤により外径が異なるので注意が必要である．術前に，胸部X線で気管径を測定

表5.4.6 術前絶飲食時間

摂取物	絶飲食時間(時間)
固形物	6〜8
人工乳・牛乳	6
母乳	4
清澄水	2

清澄水とは,水,茶,ジュース(果肉を含まない)などである.
果肉,アミノ酸や脂質を含む飲料は胃内停滞時間が延長する.

(Frolich MA. 2013[1];中尾慎一編. 2014[3]をもとに作成)

し,外径(内径ではない)から気管チューブを選択することも有用である.最近,小児の気管の最狭小部位は輪状軟骨部ではなく成人と同様声門部であること,カフありでも術後の喘鳴は増えないことが報告され(ポリウレタン製の薄いカフ製剤のマイクロカフ®使用),かなり小さな児でも①チューブ交換の低下,②誤嚥防止,③リークの抑制などから,カフありが推奨されだしている.日本でも最近,このマイクロカフ®チューブが使用可能になった.サイズが合わなかった際にすぐに入れ替えられるよう,1サイズ太い・細いチューブも準備する.

②開口:口腔内へ指を入れる手技(クロスフィンガー法など)では,指がじゃまになり喉頭鏡を挿入するスペースや視野を確保できない.手根部を児の前額に軽く押し当て,中指で下顎を押し開く(**図5.4.1**).

③口腔内へ喉頭鏡を挿入:小児の舌は相対的に大きいので,舌をしっかりよけてからブレードを喉頭蓋まで進める.舌のよけ方が不十分な場合,声門観察は可能でも挿管は難しい.気管チューブを挿入する際にチューブと舌で視野がさえぎられ,声門が隠れてしまうからである.

④声門観察:小児の喉頭蓋はU字型で長いので,喉頭蓋谷にブレードを挿入しても喉頭展開が困難な場合がある.1歳未満の児では,直型ブレードを喉頭蓋の下に軽く「引っかける」ように進めるとよい.

⑤気管チューブ挿入:挿管操作を愛護的に行う.チューブ

表5.4.7 年齢と気管チューブサイズ

年齢	気管チューブ内径 (mm)
早産児	2.5～3.0（カフなし）
新生児	3.0（カフなし）
6か月	3.5（カフなし）
1歳	4.0（カフなし）
2歳	4.5（カフなし）
5歳	5.0（カフあり），4.5（カフあり）
8歳	5.5（カフあり）

「新生児3.0 mm，1歳4.0 mm，5歳5.0 mm」を基準に記憶する．
(香川哲郎ほか．2008[2]；中尾慎一編．2014[3]をもとに作成)

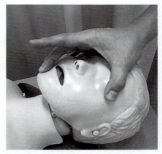

図5.4.1 小児の開口手技
手根部を額におき頭部を包み込んで押さえ，中指で下顎を押し下げるようにして開口させる．

挿入時に抵抗がある場合には無理に進めず，1サイズ細いチューブに変更する．気道内圧20～30 cmH$_2$O程度でエアリークするチューブサイズが適切である．

▶ ラリンジアルマスクエアウェイ（LMA）：LMAは気管挿管に比べ，気道損傷が少ない，筋弛緩薬が必要ないなどの利点がある．しかし，小児では成人よりも換気困難となりやすい．

LMA留置中に十分な麻酔深度を保つことが最重要である．浅麻酔状態でのLMA留置はフィット不良，喉頭痙攣や嘔吐・誤嚥などを生じやすい．かぜぎみで気道分泌物が多い患児では，分泌物による喉頭痙攣リスクが高く，分泌物吸引も困難（吸引操作による喉頭痙攣リスクも高い）なので，LMAよりも気管挿管を選択するほうが賢明である．

LMAサイズ選択基準：「サイズ番号^2×5＜適応体重（kg）」である．たとえば，サイズ2のLMAであれば2^2×5＝20 kg未満の児で適応となる．

> **Column**
>
> **喉頭痙攣**
>
> 喉頭痙攣とは,上喉頭神経刺激による咽頭・喉頭筋の持続的な収縮による声門閉鎖である.浅麻酔下の気道刺激などによって起こりやすい.小児の喉頭痙攣では完全気道閉塞となることが多く(成人では不完全閉塞が多い),低酸素血症,徐脈,心停止,肺水腫,誤嚥などのリスクが高い.喉頭痙攣は1歳未満や上気道炎を合併している場合に生じやすい.
>
> 喉頭痙攣となった場合,まず,①応援を呼び,②気道刺激の原因(分泌物,経口エアウェイやLMAなど)を取り除き,③下顎角の下部(laryngospasm notch)を圧迫しながらしっかりとマスクをフィットさせ,100%酸素で気道内陽圧をかけ,麻酔を深くする.それでも解除しなければ,④筋弛緩薬(スキサメトニウム 0.1 mg/kg)を投与し,⑤高度徐脈に至る前にすみやかに気管挿管する.

引用文献

1) Frolich MA. Pediatric Anesthesia. In: Butterworth JF, et al, editors. Morgan & Mikhail's Clinical Anesthesiology. 5th ed. New York: McGraw-Hill; 2013. pp.877-905.
2) 香川哲郎ほか.小児麻酔の基礎知識.前川信博監.臨床小児麻酔ハンドブック.改訂2版.東京:診断と治療社;2008.pp.44-105, 306-8, 310, 311.
3) 中尾慎一ほか.小児の麻酔.中尾慎一編.わかりやすい麻酔科学―基礎と実戦.東京:中山書店;2014. pp.131-5.

参考文献

・蔵谷紀文ほか訳.小児と成人の根本的な相違点.蔵谷紀文監訳(Holzman RS, et al, editors).小児の麻酔.東京:メディカル・サイエンス・インターナショナル;2011. pp.3-18.

〔武田敏宏,白神豪太郎〕

5.5 産科の麻酔

Point
- 妊娠による生理的変化によって,麻酔時の気道確保困難,低酸素血症,誤嚥のリスクが高まる.
- 胎児に影響を与える薬剤を避け,やむをえずこれらを投与するときにはリスクとベネフィットのバランスを考慮する.
- 帝王切開術では可能な限り脊髄くも膜下麻酔を選択するが,緊急性の高いときには全身麻酔とする.

1 妊娠による生理的変化と麻酔・周術期管理との関連

▶ **血液,循環器系**:妊娠12週から循環血液量が増加し,妊娠中期には35%増加する.血液量増加が赤血球増加を上回るため生理的貧血となる.凝固因子が増加し,凝固亢進状態となる.

心拍出量は妊娠8〜10週から増加し,妊娠8か月で非妊時の40〜50%増加する[1].正常妊婦では末梢血管抵抗低下のため血圧は上昇しない.妊娠子宮により下大静脈が圧迫されると静脈還流量が減少し血圧が低下する(仰臥位低血圧症候群)[1,2](図5.5.1).

子宮胎盤血流は子宮動脈と子宮静脈の圧較差に比例し,子宮血管抵抗に反比例する.仰臥位低血圧症候群や脊髄くも膜下麻酔による母体低血圧のため子宮動脈圧が低下し,胎盤血流が低下する.呼吸性アルカローシス,血管収縮薬投与などでも子宮胎盤血流が減少する.

▶ **呼吸器系**:毛細血管拡張により気道粘膜が広範囲に浮腫をきたし,気道確保困難リスクが高まる.気管チューブは細めのものを選択する.

妊娠子宮により横隔膜が挙上し機能的残気量が20%減少する.酸素消費量も増大しているため,無呼吸によってす

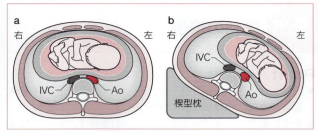

図5.5.1 仰臥位低血圧症候群と子宮左方移動
仰臥位では妊娠子宮によって下大静脈（IVC）と大動脈（Ao）が圧迫される．IVC圧迫により静脈還流量（前負荷）が減少し，心拍出量，血圧が低下する（仰臥位低血圧症候群）(a)．子宮を左方移動することによってIVC圧迫が解除される(b)． (Lucero JM, et al. 2011[2])

みやかに低酸素血症をきたす[1]．分時換気量は非妊時よりも50％増加し，呼吸性アルカローシスとなる．
▶ **消化器系**：妊娠子宮による圧迫，食道下部括約筋筋力低下，胃酸分泌亢進，胃内容排泄時間延長などにより胃内容逆流が起こりやすい．
妊娠後期の妊婦は誤嚥リスクが高い．フルストマックとして扱う．
▶ **神経系**：吸入麻酔薬の最小肺胞濃度（MAC）が25〜40％減少する．静脈麻酔薬・鎮静薬，オピオイド鎮痛薬に対する感受性も亢進する．
局所麻酔薬に対する感受性が亢進する．硬膜外麻酔や脊髄くも膜下麻酔に必要な局所麻酔薬の必要量が減少する．硬膜外静脈が怒張し，硬膜外腔容積や脊柱管内脳脊髄液量が減少する．
▶ **腎臓**：腎血流と糸球体濾過量が増加する．血液尿素窒素とクレアチニン値は低下する．

2 妊娠と薬物

妊娠中の薬剤投与は胎児へのリスクがある（**表5.5.1**）[3]．

表5.5.1 妊娠時期による薬物の影響

時期	胎児の状態	催奇形性
受精後2週間(妊娠4週)以前	薬剤により胎芽死亡(流産)の可能性がある.死亡しなければ完全に修復される(all or none)	一般的に催奇形性はないが,蓄積性のある薬物では完全に否定はできない
妊娠4〜7週	中枢神経系,心臓,四肢,消化管などの重要臓器が発生・分化する	催奇形性に対して最も敏感
妊娠8〜15週	性器分化や口蓋閉鎖が起こる.細胞数,細胞サイズの増加.器官系構造のリモデリング	催奇形性という意味で胎児の感受性は次第に低下する.小奇形は起こりうる
妊娠16週〜分娩	20〜24週までに原始肺胞が形成され界面活性物質の産生が始まる.22週は生育限界といわれる	催奇形性という意味では胎児への影響はない.発育抑制,子宮内胎児死亡など胎児毒性をきたす可能性がある

(木内恵子,2002[3])

ヒトで催奇形性が証明されている薬剤(アミノグリコシド,テトラサイクリン,非ステロイド性抗炎症薬〈NSAIDs〉,フェニトイン,フェノバルビタール,カルバマゼピン,バルプロ酸ナトリウム,アンジオテンシン変換酵素〈ACE〉阻害薬,アンジオテンシンⅡ受容体拮抗薬〈ARB〉,ワルファリンなど)は比較的少ない[4].これらの薬剤は妊婦への投与を避けなければならないが,治療上必要な薬剤については,有益性と危険性のバランスを考慮して投与する.

胎児期の短時間の手術・麻酔により先天性奇形発生頻度が増加することはないと考えられている.ただし,脳の発達に及ぼす麻酔薬曝露の長期的な影響の可能性を否定できない.

母体に投与された薬物は胎盤を通過して胎児に移行する.薬物の胎児移行性は拡散能,濃度勾配,表面積,拡散距離などで決定される.大きい分子量,低い脂溶性,高いタンパク結合度,高いイオン化率のものほど胎盤を通過しにくい.母乳中への薬物通過性は胎盤とほぼ同等と考えてよい.

ベンゾジアゼピン，吸入麻酔薬，プロポフォール，フェンタニル，レミフェンタニル，ブピバカインやロピバカインなどは分子量が小さく脂溶性が高く，胎盤を容易に通過する．筋弛緩薬は水溶性で，イオン化率が高く，分子量も大きいので胎盤を通過しにくい．

胎児が局所麻酔薬中毒を起こす濃度は母体よりも高いため，母体に対し安全に使用できる範囲での胎児への悪影響は報告されていない．

3 産科的合併症

- **妊娠高血圧症候群**（pregnancy-induced hypertension：PIH）：PIHは妊娠20週以後分娩後12週までに高血圧がみられる場合，または高血圧にタンパク尿を伴う場合のいずれかでかつこれらの症候が偶発合併症によらないものと定義されている．全身の血管収縮と血管内皮損傷が病態と考えられており，高血圧，タンパク尿，浮腫を呈する．
PIHのうち，妊娠20週以後に初めて痙攣発作を起こしたものは子癇と定義される．脳血管障害や肺水腫，腎不全で死亡することがある．
血圧管理のため降圧薬（メチルドパ，ヒドララジン，Ca拮抗薬やβ遮断薬など）を使用する．痙攣予防に硫酸マグネシウムを投与する．早期娩出を計画する．
- **前置胎盤**：胎盤が内子宮口を覆っている状態をいう．分娩の進行により出血をきたし，胎盤剥離後止血困難となる場合がある．癒着胎盤の危険性もあり，原則的に計画的帝王切開術を行う．大量出血や子宮全摘出術への対応準備が必要．麻酔方法は原則全身麻酔．
- **常位胎盤早期剥離**：正常な位置にある胎盤が児娩出前早期に剥離する．出血や胎児死亡，凝固機能異常などをきたす．産科的DIC合併も多い（**表5.5.2**)[5]．ただちに娩出する必要があり，緊急帝王切開術の適応となる．麻酔方法は，剥離が軽度なもの以外は，原則全身麻酔．
- **切迫早産**：切迫早産の治療としてβ刺激薬や硫酸マグネシ

表5.5.2 産科DICスコア

			点数
基礎疾患	常位胎盤早期剥離	・子宮硬直,児死亡	5
		・子宮硬直,児生存	4
		・超音波断層所見およびCTG所見による早期剥離診断	4
	羊水塞栓症	・急性肺性心	4
		・人工換気	3
		・補助呼吸	2
		・酸素投与のみ	1
	DIC型後産期出血	・子宮から出血した血液または採血血液が低凝固性の場合	4
		・2,000 mL以上の出血(出血開始から24時間以内)	3
		・1,000 mL以上2,000 mL未満の出血(出血開始から24時間以内)	1
	子癇	・子癇発作	4
	その他の基礎疾患		1
臨床症状	急性腎不全	・無尿(≦5 mL/時)	4
		・乏尿(5<≦20 mL/時)	3
	急性呼吸不全(羊水塞栓症を除く)	・人工換気または時々の補助呼吸	4
		・酸素投与のみ	1
	心・肝・脳・消化管などに重篤な障害(それぞれ4点を加える)	・心(泡沫状喀痰など)	4
		・肝(黄疸など)	4
		・脳(意識障害,痙攣など)	4
		・消化管(壊死性腸炎など)	4
	出血傾向	・肉眼的血尿およびメレナ,紫斑,皮膚粘膜,歯肉などからの出血	4
	ショック症状	・脈拍≧100 bpm	1
		・収縮期血圧≦90 mmHgまたは40%以上の低下	1
		・冷汗	1
		・蒼白	1
検査項目	・血清FDP≧10 μg/mL		1
	・血小板数≦10×10^4/μL		1
	・フィブリノーゲン≦150 mg/dL		1
	・プロトロンビン時間≧15秒(≦50%)またはヘパプラスチンテスト≦50%		1
	・赤沈≦4 mm/15分または≦15 mm/時		1
	・出血時間≧5分		1
	・その他凝固・線溶・キニン系因子の異常		1

該当する項目の点数を加算する.7点以下の場合,その時点ではDICといえない.8〜12点では,DICに進展する可能性が高い.13点以上でDICと判定.DICの確定診断には13点中2点以上の検査項目スコアが含まれる必要がある.

(日本産婦人科・新生児血液学会[5])

ウムなどの子宮収縮抑制薬が投与されている．β作動薬は頻脈，低血圧，低カリウム血症などをきたす．硫酸マグネシウムは軽度血管拡張，筋弛緩薬の作用増強などをきたす．
- **絨毛膜羊膜炎**：子宮内感染症によって胎児の状態が悪化している可能性がある．菌血症の可能性がある場合，麻酔方法は原則全身麻酔．
- **多胎妊娠**：仰臥位低血圧症候群を起こしやすいため，執刀まで子宮左方移動を行う．帝王切開術は脊髄くも膜下麻酔で行うことが多い．

4 術前評価

- **問診・身体所見**：気道評価，絶飲食時間の確認を必ず行う．仰臥位で血圧低下や呼吸困難感がないかどうかを確認する．緊急帝王切開術の場合，娩出までに許容される時間と母体の状態を確認する．脊髄くも膜下麻酔の場合，穿刺部位と穿刺体位維持が可能かどうかを確認する．
- **血液検査**：貧血，凝固機能異常の有無を確認する．
- **胎児の状態**：妊娠週数，発育の程度を確認する．

5 帝王切開術の麻酔

麻酔方法の選択

可能な限り脊髄くも膜下麻酔を選択する．帝王切開の緊急度分類（**表5.5.3**）[6]を参考に，ただちに娩出する必要がある場合は全身麻酔を選択する．産科医と情報を共有する．

脊髄くも膜下麻酔

- **利点と欠点**

 利点：母体の誤嚥や気道確保困難のリスクを回避できる．児に対する薬物曝露が全身麻酔に比較すると少ない．

 欠点：効果持続時間に制限がある．急激な血圧低下，術後の硬膜穿刺後頭痛発症リスクがある[7]．術中麻酔効果減弱や母体バイタルサインが不安定になったときは全身麻酔への変更が必要となる．

表5.5.3　帝王切開緊急度分類（NICE）

カテゴリー	定義	例
1（超緊急手術）	母体あるいは胎児に生命の危険が差し迫っている状態	・急激かつ重度の胎児徐脈 ・臍帯脱出，子宮破裂 ・常位胎盤早期剥離（重症） ・母体のショック・心停止
2（緊急手術）	母体あるいは胎児に生命の危険が差し迫っているわけではないが危機的な状態	・分娩前の出血 ・万全の状態にない母体や胎児が分娩停止となった場合 ・胎児機能不全（遅発一過性徐脈，変動一過性徐脈，遅延一過性徐脈，基線細動の消失など） ・常位胎盤早期剥離（重症でないもの）
3（準緊急手術）	母体あるいは胎児が危機的ではないが，早期の娩出が望まれる状態	・帝王切開予定妊婦が陣痛前に破水した場合 ・母体および胎児の状態は万全であるが分娩停止となった場合
4（予定手術）	母体およびスタッフの都合に合わせて分娩すればよい状態	・すべての予定帝王切開

（中尾慎一編．2014.[6]）

▶ **禁忌**：患者拒否，凝固機能異常，穿刺部位の感染，循環血液量減少，頭蓋内圧上昇など．

▶ **方法**

①必ず全身麻酔の準備も行う．

②L3/4椎間から穿刺．硬膜穿刺後頭痛予防のため25G以下の細い針，あるいはペンシルポイント針を用いる．

③非妊時に比べてくも膜下腔が狭くなっており，非妊時の20～30％少ない量で効果が得られる．0.5％高比重ブピバカインを8～12 mg使用する．等比重ブピバカインに比べて高比重ブピバカインのほうが調節性がよい．

④局所麻酔薬にフェンタニル（10～20μg）を加えると麻酔

効果が増強する．モルヒネ（100〜200μg）を加えると術後も鎮痛効果が延長するが，遅発性呼吸抑制や皮膚搔痒感のリスクがある[7]．

⑤麻酔効果はTh4レベルを目標とする．

⑥交感神経遮断による血圧低下を防ぐため，輸液負荷（晶質液＋ヒドロキシエチルデンプン）と昇圧薬投与（フェニレフリンまたはエフェドリン）を行う[7]．徐脈でなければフェニレフリンを投与する．子宮左方移動（**図5.5.1**）[2]も有効である．

⑦児娩出まで酸素をマスクで投与する．

⑧児娩出後，子宮収縮薬（オキシトシン，麦角アルカロイド，プロスタグランジンF_{2a}など）を投与する．子宮収縮と出血量を確認する．

全身麻酔

▶ **利点と欠点**

利点：迅速な麻酔導入が可能．術中緊急事態への対応が容易．

欠点：気道確保困難，誤嚥，胎児抑制のリスク[7]．

▶ **方法**

①妊婦は挿管困難リスクが高い．挿管困難に備え対策器具を準備する．

②麻酔導入前に3〜5分間，100％酸素吸入による前酸素化を行う．余裕がなければ100％酸素吸入下に深呼吸を数回させる．その間に術者は消毒，ドレープをかけ，手術準備を行う．

③妊婦はフルストマックとして扱う．前投薬として制酸薬，H_2拮抗薬，メトクロプラミドなどの投与を考慮する．輪状軟骨圧迫下に迅速導入を行う．プロポフォール（2〜2.5 mg/kg）とスキサメトニウム（1〜1.5 mg/kg）またはロクロニウム（1〜2 mg/kg）を投与する．気管挿管まで換気をしない．出血性ショック状態であればケタミン（1〜2 mg/kg）を使用してもよい．

④気管挿管後，ただちに手術を開始する．娩出までは亜酸化窒素（50％）あるいは揮発性麻酔薬（0.5〜1 MAC）で維持

する.

⑤母体のPaCO$_2$低下は子宮胎盤血管収縮を起こすので,過換気にしない.

⑥児娩出後,吸入麻酔薬による子宮収縮抑制の影響を減ずるために揮発性麻酔薬を減量する(<0.5 MAC).子宮収縮が悪い場合,全静脈麻酔に変更する.フェンタニル,ロクロニウム,制吐薬(ドロペリドール,メトクロパミドなど)などを投与する.

⑦児娩出後に子宮収縮薬(メチルエルゴメトリンマレイン酸塩,オキシトシン)を投与する.子宮収縮と出血量を確認する.

⑧筋弛緩薬を拮抗し,完全覚醒確認後,抜管する[7].

硬膜外麻酔

娩出まで時間が許容される場合,術後鎮痛のため硬膜外カテーテルを留置し,脊髄くも膜下麻酔や全身麻酔に併用することがある.脊髄くも膜下麻酔時に手術時間が延長した場合に対応可能である.

▶ 利点と欠点

利点:血行動態の変化が緩やか.麻酔範囲の調節が可能.局所麻酔薬追加投与や術後持続投与可能.

欠点:作用発現が遅い.局所麻酔薬の使用量が多いので局所麻酔薬中毒のリスクが高まる.

▶ 方法

①L2/3あるいはL3/4椎間から硬膜外カテーテルを留置する.

②ブピバカイン,レボブピバカインあるいはロピバカインなどを用いる.

③12〜20 mL投与で帝王切開術に必要な麻酔効果範囲が得られる.血圧低下に対して輸液負荷や昇圧薬投与などで対応する.

術後鎮痛

くも膜下オピオイド,硬膜外鎮痛,腹横筋膜面ブロック,IV-PCA(経静脈自己調節鎮痛法)など.オピオイド使用の場合は術後悪心嘔吐(PONV)対策を行う.オピオイドIV-PCA

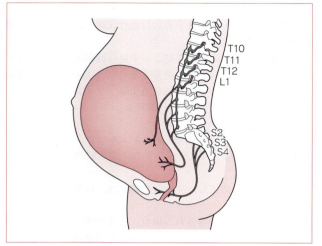

図5.5.2 分娩痛に関する神経路
分娩第1期(子宮口全開大まで)の痛み(内臓痛)は子宮収縮と子宮頸管拡張による．子宮と子宮頸管からの求心線維は交感神経とともに脊髄(Th10-L1)に至る．分娩第2期(子宮口全開大から娩出まで)の腟・会陰部の痛みは体性痛である．腟・会陰部からの求心線維は陰部神経を介して脊髄(S2-S4)に至る．

(Lucero JM, et al. 2011[2])

では母乳にオピオイドが混入する．

6 経腟分娩の麻酔(無痛分娩)

▶ **分娩時の痛み**(図5.5.2)[2]：分娩時の痛みや不安を緩和するために全身投与される薬剤は，胎盤を通過し胎児抑制の可能性がある．

▶ **麻酔法**：硬膜外麻酔が最もよく用いられる．分娩時の努責を可能とするため局所麻酔薬は低濃度とし，運動神経遮断を避ける．血管内誤注入による局所麻酔薬中毒やくも膜下投与による運動神経遮断の合併症を避けるため，0.25％ブピバカインあるいは0.2％ロピバカインを分割投与する[7]．

Th10までの痛覚低下を確認し，以後，0.1％ブピバカインまたはロピバカインを6〜10 mL/時で持続投与し，娩出まで継続する．低血圧が起こりやすいので，開始後30分間は血圧を5分間隔で測定，その後15分間隔で測定する[7]．輸液負荷や昇圧薬投与で低血圧を積極的に治療する．胎児心拍もモニターする．

7 妊娠中の非産科手術の麻酔

急性虫垂炎，急性胆嚢炎，卵巣嚢腫捻転などの急性腹症の手術，脳腫瘍や脳動脈瘤，冠動脈疾患，褐色細胞腫の手術などがある．可能ならば器官形成期後（妊娠中期以後）に手術を行う．母児の安全と手術の必要性を十分に考慮する．また，できるだけ全身麻酔を避け，局所麻酔，脊髄くも膜下麻酔，硬膜外麻酔などで行う．

文献

1) Flood P, Rollins MD. Anesthesia for Obstetrics. In：Miller RD, editor. Miller's Anesthesia. 8th ed. Philadelphia：Elsevier；2015. pp.2329-58.
2) Lucero JM, Rollins MD. Obstetrics. In：Miller RD, Pardo Jr MC, editors. Basics of Anesthesia. 6th ed. Philadelphia：Elsevier；2011. pp.514-45.
3) 木内恵子．妊娠早期または妊娠の可能性がある患者での非婦人科手術の麻酔．岩崎寛編．よくある術前合併症の評価と麻酔計画．東京：文光堂；2002. pp.146-8.
4) 林　昌洋．妊婦への投薬に際して注意すべき薬物群．薬事 2011；53：1085-9.
5) 日本産婦人科・新生児血液学会ホームページ（http://www.jsognh.jp/dic/）
6) 中尾慎一編．産科の麻酔．わかりやすい麻酔科学—基礎と実戦．東京：中山書店；2014.　pp.136-8.
7) 照井克生，保科真由．産科における麻酔．Fetal & Neonatal Medicine 2012；4：26-31.

（宮脇有紀，白神豪太郎）

5.6 脳神経外科手術の麻酔

Point
- 脳神経外科手術では，脳灌流圧，脳血流量，頭蓋内圧に留意して麻酔関連薬剤や麻酔管理を選択する．また術中は血圧と頭蓋内圧管理のため観血的動脈圧ラインを設置する．
- 脳灌流圧は60〜70 mmHgを目標に管理する．
- 通常，脳神経外科手術は気管挿管による全身麻酔で行うが，覚醒下手術では自発呼吸下に管理することが多い．覚醒中に悪心や痙攣をきたすことがあり，薬剤が無効な場合は手術中止も考慮する．

1 術前評価

意識レベル，神経症状，頭蓋内圧亢進，術前投与薬，電解質異常などにとくに注意が必要である．

- **意識レベル**：JCSまたはGCSで評価する．意識レベル低下がみられる場合はその原因を検索する．意識障害がある場合，麻酔薬投与量減量，術後の人工呼吸管理や集中治療管理を考慮する．
- **神経症状**：麻痺や痙攣，その他の神経症状とそれらの増悪因子を把握する．
- **頭蓋内圧（ICP）亢進**：頭痛，嘔吐，血圧上昇，うっ血乳頭などの臨床症状とCT画像上のmidline shiftなどからICP亢進状態を評価する．
- **術前投与薬**：ICP亢進に対する投薬（グリセオール®やマンニトール，ステロイドなど）状況を把握する．これらが投与されている場合，体液・電解質バランスがくずれやすいので，その評価を行う．抗痙攣薬を投与されている場合，手術当日まで継続する．

表5.6.1　麻酔関連薬の脳循環，脳代謝に与える影響

薬剤	脳血流量	頭蓋内圧	脳代謝
セボフルラン	→or↑	→or↑	↓
デスフルラン	→or↑	→or↑	↓
亜酸化窒素	↑	↑	↑
バルビツレート	↓	↓	↓
プロポフォール	↓	↓	↓
ケタミン	↑	↑	↑
フェンタニル	→or↓	→or↓	→or↓
レミフェンタニル	→or↓	→or↓	→or↓

↑：増加，↓：低下，→：変化なし．

2　術中管理

　麻酔薬選択，ICPコントロール（脳灌流圧維持）がとくに重要である．血圧とICPコントロールのため観血的動脈圧ラインを設置する．

▶ **麻酔薬選択**：ケタミンと亜酸化窒素は脳血流量（CBF），ICP，脳代謝を増加させるので用いない（**表5.6.1**）．麻酔薬としてはセボフルラン，デスフルラン，プロポフォール，鎮痛薬としてはレミフェンタニル，フェンタニルがよく用いられる．MEP（運動誘発電位）や体性感覚誘発電位（SEP）をモニターする場合は，誘発電位への影響が少ないプロポフォールが適する．ただし，プロポフォールも濃度依存性に誘発電位を抑制するので，BISなどをモニターし必要最少量の投与にとどめる．筋弛緩薬効果残存時はMEPをモニターできないので，筋弛緩薬は導入時のみの使用とするが，頭を動かしたりする際などバッキングの危険性がある場合には，麻酔深度を深くする．

▶ **頭蓋内圧（ICP）コントロール（表5.6.2）**[1]：ICPは脳脊髄液，脳血流，脳間質液，脳実質容積などに影響される．脳は頭蓋という閉鎖腔にあるため脳血流が増える（脳血管が拡張する）とICPが上昇する．脳血流量は高二酸化炭素血

表5.6.2 頭蓋内圧 (ICP) を低下させる方法

1) 脳脊髄液 (CSF) 量を減らす
   - 脳脊髄液ドレナージ (脳室ドレーン, 腰椎ドレーン)
   - 利尿薬 (フロセミド, アセタゾラミド)
2) 脳内血液量を減らす
   a) 脳血流量 (CBF) を減らす
      - 静脈麻酔薬を選択
      - 過換気 ($PaCO_2 < 35$ mmHg)
      - 脳血管拡張薬 (揮発性吸入麻酔薬など) を避ける
      - 過剰高血圧を避ける：気管挿管, 頭部固定時や執刀時のオピオイドや局所麻酔薬投与
      - 過剰輸液を避ける
   b) 脳静脈還流を増やす
      - 頭部挙上
      - 頚静脈の圧迫を避ける
      - 過剰な気道内圧上昇 (バッキング) やPEEPを避ける
3) 脳浮腫を軽減する
   - マンニトール, グリセオール®
   - ステロイド
   - 外科手術：外減圧術, 内減圧術, 占拠性病変 (腫瘍など) 切除
   - 脳虚血とそれによる脳浮腫を避ける
   - 軽度低体温

(Talke P. et al. 2011[1]) より作成)

症で増加し, 低二酸化炭素血症で減少する. したがって, 一般にICP亢進状態のときは$PaCO_2$をやや低め (30〜35 mmHg), 脳虚血のときは$PaCO_2$を正常ないしやや高め (40〜45 mmHg) に維持する. 気道内圧の上昇は脳静脈還流を阻害しICPを上昇させる. 脳虚血や脳浮腫あるいは病的血管では, 脳血流の自己調節能が破綻する (**図5.6.1**) ので厳密な血圧コントロールが必要である.

▶ **脳灌流圧の維持**：脳灌流圧は正常で50 mmHg以上必要であり, 脳外科手術においては脳灌流圧60〜70 mmHgを目標に管理する.

$$脳灌流圧 = MAP (平均動脈圧) - ICP$$

▶ **血糖管理**：ブドウ糖は脳の単一エネルギー源である. 低血糖は脳の不可逆的障害を引き起こし, 高血糖は脳虚血障害

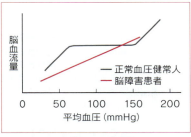

図5.6.1 脳血流量の自動調節
正常血圧健常人では，平均血圧が約70～150 mmHgの範囲で脳血流量はほぼ一定である（脳血流量の自動調節）[2]．脳障害（頭部外傷，脳虚血，くも膜下出血患者など）患者では自動調節能が破綻し，脳血流量は血圧に依存して変化する．

を増悪させるので，適正な血糖管理が重要である．しかし，インスリンを使用してのあまり厳密な血糖管理はかえって低血糖リスクを増大させる．

3 脳腫瘍

ICPコントロールを行う（**表5.6.2**）[1]．セボフルラン，デスフルラン麻酔はCBFを軽度増加させるので，やや過換気で管理する[3]．下垂体腫瘍切除術では術中から尿崩症をきたすことがある．尿量の推移に注意し，尿崩症を疑うときは尿比重，尿・血清電解質を測定する．後頭蓋窩腫瘍手術などで座位となる場合は空気塞栓に留意する．

4 脳血管手術

▶ **脳動脈瘤クリッピング**：脳動脈瘤破裂の手術の多くは緊急手術であるので，フルストマックの可能性に留意する．動脈瘤（再）破裂の危険性があるので，過度の高血圧や急激

> **Column**
>
> **空気塞栓**
>
> 座位手術など術野が右房より高く，術野の静脈圧がCVPより低く陰圧になると，損傷静脈から空気を引きこみ空気塞栓症を起こすことがある．とくに，脳静脈洞などの骨壁に囲まれた静脈は虚脱しないので空気が入りやすい．大量の空気による塞栓は肺動脈流出路障害を起こし，ガス交換不能（低酸素血症，高二酸化炭素血症，$EtCO_2$低下），急性右心不全（心拍出量低下，ショック）となる．経食道心エコーで空気像がみられ，胸壁ドプラ聴診器で水車音が聴取される．空気塞栓を発見したら以下の処置を行う．
> ①右房カテーテル（あらかじめ留置）で空気を吸引，術野を生理食塩水で満たす．
> ②PEEP付加（CVP上昇），頚静脈圧迫．
> ③低血圧の場合，輸液負荷やカテコラミン投与．
> 亜酸化窒素は塞栓空気をさらに膨張させるので使用しない．

な血圧上昇を避ける．とくに，気管挿管，頭部ピン固定，執刀時には血圧が上昇しやすいので，麻酔深度を深めにする，あるいはオピオイドや局所麻酔薬を投与するなどの対策をとる．硬膜切開後は侵害刺激強度が低いので，過度の低血圧にならないように調整する．破裂予防のために，動脈瘤に向かう動脈に一時的クリップを行う場合，クリップ後の脳動脈攣縮を避けるために，術前よりやや血圧を高めに維持する．

▶ **頚動脈内膜剥離術（CEA）**：頚動脈内膜剥離術患者は高血圧，冠動脈疾患，全身の動脈硬化性病変を高率に合併する．日常の血圧変動幅，冠動脈病変の部位と程度，患側・対側の頚動脈狭窄病変の部位と程度や脳循環予備能を評価する．手術は区域麻酔（浅・深頚神経叢ブロック＋局所浸潤麻酔）で可能であるが，日本では全身麻酔下に行われることが多い[3]．区域麻酔の場合は術中に意識レベルや神経症状を確認できるが，全身麻酔の場合は脳虚血検知のために，脳波，頚動脈断端圧，経頭蓋ドプラ，近赤外線分光法（NIRS），SEP，MEPなどをモニターする．日常血圧を目安に血圧管理を行い

(normotension)，$PaCO_2$を正常に維持し(normocapnea)，循環血液量を正常に保つ(normovolemia)．モニターで脳虚血を疑う際には，血圧を10〜30％程度高く維持する．遮断解除後は過灌流症候群を防止するために，日常血圧以上の高血圧にならないように血圧をコントロールする．

> **Column**
>
> **過灌流症候群**
> 再灌流後の脳血流量の急激な増加により，頭痛，痙攣，局所神経症状を呈する症候群で，脳浮腫や頭蓋内出血が惹起されることもある．CEA術後のほか，頚動脈ステント留置術(CAS)やその他の血行再建術後にも生じうる．CEAの場合，術後1週間は厳密な血圧コントロールが必要である．血圧コントロール下でも発症する場合，プロポフォールによる鎮静が必要となる．

▶ **動脈吻合手術**：もやもや病，内頚動脈または中大脳動脈の閉塞ないし高度狭窄に対し，浅側頭動脈-中大脳動脈(STA-MCA)吻合術が行われる．術中管理はCEAに準じ，normotension, normocapnea, normovolemiaに維持する．

5 覚醒下手術

覚醒下手術(awake craniotomy)は，主に言語野周辺の病巣に対して，開頭手術中に患者を覚醒させ，大脳皮質の機能を確認しながら病巣を切除する手術である．覚醒前，覚醒中，覚醒後でそれぞれ注意すべき管理上のポイントがある．

▶ **覚醒前（麻酔導入〜開頭）**：プロポフォールで鎮静し，ラリンジアルマスク(LMA)留置あるいはフェイスマスクで自発呼吸下に管理することが多い．侵害刺激(主に頭部ピン固定と皮膚切開)対策として，神経ブロック(大・小後頭神経ブロック，眼窩上神経ブロック，滑車上神経ブロックなど)＋局所浸潤麻酔を行う．術中の刺激による血圧，心拍数上昇がある場合，術野で局所麻酔薬を追加投与する．局所麻酔薬が過量になりやすいので，局所麻酔薬中毒に注

意する.補助鎮痛として少量のレミフェンタニル(0.02〜0.05μg/kg/分)あるいはデクスメデトミジン(0.1〜0.2μg/kg/時)投与が行われることがある.レミフェンタニル投与の場合,LMAで気道確保し調節呼吸を行い,悪心・嘔吐対策として制吐薬(デキサメタゾン,オンダンセトロンなど)を予防投与する.デクスメデトミジンは半減期が長いので覚醒が遅れることがある.

▶ **覚醒中(脳機能のマッピング〜病巣切除)**:鎮静・鎮痛薬投与を中止し,覚醒後LMAを抜去する.聴診,呼気二酸化炭素モニターなどで自発呼吸,気道開通性を確認する.悪心・嘔吐が約10%にみられる.悪心があれば手術操作を中断し,制吐薬を投与する.脳機能マッピングの際の電気刺激で痙攣が誘発されることがある.痙攣が生じた場合,手術操作を中断し脳表を冷却する.無効な場合,プロポフォールあるいはフェニトインを投与し,それでも痙攣が消失しない場合や意識レベル低下があれば手術を中止する.

▶ **覚醒後(閉頭)**:プロポフォール鎮静・鎮痛薬としてレミフェンタニルまたはフェンタニルあるいはデクスメデトミジン投与,LMAあるいはフェイスマスクで管理することが多い.

文献

1) Talke P & Flexman A. Central nervous system disease. Miller RD, et al, editors. Basics of Anesthesia. 6th ed. Philadelphia:Elsevier/Sanders;2011. p.479.
2) Drummond JC, et al. Anesthesia for neurologic surgery. In:Miller RD, editor. Miller's Anesthesia. 8th ed. Philadelphia:Elsevier;2015. p. 2158-99.
3) 中尾慎一編.わかりやすい麻酔科学―基礎と実戦.東京:中山書店;2014. p. 139-42.

〔田家 諭,白神豪太郎〕

5.7 心臓血管外科手術の麻酔

Point
- 開心術や大血管置換術では人工心肺を使用する．人工心肺中は吸入麻酔薬が肺から吸収されないため静脈麻酔薬を用いることが多い．
- 麻酔中のモニタリングに経食道心エコー（TEE）を用いると，心臓の動きをリアルタイムに観察できる．
- 人工心肺からの離脱に際して，薬剤で対応できない循環変動には体外補助循環を使用する．

1 術前評価

▶ **術前診察とリスク評価**：高血圧，糖尿病，脂質異常症，脳梗塞や腎機能障害などの合併頻度が高い．現病歴，既往歴，疾患重症度（NYHA分類〈➡表1.1.3参照〉，日常生活の運動耐容能など）や術前使用薬を把握する．観血的動脈圧ライン，大量輸液用の末梢静脈ラインや中心静脈カテーテルなどが留置可能か，上気道炎症状や気道確保困難予測因子の有無などを確認する．「ACC/AHA非心臓手術のための周術期心臓血管評価ガイドライン」（➡付録）を参照し，周術期管理方針を策定する．

▶ **術前検査**：一般的な全身麻酔の術前検査に加え，心臓の構造・機能の検査を必要に応じて行う．

安静時心エコー：壁運動異常や心容量・拡張機能の評価，肺動脈圧の推定，弁機能評価，構造異常の検出など．

心臓カテーテル検査：冠動脈狭窄の部位や程度，心収縮能，シャント，構造異常の検出，圧計測など．

CT，ヘリカルCT：構造異常の検出．三次元構築も可能．

運動負荷心電図：周術期の心拍数や血圧管理の指標となる．

アデノシン・ジピリダモール負荷心筋イメージング，ドブタミン負荷心エコー：心筋viability（虚血心筋の回復能）や

▶ **手術術式・手順の確認**：あらかじめ外科医や人工心肺担当者と打ち合わせする．冠動脈−大動脈バイパス術（CABG）であればグラフト採取部位や再建順序，人工心肺使用時では送脱血部位などを確認する．血液製剤の準備状況を確認する．

2 術中管理

▶ **全身麻酔導入・維持**：全身麻酔導入時，気管挿管や執刀時の血行動態変化を最小限にとどめる．麻酔導入には通常ミダゾラムまたはプロポフォールを使用するが，低血圧になりやすいため少量ずつ投与する．循環血液量減少，心タンポナーデの場合にはケタミンを使用する．人工心肺開始までの麻酔維持は，吸入麻酔薬あるいは静脈麻酔薬のどちらを使用してもよい．吸入麻酔薬にはプレコンディショニング効果が期待できる．鎮痛薬としてフェンタニルまたはレミフェンタニルを使用する．人工心肺中の麻酔維持は静脈麻酔薬で行うことが多いが，人工心肺導入時や離脱復温時には，血管拡張に伴う薬剤分布容積増加により血中濃度が低下しやすいので，麻酔薬を増量する．術中低体温によるシバリングや自発呼吸を抑制するために，筋弛緩薬（ロクロニウム）を持続投与する．

Column

プレコンディショニング効果

血流途絶後に血流が再開した場合，局所での炎症性サイトカイン放出，血管透過性亢進，血管外組織への好中球遊走などにより，本来の虚血領域よりも広い範囲に組織障害が起こることがあり，これを虚血再潅流障害という．血流遮断前に，吸入麻酔薬を投与しておくと，障害範囲が縮小することが動物実験で証明されており，これをプレコンディショニング効果という[1]．プロポフォールのプレコンディショニング効果はまだ証明されていない．

- ▶ **輸血**：人工心肺中はHb 6 g/dL，人工心肺離脱後はHb 8〜10 g/dLを目標とする．大量出血や長時間の人工心肺・低体温は，凝固障害や血小板数低下を助長し，術中から術後のさらなる出血量増加につながるため，人工心肺離脱後早期から，プロタミンに加えて，トラネキサム酸などの止血薬や新鮮凍結血漿，濃厚血小板製剤などの使用を考慮する．不必要な輸血を控え，輸血関連合併症（アレルギー，感染症，輸血関連急性肺傷害など）の危険性を低下させるために，術中回収血を積極的に利用する．
- ▶ **モニタリング**：5点誘導心電図，観血的動脈圧，経皮的酸素飽和度，体温（低体温にする場合は2か所以上で測定），呼気終末二酸化炭素分圧（$EtCO_2$），尿量に加えて，以下のモニターを症例に応じて追加する．

  肺動脈カテーテル（PAC）：中心静脈圧（CVP），肺動脈圧（PAP），肺動脈楔入圧（PCWP），心拍出量，混合静脈血酸素飽和度（$S\bar{v}O_2$），血液温が計測可能．血管損傷，血栓症や気胸などの合併症の可能性があるため適応は限定的．

  動脈圧心拍出量（APCO），1回拍出量変動（SVV）：観血的動脈圧カテーテルで測定できるため，PACよりも低侵襲．不整脈や高心拍出量疾患での正確性は検討を要する．

  経食道心エコー（TEE）（図5.7.1）[2)]：手術前後の変化がわかるように，計測値・所見を記載する．

  局所脳酸素飽和度：センサー直下約3 cmの組織灌流を非侵襲的に測定．人工心肺中あるいは低心拍出症候群における脳低灌流，前頭葉虚血の有無などを評価できる．
- ▶ **呼吸管理**：術前からの肺水腫合併例では呼気終末陽圧（PEEP）を付加する．手術操作の妨げにならないように1回換気量を調節する．人工心肺中は人工呼吸を停止する．人工心肺離脱前，大動脈遮断解除後の換気再開前には，虚脱した肺胞を広げるために，リクルートメント手技（40 cmH_2Oで15秒間）を行う．低酸素・高二酸化炭素血症は肺血管抵抗を上昇させるので，換気を調節する．
- ▶ **血糖管理**：人工心肺中の高血糖（＞360 mg/dL）は高死亡率との報告がある[3)]．周術期の血糖値は150〜180 mg/dLを

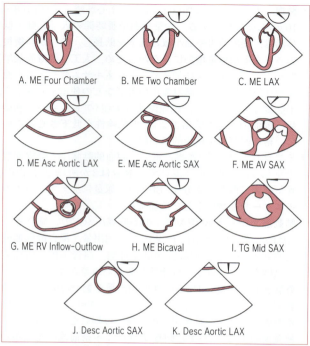

図5.7.1 TEE基本断面
麻酔管理において，A〜Kを描出できればおおむね問題ない．ME：中部食道，LAX：長軸，TG：経胃，SAX：短軸，AV：大動脈弁，RV：右室，Asc：上行，Desc：下行．
(Reeves ST, et al. 2013[2])

目標に管理する．

▶ **人工心肺**：開心術や大血管置換術では，心停止中の組織酸素化と恒常性維持のため，心ポンプ機能と肺ガス交換を代替する人工心肺を用いる（**図5.7.2**）．人工心肺では血液温調節や限外濾過も可能である．上・下大静脈，右房または大腿静脈から脱血を行い，上行大動脈，鎖骨下動脈あるいは大腿動脈などから送血を行う．人工心肺中の脳や腹腔内臓器などへの血流維持のため，送血管に分枝を設けるこ

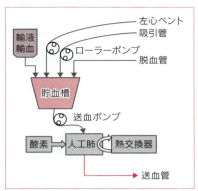

図5.7.2 人工心肺装置の一例
脱血管から貯血槽まで血液を落差で落とすため，脱血回路にはローラーポンプがついていない．左心ベントは，左心系に流入した血液を回収するための回路である．脱血管や左心ベントなどから回収された患者血液はすべて貯血槽にいったん集められ，人工肺で酸素化された後，送血管から返血される．

ともある．通常の人工心肺手順を**表5.7.1**に要約する．

3 術後管理

▶ **鎮痛・鎮静管理**：手術侵襲は交感神経系を賦活化し，頻脈や高血圧などを引き起こす．周術期の鎮痛・鎮静が不十分であれば，交感神経系の過剰興奮により，不整脈や心筋虚血をきたす可能性がある．術後鎮痛では，強力な鎮痛作用をもつオピオイドが第1選択であるが，副作用として呼吸抑制が問題となる．$α_2$作動薬デクスメデトミジンは呼吸抑制のない鎮静（および鎮痛）薬で，オピオイド削減効果もあり，しばしばオピオイドと併用される．硬膜外・末梢神経ブロックは，有用性と有害性のバランスを考慮して選択する[4]．

表5.7.1 人工心肺の手順

①ヘパリン300単位/kgを静注，3分後に活性化凝固時間（ACT）>400秒を確認する．

②上行大動脈に送血管を挿入．挿入時の大動脈解離の危険性を減らすため収縮期血圧を90〜100 mmHg程度にする．

③上・下大静脈に脱血管を挿入．挿入時は右心系の圧迫により心拍出量が低下しやすい．

④心筋保護液注入用カテーテルを上行大動脈に挿入（順行性）．右房から冠静脈洞へ逆行性に挿入することもある．

⑤人工心肺回路内の空気を完全に除去した後，脱血回路を開き，送血ポンプを回転させ人工心肺を開始．送血ポンプ回転数を目標心拍出量になるまで徐々に上げていく．このとき，血液希釈による血液粘性の低下により，血圧は一過性に低下する（イニシャルドロップ）が，5〜10分で血圧は徐々に回復する．

⑥上行大動脈を遮断し，心筋保護液（K 25 mEq/L程度）を注入，心停止を確認する．以後，15〜20分ごとに心筋保護液を注入．臓器保護を目的として低体温にすることもある．心停止後は，人工呼吸を停止する．

⑦人工心肺中，灌流圧（平均動脈圧）は60〜80 mmHg，CVPは0〜5 mmHgを目標に管理する．尿量を人工心肺担当者に適宜報告する．

⑧人工心肺離脱前にHb，電解質，体温などに異常がないことを確認する．

⑨hot shot（加温した血液心筋保護液）を心筋保護液注入用カテーテルから注入し，大動脈遮断を解除すると，数分以内に自己心拍が回復する．徐脈や伝導異常を伴うことも多いので，遮断解除前に心外膜へ一時ペーシング用ワイヤーを留置し，心拍数を80〜90 bpmに設定する．人工呼吸を再開する．

⑩血行動態安定，心腔内（とくに左心系）の残存空気除去，復温完了，出血が制御可能，血液ガス，Hb，電解質などの異常がないことなどを確認後，人工心肺の流量を徐々に下げ，人工心肺を停止する．心血管作動薬を必要に応じて投与する．

⑪プロタミン（初回投与したヘパリン1,000単位に対してプロタミン10 mgの割合で）や止血薬を投与し，ACTや止血を確認する．脱血管，送血管などを抜去する．

- **循環管理と術後出血**：手術後2時間以内にはしばしば出血がみられる．出血＞300 mL/時あるいは術後3時間以降も出血が＞100 mL/時 持続していれば，再開胸止血術を考慮する．胸腔ドレーン以外にも，胸腔内や心嚢内，時には腹腔内などの直接目に見えない出血にも注意し，必要に応じて画像診断（胸部単純X線，超音波検査など）を行う．また，術後は循環動態が変動しやすい．低血圧に対しては輸液・輸血や心血管作動薬を使用し，難治性の場合は体外補助循環（大動脈バルーンパンピングや経皮的心肺補助）を考慮する．高血圧は出血量を増加させ心筋酸素需要も増大させるので，鎮静・鎮痛薬や血管拡張薬を使用する．術後は不整脈発生頻度が高い．とくに心房細動は在院日数を延長させ，脳梗塞発症率や周術期死亡率を上昇させる[5]ので，予防とともに早期治療を行う．
- **抜管**：循環動態安定，PF（PaO_2/FiO_2）比＞200，意思疎通可能，出血に大きな問題がなければ，抜管を考慮する．

4 疾患に対する注意点

- **虚血性心疾患**：冠動脈狭窄部位，症状の有無，心筋viability，運動耐容能，内科的治療経過，CABGにおける血行再建計画を確認しておく．心筋酸素需給バランスを保つように管理する．これはさまざまな因子の影響を受ける．

  酸素供給：冠血流量（拡張期圧，左室拡張時間，冠血管抵抗，Ht）

  　　　　　酸素運搬（Hb，酸素飽和度，心拍出量）

  酸素消費：心拍数，心収縮力，心筋張力（前負荷，後負荷）

  冠灌流圧を維持するため，拡張期圧を下げすぎない．頻脈に対して，短時間作用性β_1遮断薬（エスモロール，ランジオロール）あるいはカルシウム拮抗薬（ジルチアゼム）を投与する．虚血部位の新規出現あるいは悪化の有無を，TEEや心電図で確認し，適宜術者に報告する．

- **弁膜症**：

  大動脈弁狭窄症（AS）：前負荷・後負荷は，増加・低下を

避け適度に保つ．1回拍出量の30〜40％は左房収縮に依存しているため，洞調律を維持することが重要である．頻脈を避ける．

僧帽弁狭窄症（MS）：前負荷・後負荷を適度に保ち，頻脈を避ける．心房細動合併症例は，左房内血栓の有無をTEEで確認する．肺血管抵抗を上げる因子（低酸素血症，高二酸化炭素血症，アシドーシス，α作動薬，気道内圧上昇，頭低位など）を避ける．

大動脈弁閉鎖不全症（AR），僧帽弁閉鎖不全症（MR）：前負荷を適度に保ち，徐脈を避ける．後負荷を上げない．

連合弁膜症の場合で上記の管理目標が相反する場合は，許容範囲の狭い疾患の管理を優先する（例：AS＋MRではASの管理を優先）．

▶ **腹部大動脈瘤（AAA）**：腎動脈分岐部より末梢側での大動脈遮断でも腎血流量が約30％低下する．大動脈遮断前からマンニトールやカルペリチドを使用して腎血流量維持に努める．冠動脈狭窄合併の場合は冠拡張薬を併用する．

大動脈遮断・解除で血行動態が大きく変化する．大動脈遮断により後負荷増大，心拍出量低下，血圧上昇などが起こるので，大動脈遮断前から麻酔深度を深めに保つ．遮断後の急激な血圧上昇に対して，ニカルジピンあるいはエスモロール投与で対処する．大動脈遮断解除後は，後負荷減少，虚血再灌流によるアシドーシス，血圧低下が起こる．遮断解除前から十分に補液し，循環血液量を多めに維持する．血圧低下に対しては昇圧薬（フェニレフリンまたはドパミン）を投与する．下肢血流の再開をパルスオキシメータまたは血流ドプラで確認する．遮断解除後もアシドーシスや乳酸値上昇が持続するようであれば，腹部臓器や下肢の血流障害を疑い，外科医に血流確認を依頼する．

▶ **血管内治療**：胸部・腹部大動脈瘤に対するステント内挿術，心房中隔欠損に対するアンプラッツァー®挿入術，ASに対する経皮的大動脈弁置換術（TAVI）などがある．これらには，モニター装着部位の制限，透視装置や治療器材と麻酔関連機器の位置，透視装置運用域の立入制限，体温維持困

難(ブランケットや送風式加温装置が使えない),造影剤使用と副作用(アレルギー,尿量増加,腎機能障害)などの問題がある.従来の外科手術では対象外であった重症患者,超高齢者が対象になることがあり,十分な術前評価と管理が必要である.

周術期痛強度は従来の手術に比べればはるかに小さく,多くは血管穿刺部の局所浸潤麻酔で十分対処可能である.不動化や抗不安・意識消失が必要な場合は,全身麻酔が選択される.全身麻酔では術中血行動態安定とすみやかな覚醒が求められる.吸入麻酔薬とレミフェンタニルの組み合わせがよく行われる.挿入物の位置決めやエンドリーク(ステント外側の血流)を確認するため,TEEを使用するとともに,術者と十分コミュニケーションをとることが重要である.

文献

1) Murry CE, et al. Preconditioning with ischemia : a delay of lethal cell injury in ischemic myocardium. Circulation 1986 ; 74 : 1124-36.
2) Reeves ST, et al. Basic perioperative transesophageal echocardiography examination : a consensus statement of the American Society of Echocardiography and the Society of Cardiovascular Anesthesiologists. J Am Soc Echocardiogr 2013 ; 26 : 443-56.
3) Doenst T, et al. Hyperglycemia during cardiopulmonary bypass is an independent risk factor for mortality in patients undergoing cardiac surgery. J Thorac Cardiovasc Surg 2005 ; 130 : 1144. e1-8.
4) Ziyaeifard M, et al. A review of current analgesic techniques in cardiac surgery. Is epidural worth it? J Cardiovasc Thorac Res 2014 ; 6 : 133-40.
5) Villareal RP, et al. Postoperative atrial fibrillation and mortality after coronary artery bypass surgery. J Am Coll Cardiol 2004 ; 43 : 742-8.

(古泉真理,白神豪太郎)

5.8 日帰り手術の麻酔

Point
- 日帰り手術を安全に行うためには，対象手術と患者を適切に選択する．
- 日帰り手術後，帰宅遅延や予定外入院につながる麻酔関連事項は，①術後痛，②術後悪心・嘔吐，③鎮静残存である．とくに術後痛対策は予防が重要であるため，術前・術中から積極的な鎮痛を励行する．
- 患者の帰宅後は必ず電話により，術後痛，術後不快症状，鎮痛薬副作用などをフォローする．これによって患者の不安が軽減され，帰宅後の再受診率が低下する．

1 日帰り手術とは

　日帰り手術(day surgery, ambulatory surgery)とは，来院から帰宅までを1日で行うよう計画された手術(処置)のことである．手術当日に帰宅するもの(same-day surgery)が本来の日帰り手術であるが，広義には術後1泊後に帰宅するものも含む(23h surgery)．日帰り麻酔とは，麻酔科医が関与する日帰り手術のための麻酔・周術期管理をいう．

　日帰り手術には入院手術に比べて，患者(とくに小児や高齢者)に受け入れられやすい，感染率・呼吸器合併症発症率・医療コストが低い，入院病床空きを待つ必要がないので手術予定が組みやすい，手術待機期間が短いなどの利点があり，欧米諸国では広く普及している．かつては単純で短時間の小手術のみが日帰り手術の対象であったが，手術手技の低侵襲化，麻酔・鎮痛方法の進歩などによって，今日では複雑な手術も多くが日帰り手術の対象となっている．

　日帰り手術では第一に安全であること，すなわち質が高いこと(周術期合併症が極小であること)が強く求められる．そのためには，標準的プロトコール整備，医療従事者への教

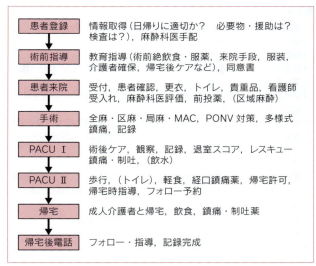

図5.8.1 日帰り手術の流れ
PACU：postanesthesia care unit（麻酔後回復室），MAC：monitored anesthesia care, PONV：postoperative nausea and vomiting（術後悪心・嘔吐）

育，患者・家族への教育がきわめて重要である（**図5.8.1**）．

2 適応手術と患者の選択

　日帰り手術を安全に遂行するためには，施行側の設備・要員などが適切かどうか，手術手技と適応患者の選択が最重要である（**表5.8.1**）[1]．適応手術・患者はそれぞれの施設ごとに異なる．

▶ **適応手術**：胸部，腹部や頭蓋内への大きな侵襲のないほとんどの手術が日帰り手術の対象となりうる（**表5.8.2**）[2]．出血が多い手術や術後痛が高度な手術は日帰りとしにくい．

▶ **適応患者**：患者が日帰り手術を希望し納得していること，帰宅後の安全確保に患者が協力できることが必須である．

表5.8.1　日帰り手術の選択基準

- 過剰な出血や体液異常がない（自己血輸血は許容）
- 術後経過が予測可能で安定
- 短時間で日常生活に復帰可能
- 重篤な術後合併症の危険がない（例：出血，血栓症，気道閉塞，腸閉塞，電解質異常，痙攣，意識障害）
- 手術時間120分未満（低侵襲であれば3～4時間，術後1泊滞在手術ではさらに延長許容）
- ドレーンや尿道カテーテル留置の必要がない（帰宅時までにドレーンを抜去できれば許容，泌尿器科手術患者ではしばしば尿道カテーテル留置のままの帰宅許容）
- 術後に経口摂取可能
- 帰宅後疼痛が経口・直腸・皮膚・粘膜鎮痛薬や局所・区域麻酔で治療可能（持続カテーテル留置によるものやpatient-controlled analgesia（PCA）も許容
- 術後に歩行可能（術前と同様の運動能力に復帰できる）
- 帰宅時・帰宅後に責任能力のある成人の介護者がいる
- 帰宅時・帰宅後の安全が予想可能
- 自宅環境が適切
- 患者および介護者は術前・術後の注意事項遵守可能
- 手術のための適切な要員，設備，支援体制がある
- 緊急時に1時間以内で来院可能（緊急時1時間以内で受診可能であれば別の医療機関でも許容

（白神豪太郎，2002[1]）

日帰り手術を希望しない場合，術前・術後の指導事項を守れない場合，責任能力のある成人介護者（術後帰宅時・帰宅後に付き添い世話をしてくれる者；通常は家族）が確保できない場合（迅速に完全に回復の見込みがある局所麻酔下小手術を除く）などは日帰りとしない．ASA PS1-2のいわゆる「健康」患者は，特別な介入の必要がないので，日帰りの対象とする．ASA PS3-4患者は個別に判断する（**図5.8.2**）（ASA ➡ **表1.1.2**参照）．全身疾患コントロール不良，術前評価が不完全，侵襲的モニターが必要，術後ICU入室が必要，急性疾患罹患患者などは日帰りとしない．

表5.8.2 日帰り手術の対象手術例

診療科	対象手術
外科	鼠径ヘルニア，痔核手術，腹腔鏡下胆嚢摘出，静脈瘤手術，生検，内視鏡検査，腫瘤切除など
婦人科	円錐切除，子宮鏡検査，D&C，診断的腹腔鏡など
整形外科	膝関節鏡検査，手根管開放，前十字靱帯修復など
形成外科	瘢痕切除，口唇裂手術，脂肪吸引，乳房形成術など
耳鼻咽喉科	喉頭微細手術，乳突開放術，アデノイド切除など
泌尿器科	膀胱鏡検査，砕石術，包皮環状切開など
眼科	水晶体摘出，霰粒腫摘出など

D&C：dilatation and curettage（子宮内容除去術）

（中尾慎一編．2014[2)]をもとに作成）

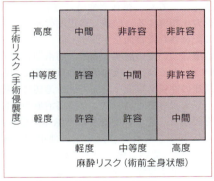

図5.8.2 日帰り麻酔のリスク評価
手術リスクと麻酔リスクが低いものは日帰り手術「許容」と判定．「中間」のものを日帰り手術とするかどうかは，施設や要員により異なる．

3 術前準備

　日帰り可能であるかの評価に続いて，日帰り可能とするための準備を行う．若年成人健康患者では，手術に必要な検査以外の術前検査はほぼ不要である．有病者，高齢者，乳児な

どの問題のありそうな患者は，必ず前もって麻酔科医による診察・評価を行い，術前機能状態最適化のための必要事項を同定し対策を立てる（検査追加，服薬変更，治療介入，専門医コンサルトなど）．日帰り対象外とはならないが管理方法変更が予測されるもの（たとえば，気道確保困難，アレルギー，病的肥満，睡眠時無呼吸，妊娠，悪性高熱症の可能性など）についてはあらかじめ対策を立てる．

▶ **承諾書の取得**：患者・介護者に情報を提供し，承諾書を取得する．術前遵守事項（飲食制限，服薬，急性疾患罹患の場合は連絡することなど），来院時遵守事項（来院時刻，服装，化粧は最低限など）および帰宅後遵守事項（介護者とともに帰宅，飲食再開，服薬，術後少なくとも24～48時間は介護者とともに過ごし自動車・機械を運転しない，重大な決定をしない，術後異変時に連絡することなど）について教育・指導する．口頭での説明のみならず，必ず説明事項の記載された書面を手渡す．

▶ **術後痛治療**についての説明：麻酔・周術期管理計画について話し合う．とくに，術後痛治療の重要性について説明する．術後痛の性質や程度，鎮痛方法，適切に鎮痛が行われること，帰宅後もフォローにより鎮痛治療が継続されることなどを説明し，患者の不安を取り除く．患者は「痛みは辛抱しなければならない」「鎮痛薬の使用は身体によくない」などと誤解している場合があるので，痛み治療によって日常生活へ早く復帰できること，痛みを治療しなければほかの合併症が生じることなどを説明する．

4 麻酔管理と術後管理

日帰り手術後の帰宅遅延や予定外入院の原因のうち，麻酔関連3大重要事項は，①術後痛，②術後悪心・嘔吐（postoperative nausea and vomiting：PONV），③鎮静残存（傾眠，めまい，疲労感など）であるので，これらに対する対策が必要である．不快症状なく，迅速に覚醒，回復，帰宅，社会復帰できることが，費用削減，患者満足度上昇につながる．

麻酔管理

- **全身麻酔**：全身麻酔導入にはプロポフォールが最もよく使用される．小児ではセボフルランによるマスク導入がよく行われる．気道管理に，マスク，ラリンジアルマスクあるいは気管挿管を用いるかは術式や患者により異なる．麻酔維持は揮発性麻酔薬（セボフルラン，デスフルラン）あるいはプロポフォールで行う．全身麻酔であっても可能な限り局所・区域麻酔を併用することで，全身麻酔薬の必要量が削減でき，覚醒が早まり，覚醒直後から質の高い鎮痛が提供できるので，手術室・PACU（麻酔回復室）効率がよくなる．

  残存筋弛緩効果により回復が遅れるため，かつては筋弛緩薬の使用には制限があったが，現在ではロクロニウム-スガマデクスの組み合わせにより，ほぼ副作用なく迅速に完全に拮抗可能である．レミフェンタニルは半減期が短いのでPONVリスクを高めないと思われる．術中の痛み刺激は強いが，術後痛が弱い場合（あるいは非オピオイド鎮痛で術後鎮痛がコントロール可能）の場合，レミフェンタニルはよい適応と思われる．

- **脊髄くも膜下麻酔**：作用発現が迅速で信頼性の高い麻酔方法であるが，作用持続時間の調整が難しい．術後の歩行開始の遅れ，尿閉，硬膜穿刺後頭痛，一過性神経症状（TNS）などが問題となることがある．ブピバカイン（1～2％）はリドカイン（10～20％）よりもTNS発症頻度が低い．

- **硬膜外麻酔**：硬膜外麻酔は脊髄くも膜下麻酔よりも手技に時間がかかり，作用発現が遅いのが欠点であるが，手術室入室前に別の場所（ブロック室）で手技を行えば効率性が上がる．カテーテル留置により予想外に手術時間が延長した場合にも対応できる．硬膜外モルヒネ投与は帰宅後呼吸抑制の危険があるので行わない．

  全身麻酔に仙骨ブロックを併用すると術後鎮痛効果に優れる．乳幼児では尿閉の危険が少なく，術後歩行再開が問題となることが少ないので，仙骨ブロックは日帰り麻酔においても施行しやすい．

- **神経ブロック**：四肢のブロックは手術直後の鎮痛効果に非常に優れ，PONVリスク，コストが低い．上肢ブロックはカテーテル留置により帰宅後の鎮痛にも使用できる．超音波ガイド下法の導入により，神経ブロックは迅速・確実に行え，合併症頻度が減少すると思われる．

> **Column**
>
> **monitored anesthesia care（MAC）**
>
> MACとは周術期に麻酔科医により提供される患者ケアを示す用語であるが，鎮静±局所・区域麻酔のことを示すことが多い．MACには，通常の全身麻酔よりも術後痛強度，PONV頻度，気道合併症発症頻度，医療コストなどが低く，術後回復が早い．欧米では日帰り麻酔の多くがMACで管理されているが，鎮静管理が全身麻酔よりも容易というわけでは決してない．
>
> MACの多くでは静脈麻酔薬が付加されるが，その鎮静レベル（極小鎮静→軽度鎮静→中等度鎮静→深鎮静→全身麻酔）は常に一定ではない．軽度鎮静〜中等度鎮静で管理していた患者が突如として深鎮静に陥り，緊急気道確保を要するということも珍しくない．患者安全確保のため，MACは気道評価および気道確保手技に熟達した麻酔科医が行うべきである．

術後管理

- **術後痛対策**：術後痛は，予防のほうが発症してからよりも対応が容易である．術前・術中から多様式鎮痛（とりわけ局所・区域麻酔を中心とする非オピオイド鎮痛）を励行する．全身麻酔単独ではなく，可能な限り局所・区域麻酔を併用する．不十分な鎮痛は回復を遅らせるだけでなく，患者満足度低下，遷延痛・慢性痛リスクを増大させる．
- **PONV対策**：PONVの4大リスク因子は，①女性，②非喫煙者，③PONVまたは乗り物酔い既往，④オピオイド使用である．リスク因子をもつ患者にはPONV対策が必須である．早期PONVの最大のリスク因子は揮発性麻酔薬，後期PONVはオピオイド鎮痛薬（フェンタニル，モルヒネなど）である．

PONV高リスク患者では，①揮発性麻酔薬を避けプロポ

フォール麻酔とする，②オピオイドを最小量にとどめ局所・区域麻酔および非オピオイド鎮痛薬を併用する，③制吐薬を予防投与する，④必要十分な水分補給を行う，などの対策を行う．制吐薬としては，禁忌がなければデキサメタゾン（0.1 mg/kgまたは6.6 mg；保険適応外であるが安価）あるいはドロペリドール（≦1 mg）を使用する．5-HT_3受容体拮抗薬（オンダンセトロン，グラニセトロンなど）やNK1受容体拮抗薬（アプレピタント）は有用であるが高価であり，日本では保険適応外である．

▶ **残存鎮静対策**：可能ならば全身麻酔を避け，オピオイド鎮痛薬を使用せず，局所・区域麻酔で管理する．手術手技や患者状態のために覚醒下での管理が困難な場合，外科医や患者の要望がある場合などに，MACあるいは全身麻酔を考慮する．その場合でも多様式鎮痛法を用いて，オピオイド鎮痛薬や全身麻酔薬・鎮静薬の使用量をできるだけ削減する．

5 麻酔後回復室（PACU）

手術終了後，患者を第1期回復室（PACU I）に移送する．防御反射回復，全身状態安定，運動能力回復まで少なくとも15分ごとに観察し，回復基準を用いて評価する（criteria-based recovery）．患者がPACU I 退室基準（modified Aldrete Scoreがよく使われる）に到達すると（**表5.8.3**）[3]，第2期回復室（PACU II，帰宅準備室）に移動させ，帰宅可能なレベル（PADSSがよく使われる）（**表5.8.4**）[4]に回復するまで，およそ30分ごとに患者を観察する．

PACU IIでは経口飲食を勧める．PACU IIでは通常，家族・介護者が付き添う．手術室内でAldrete Score≧9であって，術後痛やPONVが最小限で活動性出血がなく，座位可能であれば，PACU Iをバイパスさせてもよい（fast-track）．

PACU IとPACU IIは機能・観察レベルの違いであって，必ずしも別の場所でなければならないということはない．

▶ **術後痛**：PACU I入室後，患者が術後痛を訴え鎮痛を希望

表5.8.3 modified Aldrete Score

	点数	
活動性	2	自発的または命令により上下肢すべてを動かすことができる
	1	2肢を動かすことができる
	0	動かすことができない
呼吸	2	深呼吸と咳が自在にできる
	1	呼吸困難,呼吸が浅い,あるいは呼吸に制限がある
	0	無呼吸
循環	2	血圧が麻酔前値の±20 mmHg以内
	1	血圧が麻酔前値の±20〜50 mmHg
	0	血圧が麻酔前値の±50 mmHg以上
意識	2	完全に覚醒
	1	呼びかけで目を覚ます
	0	応答しない
酸素飽和度	2	空気呼吸で$SpO_2>92\%$
	1	$SpO_2>90\%$に保つのに酸素吸入が必要
	0	酸素吸入をしても$SpO_2<90\%$

10点満点. PACU Iからの退室には9点以上必要.

(Aldrete JA. 1995[3])

する場合,鎮痛薬の静脈内投与(フェンタニル25μg,フルルビプロフェン50〜100 mgあるいはアセトアミノフェン1,000 mgなど)を行う.PACU IIでは経口鎮痛薬(ロキソプロフェン60 mg,アセトアミノフェン400 mgなど)で対応する.

▶ PONV:患者が制吐薬を希望する場合,ドロペリドール(≦1 mg)あるいはその他の制吐薬を投与する.PONV予防としてすでに投与されている場合,作用機序の異なる制吐薬投与を考慮する.

6 帰宅

帰宅許可基準(表5.8.5)[5]に到達すれば,医師の診察後,

表 5.8.4 revised Postanesthesia Discharge Scoring System (PADSS)

	点数	
バイタルサイン	2	術前値の20%以内の変動
	1	術前値の20〜40%の変動
	0	術前値の40%以上の変動
活動性	2	安定した歩行,めまいなし,術前と変わらない
	1	補助必要
	0	歩行不能
悪心・嘔吐	2	最小限:軽度で治療の必要なし
	1	中等度:治療が奏功
	0	重度:治療が奏功せず
痛み	2	VAS=0〜3,帰宅前の痛みが最小限/なし
	1	VAS=4〜6,中等度の痛み
	0	VAS=7〜10,重症の痛み
外科的出血	2	少量:被覆交換必要なし
	1	中等度:2回までの被覆交換が必要でそれ以上の出血がない
	0	重度:3回以上の被覆交換が必要で出血持続

VAS:visual analog scale (0〜10)
10点満点,帰宅には9点以上必要.

(Awad IT, et al. 2006[4])

帰宅させる.帰宅後遵守事項について,患者・介護者に再度指導を行う.術後鎮痛薬は頓用ではなく,少なくとも術後3日間の定期服用を指導する.

日帰り手術後に予定外入院となる頻度は約1%である.痛み,PONV,手術部位出血,介護者不在などがよくみられる原因である.予定外入院のために,時間外も観察できる施設あるいは入院施設の準備が必要である.

▶ **帰宅後フォロー**:帰宅後の不快症状,たとえば軽度の術後痛やPONVであっても,患者満足度が低下し,帰宅後再受診・再入院につながることがある.帰宅後フォローを必ず行い,電話により,術後痛強度,術後不快症状や鎮痛薬副

表5.8.5 帰宅許可基準

- 覚醒しており,時・場所・人に対する見当識がある
- バイタルサインが安定している
- 過剰な痛みがなく,経口鎮痛薬でコントロール可能である
- PONVがないかごく軽度
- 手術部位からの活動性出血・滲出がない,帰宅後の出血が予想されない
- 更衣ができ,めまいなく歩行可能である[*1]
- 経口飲水可能[*2]
- 自力排尿可能[*3]
- 帰宅時,帰宅途上,帰宅後24時間,成人介護者がいる
- 患者・介護者が帰宅を受容している
- 帰宅後遵守事項,薬剤使用法が指導されている
- 経口鎮痛薬が処方されている
- 緊急時の連絡先電話番号が知らされている
- 術後フォローのための電話があることが知らされている[*4]

[*1] 術前に歩行不能の患者では,術前と同様の運動機能状態に復帰していること.
[*2] 帰宅時に必須ではないが,帰宅後に飲食が可能となることが予想されること.
[*3] 帰宅時に必須ではないが,帰宅後に尿閉とならないことが予想されること.脊髄くも膜下麻酔,硬膜外麻酔,泌尿器科膀胱手術では必須.
[*4] 必要な場合は次回外来受診日が予約されていること.

(白神豪太郎,2003[5])をもとに作成)

作用などを確認し,必要ならば指導を行う.帰宅後必ず電話によるフォローがあるということで患者の不安が減少し,帰宅後再受診頻度が低下する.

引用文献

1) 白神豪太郎.日帰り手術の麻酔.臨床麻酔 2002;26(増):299-311.
2) 中尾慎一ほか.日帰り手術の麻酔.中尾慎一編.わかりやすい麻酔科学——基礎と実戦.東京:中山書店;2014. pp.151-2.
3) Aldrete JA. The post-anesthesia recovery score revisited. J Clin Anesth 1995;7:89-91.
4) Awad IT, Chung F. Factors affecting recovery and discharge following ambulatory surgery. Can J Anaesth 2006;53:

858-72.
5) 白神豪太郎．費用対効果の優れた外科医療システムの構築．医学のあゆみ 2003；205：639-644．

参考文献

- 白神豪太郎．日帰り麻酔の注意点．日本医事新報 2009；4442：55-9．
- 白神豪太郎．Monitored anesthesia care. 臨床麻酔 2009；33：1569-77．
- Dilger JA, et al. Outpatient anesthesia complications. In : Springman SR, ed. Ambulatory Anesthesia : The Requisites in Anesthesiology. Philadelphia : Mosby/Elsevier ; 2006. pp.96-108.
- Lin E, et al. Peripheral nerve blocks for outpatient surgery : evidence-based indications. Curr Opin Anaesthesiol 2013；26：467-74．

（武田敏宏，白神豪太郎）

Message form the Mentor

麻酔科ローテーションへようこそ！

　この本を手にとっておられる初期研修医のあなた！麻酔科ローテーションへようこそ！

　きっと，あなたは来月から麻酔科へ行くんだけれど，何かいい本はなかろうか，とお探しのことだろうと思います．世の中には，ぶあつーいのから薄っぺらーいのまで，ごまんと麻酔科の本があります．あんまり薄いのはお味がよろしくはなかろうと，ちょっとだけ厚いこの本を眺めてるんだと思います．麻酔科ローテーション前にまずこの本をご覧ください．ハウツー本ではありません．麻酔科医の理屈をちょこっと入れています．麻酔科学は解剖学，生理学，薬理学などの基礎医学，内科学，外科学をはじめとする臨床医学，その他諸々の世界とつながっています．将来，麻酔科医になるか否かは別として，麻酔科医がいろいろな知識を駆使して患者さんに適切な医療を提供しているんだということを理解してもらえたら，麻酔科指導医としての望外の喜びです．麻酔科学って思っていたよりも深くて広いんだなーと思っていただけただけでも，麻酔科ローテーションに来ていただけた甲斐があります．

　麻酔科ローテーション，せいいっぱい楽しんでいってください．初期研修中，病院内で最もステキな時間が過ごせたところは手術室だったなあ，ともし思われたなら，麻酔科専門医コースにぜひお進みください．この世の中で最もすばらしい時間を過ごせるところは手術室である，と確信された先生は外科にお進みください．

(白神 豪太郎　香川大学医学部附属病院 麻酔・ペインクリニック科)

6 章

術中の合併症と対処

6.1 悪性高熱

Point
- 悪性高熱は揮発性吸入麻酔薬や脱分極性筋弛緩薬によって誘発され,筋小胞体リアノジン受容体を介する骨格筋細胞内カルシウム濃度異常が原因である.遺伝子変異によることが解明され,発生率はきわめてまれであるが,死亡率は10％台にのぼる.
- 治療は①純酸素による過換気,②冷却,③代謝異常を是正するダントロレン.

1 原因

悪性高熱(malignant hyperthermia：MH)は,骨格筋筋小胞体のリアノジン受容体(RyR1)(や一部には骨格筋細胞膜電位依存性Caチャネル)の遺伝子変異によるカルシウム代謝異常であり,すべての揮発性吸入麻酔薬(セボフルラン,デスフルラン,イソフルラン)や脱分極性筋弛緩薬(スキサメトニウム)によって誘発される.逆に,それ以外の麻酔薬は,全身麻酔薬および局所麻酔薬ともに安全に使用できる.

常染色体優性遺伝の潜在性筋疾患であり,日常生活では症状が現れることはない.毎回の全身麻酔で発症するわけではなく,全身麻酔3回目で発症したという報告もある.家族歴や麻酔歴は重要であるが,以前の全身麻酔で発症していないからといって今回の麻酔で発症しないという保証はないので注意が必要である.

2 症状

骨格筋の代謝の異常亢進により,早期には咬筋強直や頻脈,その後異常な発熱,アシドーシス,心室性不整脈などが出現し,さらに進むと全身の筋強直や骨格筋崩壊による赤褐色尿

（ミオグロビン尿），高カリウム血症やDIC（播種性血管内凝固症候群）などの症状を呈する．すべての症状が現れるわけではないが，異常な体温上昇（40℃以上）や急激な体温上昇（15分間で0.5℃以上の上昇で最高体温が38℃以上）では劇症型の可能性があり，早期の診断と治療が必要となる．

発症を最も早期にとらえる鋭敏なモニターは，代謝亢進を反映する$EtCO_2$の急激な上昇である．

3 治療

治療の柱は，まず原因薬剤の投与を中止することと，①純酸素による過換気，②冷却，③ダントロレン（RyR1を抑制する）である．

ダントロレンは，初回量1〜2 mg/kgを10〜15分かけて静注する．症状改善が認められないときは随時1 mg/kg追加投与．ただし，ダントロレンは心筋リアノジン受容体（RyR2）にも作用するという報告もあり，カルシウム拮抗薬との併用で心停止の報告があり注意を要する．

その他，代謝性アシドーシスの補正，不整脈に対する対処（β遮断薬やアミオダロンが推奨されている），高カリウム血症の治療，十分な輸液による腎不全の予防などを行う．

> **Column**
>
> ### 悪性高熱症素因者の麻酔
>
> central core病やmulti-mini core病はMHと関連が強く，MHに準ずる．筋強直性筋ジストロフィー，Duchenne型筋ジストロフィーやBecker型筋ジストロフィーはMHのリスクは低い．

参考文献

・広島大学麻酔蘇生学教室. 悪性高熱症について. http://home.hiroshima-u.ac.jp/anesth/mh/）

（岩元辰篤，中尾慎一）

6.2 アナフィラキシーショック

Point
- 麻酔時のアナフィラキシーショックは，ラテックス，抗生物質，筋弛緩薬，スガマデクスが原因となることが多い．
- 治療の原則は，①酸素吸入，②緊急輸液，③アドレナリン．
- 二相性アナフィラキシーの予防にはステロイドを用いる．

1 原因

IgEの関与するI型（即時型）アレルギーであり，肥満細胞や好塩基球からのさまざまなメディエーター（ヒスタミン，ロイコトリエン，トリプターゼやキニンなど）の遊離により，末梢血管拡張・血液成分の血管外漏出や心筋抑制による血圧低下，皮膚症状，気管支痙攣，上気道浮腫が起こる．

麻酔に際しては，ラテックス，抗生物質，筋弛緩薬やスガマデクスなどが原因となりやすい．

2 症状

皮膚・粘膜症状（紅潮，掻痒感，蕁麻疹，浮腫），呼吸器症状（喉頭浮腫は気管挿管されているとわかりにくい，気管支喘息様発作），循環器症状（血圧低下，不整脈，冠動脈攣縮），消化器症状（腹痛，嘔吐，下痢）．発症は急激で重篤（致死的）であるため，迅速かつ適切な対処が必要である．すべての症状が認められるわけではないが，皮膚・粘膜症状はほとんどの症例で認められる．しかし，麻酔中は覆布で皮膚症状がわかりにくいことや，皮膚症状の発現の前に急激な血圧低下が出現することもあり，明らかな皮膚症状がないからといってアナフィラキシーを否定してはいけない．

3 治療

酸素，輸液，アドレナリン投与が大原則．アドレナリンは，通常は筋注（0.2〜0.5 mg，小児では 0.01 mg/kg）が適用であるが，麻酔中は患者の病態把握やモニターで管理しているため，$0.2\mu g/kg$（ボスミン®を 100 mL 生食に溶解し，1分間に 1〜2 mL ずつ〈10〜20μg〉）静注も可．血圧上昇，浮腫軽減，心筋収縮増強，気管支拡張作用のほかに，メディエーター放出抑制作用があることが重要である．血圧低下が改善されないときは，ノルアドレナリンやバソプレシンを使用する．ステロイド静注（4〜5時間後にしか作用しない．二相性アナフィラキシー予防目的に使用する）や抗ヒスタミン薬（H_1・H_2拮抗薬）は第2選択薬である．

アナフィラキシーは再現することがあり（二相性アナフィラキシーといい，最大20％程度に起こるといわれている），多くは8時間以内に発症することが多いが72時間後に発症した症例もあり，発症後最低24時間は観察することが必要である．

Column

バイオマーカー

アナフィラキシー時には，ヒスタミンや総トリプターゼが上昇することがあるが，これらが正常だからといってアナフィラキシーを否定はできない．ヒスタミンは半減期が非常に短いが，トリプターゼは数時間ほど血中検出できる．総トリプターゼを測定するときは，発症15分後から3時間以内までの測定値と，ベースライン測定値を比較する．

参考文献
・日本アレルギー学会．アナフィラキシーガイドライン．2014．http://www.jsaweb.jp/

（岩元辰篤，中尾慎一）

6.3 心筋虚血

Point
- 手術中の心筋虚血を避けるためには，血圧や心拍数を過度に変化させないように管理する．
- 全身麻酔中は狭心発作を確認できないため，心電図の変化や血行動態の変化から判断する．

1 原因

急性冠症候群の概念からすると，動脈硬化性プラークが存在する（冠動脈の狭窄）だけの状態であれば，労作（心筋酸素需要の増加）により狭心発作が引き起こされ，プラークの破綻が起こると血栓が形成され血管が閉塞し心筋梗塞となる．

2 症状

全身麻酔中は狭心発作（胸部絞扼感）を確認できないため，心電図変化や（経食道心エコーを使用中には）局所の心筋収縮異常で判断する．心筋酸素需要の増加（rate pressure product〈RPP〉すなわち収縮期動脈血圧×心拍数がよい指標となる．つまり血圧の上昇や心拍数の増加により酸素需要は増え，RPPが20,000を超えると危険といわれている）や，逆に冠動脈血流の低下（血圧の低下など）時に，心電図上ST-Tの急激な低下（心内膜下虚血）や上昇（貫壁性の心筋虚血を表し，急激な上昇の場合は太い血管が閉塞する冠動脈攣縮性狭心発作を疑う）が認められた場合は心筋虚血を疑う．

冠動脈は心臓の外側を走行しており，心内膜側に向かって細い枝を分枝しているため，内膜側は（外膜側に比べて）虚血になりやすい．術前から冠動脈狭窄部位がわかっているなら，その部位を反映した心電図部位（➡ 4.1「循環器系」参照）をモニターすべきであるが，ST低下の場合は狭窄部位にか

かわらずV_5を中心に認められるという報告もある．

3 治療

　術前に冠動脈狭窄が認められている症例（狭心症の診断や疑い）や術中にST-T変化が認められた場合には，冠拡張薬としてニコランジル（シグマート®）や硝酸薬（硝酸イソソルビドやニトログリセリン）を使用する．これらの薬剤の予防的投与は利益がないともいわれているが（2014年ACC/AHAの非心臓手術患者の周術期心臓評価と管理に関するガイドライン），日本人には冠動脈攣縮が多いため，血圧の低下に留意しながらわれわれは使用している．

▶ **術中急激な心拍数増加・血圧上昇に対して：**
　麻酔深度が十分でなかったり疼痛が原因と考えられるとき：レミフェンタニルの流量を増加するか，0.05〜0.1 mgフラッシュしてみる．
　過度の頻脈に急いで対処するとき：β遮断薬の静注（エスモロール〈ブレビブロック®〉0.02〜0.1 mL/kgゆっくり静注，ランジオロール〈オノアクト®〉0.5〜1 mgずつゆっくり静注）や喘息などでβ遮断薬が使用しにくいときは，ジルチアゼム（ヘルベッサー®）1〜2 mgずつ静注してみる．
　高血圧に対して：ニカルジピン（ペルジピン®）0.5 mgずつ静注する．

▶ **血圧低下に対して：**（過度の徐脈でないなら）フェニレフリン（ネオシネジン®）0.1 mgずつ静注，過度の徐脈ならばエフェドリン4〜8 mgを静注．それでも昇圧が得られないときは，ノルアドレナリン 0.05〜0.3 μg/kg/分，急ぐときは0.05〜0.1 mg静注．

Column

冠動脈攣縮性狭心症

日本人に多く，術前に診断がついていない場合でも，麻酔中に起こることがある．手術中に心電図上急激なST-Tの上昇を認めたら冠動脈攣縮を疑う．しばしば致死的な不整脈が引き起こされるため，すみやかな対処が必要である（図6.3.1）．一般的な診断基準は，①安静時（とくに夜間から早朝にかけて）に出現する．②運動耐容性の著明な日内変動（早朝の運動能の著明な低下）が認められる．③心電図上のST上昇を伴う．④過換気（呼吸）により誘発される．⑤Ca拮抗薬によって抑制されるがβ遮断薬では抑制されない，などの5条件のどれか1つが満たされることである．

診断がついている場合の麻酔中の予防は，過換気を避けること，Ca拮抗薬（ガイドラインでクラスⅠ），とくにジルチアゼム（ヘルベッサー®1～5μg/kg/分）か，場合によってはニコランジル（シグマート®2～6 mg/時，クラスⅡa）の点滴静注を行う．硝酸薬の予防的投与も，日本循環器学会ガイドラインではクラスⅡaであり，考慮してもよい．われわれは，原則ジルチアゼムを使用する．

発作（STの急激な上昇）に際しては，硝酸薬（急ぐときは血圧低下の少ない，硝酸イソソルビド〈ニトロール®〉を2～3 mgずつ静注するか，ニトログリセリン0.5～5μg/kg/分 持続静注）を第1選択薬としSTが戻るまで投与し，血圧が低下したときはフェニレフリンを用いる．Ca拮抗薬やニコランジルの投与も考慮する．

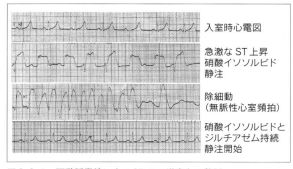

図6.3.1 冠動脈攣縮によるST-Tの増高と不整脈

参考文献

・Fleisher LA, et al. 2014 ACC/AHA Perioperative Guideline：Executive Summary — 2014 ACC/AHA Guideline on Perioperative Cardiovascular Evaluation and Management of Patients Undergoing Noncardiac Surgery：Executive Summary.
・循環器病の診断と治療に関するガイドライン（2012年度合同研究班報告）．冠動脈性狭心症の診断と治療に関するガイドライン（2013年改訂版）．http://www.j-circ.or.jp/guideline/pdf/JCS2013_ogawah_h.pdf

〈岩元辰篤，中尾慎一〉

6.4 肺血栓塞栓症

Point
- 周術期の肺塞栓血栓症は下肢の深部静脈血栓によるものが多い．
- 手術中は弾性ストッキングを着用し，危険度の高い患者では術前にヘパリンを投与しておく．

1 原因と予防

塞栓子として，血栓のほかに空気，脂肪，羊水や腫瘍があるが，ほとんどが血栓であり，下肢の深部静脈血栓に由来するものが大部分である．深部静脈血栓症の危険因子には，加齢，下肢骨折，脊髄損傷，肥満，妊娠，女性ホルモン，抗リン脂質抗体症候群，長期臥床や手術などがある．明らかな深部静脈血栓が認められない場合でも，手術中は弾性ストッキングの着用や間欠的空気圧迫法を施行し，危険度の高い患者の手術では術前にヘパリン投与（皮下注もしくは持続静注）を行う．危険な肺塞栓症を引き起こす可能性のある深部静脈血栓例では，下大静脈フィルタを留置しておく．

2 症状

全身麻酔中は，急激な低酸素血症（血流途絶部位は死腔となり，健常部位には血流が増えるためシャント効果となる）と呼気終末二酸化炭素分圧（$EtCO_2$）の低下，肺高血圧があれば右心室拡大や虚血が認められる．

3 診断

$EtCO_2$の急激な低下のみならず，動脈血二酸化炭素分圧（$PaCO_2$）と$EtCO_2$の乖離の増大．造影CT，肺血流シンチグ

ラフィや肺動脈造影で確定診断を行う．

4 治療

　重症度によるが，抗凝固療法（ヘパリン）や血栓溶解療法（遺伝子組換え組織プラスミノーゲンアクチベータ〈t-PA〉，ウロキナーゼ）を行い，薬物療法に反応が悪い場合や心肺停止例に対しては，ためらうことなく経皮的心肺補助（PCPS）を導入し，直視下血栓摘出術を考慮する．

参考文献

・日本循環器学会ほか．肺血栓塞栓症および深部静脈血栓症の診断，治療，予防に関するガイドライン（2009年改訂版）．http://www.j-circ.or.jp/guideline/pdf/JCS2009_andoh_h.pdf

〈岩元辰篤，中尾慎一〉

6.5 喘息発作(気管支痙攣)

Point
- 喘息患者では気管挿管・抜管が刺激となって喘息発作(気管支痙攣)が誘発されることがある.
- 手術中に喘息が認められたら,気管チューブや麻酔回路に異常がないことを確認し,吸入酸素・麻酔薬の濃度を上げてみる.

1 原因

慢性の気道炎症により気道過敏が亢進した状態であり,発作性に呼吸困難や可逆性の末梢気道の狭窄もしくは閉塞が引き起こされる.

2 症状

全身麻酔中で気管挿管されている場合には,気道内圧の急激な上昇,カプノグラムの異常(第Ⅲ相が右肩上がり,すなわち呼気の延長となり,プラトー層ができない〈➡ **4.2**「呼吸器系」参照〉)や聴診で呼気性喘鳴(wheezing)が聴取され,重症では動脈血酸素飽和度の低下(すなわち低酸素血症)などで気づく.しかし,まずはチューブの位置異常や屈曲,分泌物による閉塞,カフの異常などを除外することが重要である.

3 治療

純酸素にして揮発性麻酔薬(セボフルラン,デスフルランやイソフルラン)の濃度をまず上げてみる(気管支拡張作用があるため,救急などでは喘息発作最重症時に,気管挿管した後治療薬として使われているが,エビデンスはない).次いでβ_2刺激薬(メプチン®やベネトリン®)を(全身麻酔中の

多くは気管挿管されているため)スペーサを用いて気道内へ2プッシュする.ステロイド静注(ヒドロコルチゾン200〜500 mg,メチルプレドニゾロン40〜80 mg.気道抵抗低下などの作用発現が早く,遺伝子発現作用を介さない作用と考えられている),アミノフィリン2〜5 mg/kg点滴静注(不整脈に注意)やアドレナリン0.1〜0.3 mg皮下注もしくは10〜20μgずつ静注.

(岩元辰篤,中尾慎一)

6.6 不整脈と心肺停止

Point
- 麻酔中は，もともとの心疾患（心筋虚血，心筋症など）に起因するもののみならず，電解質異常や麻酔薬を含む薬物の影響で致死的不整脈が引き起こされることがある．
- 最近は複数の麻酔薬や鎮静薬を組み合わせて行うバランス麻酔が主流となっており，相互作用により不整脈をきたしやすい．
- 致死的不整脈を引き起こす可能性が高いQT延長症候群，WPW症候群，ブルガダ症候群の予防管理には十分留意する．

1 不整脈への対応

▶ **心房細動**：心拍数が多く血行動態が不安定となり急速に徐拍化させる必要があるときは，Caチャネル拮抗薬のベラパミル（5〜10 mgを2分かけて）か，ジルチアゼム（0.25 mg/kgを2分かけて）を静注する．β遮断薬をゆっくり静注する（エスモロール1 mg/kgをゆっくり静注—血圧が下がるので実際はその半量から筆者は使用する．もしくはランジオロールを0.125 mg/kg/分で1分間持続静注後0.04 mg/kg/分で持続静注）．

▶ **発作性上室性頻拍**：心拍数が150〜200/分となり，血圧低下や狭心発作が引き起こされることもある．
迷走神経反射：息ごらえ（Valsalva手技）や頸動脈洞マッサージ（実際は効いたためしがない）．
ATP：10 mgを1〜2秒で．
Caチャネル拮抗薬のベラパミル（5 mg）かジルチアゼム（0.25 mg/kg）：5分かけて静注する．

▶ **心室性期外収縮**：基礎疾患の有無にもよるが，それだけでは危険ではない．多源性・ショートラン（連発）・R on T型（T波頂上付近に出るもの）は心室細動へ移行する場合が

あるため，基礎疾患の治療（電解質異常や虚血性心疾患の血圧変動）とともにただちに薬物治療を行う．心室性期外収縮はQRS幅が広く（0.12秒より長い），心室内変行伝導のこともあり，上室性との鑑別にはP波の有無の確認が必要であるが，実際はリドカインを投与してみて，これが効けば心室性と判断してよい．

リドカイン（1〜2 mg/kg静注：血行動態の変動が少ないため安全に使用できる）．

頻脈性の場合：β遮断薬（エスモロール1 mg/kgをゆっくり静注：血圧が下がるので実際はその半量から使用することもある．もしくはランジオロール）．

難治性の場合：アミオダロン（原則として急速静注〈125 mg/10分間〉に引き続き負荷投与〈48 mg/時×6時間〉を行い，さらに維持投与〈25 mg/時〉へと移行）．

▶ **持続性心室頻拍**：心拍数が200/分を超えると高率に心停止となるが，それ以下でも心機能低下例では重症となる．リドカインやアミオダロン，もしくはIaの抗不整脈薬（プロカインアミドやジソピラミド）を静注．とくに血行動態が不安定な場合はカルジオバージョン（心停止でない場合はQRS波同期による電気ショック）を行う．

2 心肺停止への対応（米国心臓協会2010年版をもとに）

　心肺停止（cardiopulmonary arrest）は，心臓のポンプ機能が失われた状態であり，心室細動（ventricular fibrillation：VF）や無脈性心室頻拍（pulseless ventricular tachycardia：pulseless VT），心静止（standstill）と無脈性電気活動（pulseless electrical activity：PEA）に分けられる．全身麻酔中は気道確保がなされている状態であり，胸骨圧迫と換気は非同期でよい（**図6.6.1**）[1]．

・成人では，胸骨圧迫は5 cm以上胸骨が沈み込むよう強く（2015年版では5〜6 cmに変更），100回/分以上の速い速度で行い（2015年版では100〜120回/分に変更），胸骨が完全に戻るまで待つ．

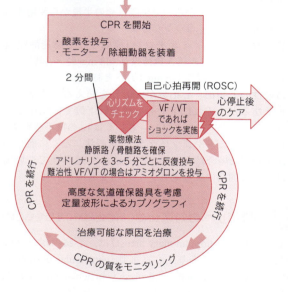

図6.6.1　環状のACLS（二次救命処置）アルゴリズム

CPRの質
- 強く（2インチ[5 cm]以上）速く（100回/分以上）押し，胸壁が完全にもとに戻るまで待つ
- 胸骨圧迫の中断を最小限にする
- 過剰な換気を避ける
- 2分ごとに圧迫担当を交代する
- 高度な気道確保器具を使用しない場合は，30：2の圧迫・換気比
- 定量波形によるカプノグラフィ
  ― $P_{ET}CO_2$ が10 mmHg未満の場合は，CPRの質の向上を試みる
- 動脈内圧
  ― 弛緩期（拡張期）圧が20 mmHg未満の場合は，CPRの質の向上を試みる

自己心拍再開（ROSC）
- 脈拍と血圧
- $P_{ET}CO_2$ の突発的および持続的な増大（通常は40 mmHg以上）
- 動脈内圧モニタリングで自己心拍による動脈圧波形を確認

ショックのエネルギー
- **二相性**：製造業者の推奨エネルギー量（120～200J）．不明な場合は使用可能な最大エネルギー量を使用する．2回目以降のエネルギー量は初回と同等とし，より大きなエネルギー量を考慮してもかまわない
- **単相性**：360J

薬物療法
- **アドレナリン静注・骨髄内投与**：3～5分ごとに1mgを反復投与
- **バソプレシン静注・骨髄内投与**：初回または2回目のアドレナリン投与の代わりに40単位を投与してもよい
- **アミオダロン静注・骨髄内投与**：初回投与量：300 mgボーラス．2回目投与量：150 mg

高度な気道確保器具
- 声門上気道確保器具または気管挿管
- ETチューブの位置を確認しモニタリングするためのカプノグラフィ波形
- 胸骨圧迫を続行しながら1分あたり8～10回の人工呼吸

治療可能な原因
― 循環血液量減少
　（Hypovolemia）
― 低酸素症（Hypoxia）
― 水素イオン
　（Hydrogen ion）
　（アシドーシス）
― 低/高カリウム血症
　（Hypo-/hyperkalemia）
― 低体温（Hypothermia）
― 緊張性気胸
　（Tension pneumothorax）
― 心タンポナーデ
　（Tamponade, cardiac）
― 毒物（Toxins）
― 血栓症，肺動脈
　（Thrombosis, pulmonary）
― 血栓症，冠動脈
　（Thrombosis, coronary）

（米国心臓協会．2010[1]）

- 胸骨圧迫の中断を最小限にする.
- 過剰な換気を避ける(過換気は脳血管や冠動脈血管を収縮させ血流を減らす).
- 2分ごとの圧迫担当を交代する.
- 定量波形によるカプノグラフィの使用.
 $P_{ET}CO_2$(呼気終末二酸化炭素分圧)が10 mmHg未満の場合は,心肺蘇生法(CPR)の質の向上を試みる($P_{ET}CO_2$は肺血流,すなわち心拍出量を反映し,心マッサージの良し悪しの指標になる).
- 弛緩期(拡張期)圧が20 mmHg未満の場合は,CPRの質の向上を試みる(冠動脈や脳の灌流圧を上げるため).

3 電気的除細動

電気的除細動(electrical defibrillation)(非同期)は,VFと無脈性心室頻拍にのみ適用であり,心静止や無脈性電気活動のときは行ってはならない.

▶ **ショックのエネルギー**:

二相性の場合:推奨エネルギー量(120〜200 J).2回目以降のエネルギー量は初回と同等とし,より大きなエネルギー量を考慮してもかまわない(二相性は単相性に比べて低いエネルギーで除細動が可能である.除細動後の心静止の時間が短いなどの利点から,最近ではほとんどが二相性である).

単相性の場合:360 J.

▶ **同期か非同期か**:正確には,心室細動や無脈性心室頻拍に対して行うカウンターショックを電気的除細動といい,非同期で行う.一方,頻拍性不整脈(無脈性ではない心室頻拍や心房細動)に対して行うものをカルジオバージョンといい,R on Tを避けるためQRSに同期させて行う.

4 薬物療法

- アドレナリン静注・骨髄内投与:3〜5分ごとに1 mg(ボス

ミン®1A)を反復投与.
- バソプレシン静注・骨髄内投与：初回または2回目のアドレナリン投与の代わりに40単位を投与してもよい(2015年版では，バソプレシンにアドレナリンと併用して投与する利点は無となった).
- アミオダロン静注・骨髄内投与：初回投与量300 mgボーラス．2回目投与量150 mg.

投与経路は静脈内がベストであるが，どうしても取れないときは骨髄内投与であることを覚えてくべきである．

アドレナリン投与の目的は，末梢血管を収縮させ心臓に血流を戻すとともに，血圧(重要臓器の潅流圧)を上げることである．バソプレシンも，末梢血管収縮を目的とする．アミオダロンはVFもしくはpulseless VTのときのみの適用であるが，血管収縮薬の後で使用する薬であり，決して優先順位は高くない．

実際の臨床では，難治性VFに対して，副作用が少ないためリドカインが広く使用されているが，エビデンスはない．また，心臓へ確実に薬剤を届けるために，後押しをしなければならない．心静止や徐脈性PEAでのアトロピン投与は，有益性が認められないためアルゴリズムから削除されたが，実際の臨床ではよく使用する．

5 致死的な不整脈を引き起こす特殊な疾患

QT延長症候群

心電図上QT延長を認め，torsade de pointes (TdP)という特殊な多形性心室頻拍(**図6.6.2**)[2]やVFを引き起こす症候群であり，先天性と二次性に分けられる．TdPはQRS波の振幅と極性が基線を軸としてねじれた多形性心室頻拍の一つであり，VFに移行することがある．

▶ **先天性QT延長症候群**：常染色体優性遺伝形式のRomano-Ward症候群とJervell-Lange Nielsen症候群，さらに遺伝形式がはっきりしない特発性のものがある．Romano-Ward症候群は，少なくとも13個の原因遺伝子が報告されてい

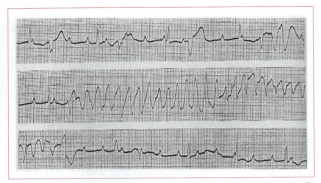

図6.6.2　torsade de pointes の心電図（五十嵐正男,山科　章.1997[2)]）
完全房室ブロック患者に発生したtorsade de pointes型の心室頻拍
上段：完全房室ブロックでP波とQRS波が無関係に発生している．QT時間は異常に長く，R on T型の心室性期外収縮（PVC：premature ventricular contraction）が発生しているのがわかる．
中段：QRSの波形と極性が数拍ごとに変化するtorsade de pointes型の心室頻拍が出現している．
下段：torsade de pointesは収まったが，完全房室ブロックは残っている．

るが，QT延長症候群1型（LQT1）が40％，LQT2が30〜40％，LQT3が10％と，3つの遺伝子型で90％を占める．
▶ **二次性QT延長症候群**：さまざまな薬剤（Ia群とⅢの抗不整脈薬，向精神薬，抗うつ薬，抗生物質，抗真菌薬，抗アレルギー薬，H_2拮抗薬，揮発性麻酔薬〈セボフルラン，イソフルラン，デスフルラン〉），電解質異常（低K血症や低Mg血症），徐脈，脳血管障害（くも膜下出血や頭部外傷），代謝異常（甲状腺機能低下症や糖尿病），心疾患（心筋症，心筋梗塞や心筋炎）など，さまざまな要因によって引き起こされる．

TdPの予防と発生時の治療

▶ **先天性の場合**：LQT1やLQT2は（Kチャネルの異常），運動やストレス，β刺激や頻脈で不整脈が誘発されるため，予防にはβ遮断薬投与が第1選択であるが，コントロールが難しい場合は植込み型除細動器，ペースメーカ治療や左

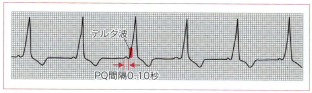

図6.6.3　WPW症候群のデルタ波　　　　　（樅山幸彦ほか，2000[3]）

側心臓交感神経節切除術などの非薬物治療を行う．LQT3（Naチャネルの異常）ではβ遮断薬は効果が薄く，予防にNaチャネル遮断薬のメキシレチンが有効である．TdPの停止と急性再発予防には硫酸マグネシウムの静注が有効であり，リドカインやメキシレチンが有効なこともある．

▶ **二次性の場合**：発作急性期では，原因となった薬物をまず中止し，硫酸マグネシウム2gを数分かけて静注する．リドカインが有効なこともある．徐脈が危険因子であるため，ペーシング（100/分）やイソプロテレノールの点滴静注を行う．

先天性も二次性も低K血症はKチャネルを抑制するため，避けなければならない．一方，同じQT延長症候群でも，先天性のLQT1やLQT2とLQT3および後天性とは，前述のように予防法と治療が異なることがあるので，注意が必要である．

WPW症候群

WPW症候群は心房と心室を結ぶ副伝導路（Kent束）が原因であり，心電図上PRの短縮（0.12秒以内），デルタ波の出現（**図6.6.3**）[3]とQRS幅の延長を特徴とする．頻拍発作が誘発されることがあり，その80％は房室リエントリー性頻拍，約20％は心房細動（Af）である．

発作予防は副伝導路を抑制する抗不整脈薬のIa（やIc）が主体である．発作に際しては，順行性房室リエントリー性頻拍（心房—正常伝導路—心室—副伝導路—心房の順に旋回）では房室伝導を抑制するATPやベラパミルの静注，無効な

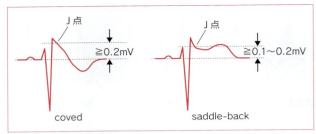

図6.6.4 ブルガダ症候群のJ波 (谷崎剛平, 2009[4])

場合はIa(ジソピラミドやプロカインアミド), 逆行性房室リエントリー性頻拍やAfの場合ははじめからIaを使用すべきである. アミオダロンも適用であるが, 頻脈を増悪させるアデノシン, ベラパミルやジギタリスは禁忌である.

Afでは, 副伝導路を通じて心房の頻繁な興奮が心室へ短絡して伝導されるため, QRS幅は広くVTに似た偽性VTとよばれる心電図を呈する. 副伝導路の不応期が短い場合には, 心拍数が250/分を超えることもあり, 血圧低下が著明な症例では, ただちに電気的除細動を行う.

ブルガダ症候群

ブルガダ症候群は, 心電図上右側胸部誘導(V_{1-3})で特徴的なST上昇(saddle-back型 か coved型 のJ波)を呈し(**図6.6.4**)[4], その一部が特発性心室細動を起こして突然死につながる疾患である. J波は常に出現するわけではなく, この出現時は危険である. 副交感神経の興奮(徐脈も同様)は心電図変化を誘発し, 逆にβ刺激(頻脈)はCa電流を増強し心電図変化は抑制される. 常染色体優性遺伝形式をとり家族歴を認めることもあり, Naチャネルの変異が20%程度に認められる.

Naチャネルを遮断するものは避けなければならないが, 抗不整脈薬としてのリドカインは解離が早く使用可能である. また, 局所麻酔薬は通常は安全であり, 硬膜外麻酔や脊髄くも膜下麻酔も可能であるが, 最少量にすることが望ましい.

手術中，VF予防には急性期（心電図変化やVT/VFが頻発するとき）も含め，イソプロテレノール（0.01μg/kg/分から始める．心拍数の増加のない量でも有効との報告もある）やアトロピンを使用する[5]．

文献

1) 米国心臓協会．心肺蘇生と救急心血管治療のためのガイドライン2010．(2010 American Heart Association. Guidelines for CPR and ECC)のハイライト．p. 14.
2) 五十嵐正男，山科　章．不整脈の診かたと治療．第5版．東京：医学書院；1997.
3) 樅山幸彦ほか．心電図マスターガイド．東京：診断と治療社；2000.
4) 谷崎剛平．Brugada症候群．ICUとCCU 2009；33：3-9.
5) 大江透ほか．QT延長症候群（先天性・二次性）とBrugada症候群の診療に関するガイドライン（2005-2006年合同研究班報告）．Circulation J 2007；71 Supple IV：1257-70.

参考文献

・中尾慎一ほか．予期せぬ全身麻酔中の致死的不整脈（ブルガダ症候群，QT延長症候群，冠動脈攣縮）　不整脈の原因と治療法を知ろう！　臨床麻酔学会誌 2014；34：1-10.

（岩元辰篤，中尾慎一）

Message form the Mentor

常に理由を科学的に考える臨床
―マニュアル医師にはなるな

　日々の臨床においては，治療を向上させ，合併症を減らし患者さんに不必要な苦痛を与えないためにも，適切な手技の習得が必要である．私は常々，麻酔科医は（そのサブスペシャリティーである集中治療学やペインクリニックも含めて）手術室の内科医であると思っている．が，それでも，静脈路確保，動脈カニュレーション，硬膜外カテーテル挿入，各種神経ブロック，そして気管挿管など，習得すべき基本的手技はたくさんある．

　しかし医学は科学そして学問でもあり，医者は単なる技術者ではない．マニュアルやガイドラインを鵜呑みにするのではなく，常に疑問をもち，治療にあたってはその理由を考えることも重要である．たとえば麻酔に関していえば，なぜ痛みを放っておいてはいけないのか，高血糖はなぜ悪いのか，体温保持がなぜ重要なのか，日々の臨床で遭遇する事態であり簡単な質問のように思えるが，これら疑問に的確に答えるのは実は難しい．また，心電図でR on T がなぜ危険なのか，ジギタリスに低カリウム血症はなぜ悪いのか，バイアグラ®になぜ硝酸製剤を併用してはいけないのか等，一見常識的なことであっても，科学的には興味深い疑問である．

　マニュアル医師になるのではなく，常に科学する精神をもって臨床を行ってほしいと思う．これは臨床の質を向上させるだけでなく，危機的状況に対しても迅速かつ適切に立ち向かうことができるからである．

（中尾 慎一　近畿大学医学部麻酔科学講座）

7章

術後管理

7.1 集中治療

Point
- 侵襲の大きな手術(開心術,大血管手術,食道再建など)や患者の状態がもともと良くなかったり,手術中に不測の事態が起きた場合(大出血,心肺停止,アナフィラキシーなど)には,手術後に集中治療室(ICU:Intensive Care Unit)管理が必要となる.
- 集中治療の目的は,呼吸・循環・中枢神経系・肝臓・腎臓といった重要臓器の管理のみならず,感染対策・栄養管理といった全身管理である.
- ICUでの管理,とくに人工呼吸を必要とする患者の管理には適切な鎮静・鎮痛が必須である.

1 人工呼吸管理

目的・適応

　全身管理において酸素需要供給のバランス維持のため呼吸機能の補助を機械的に行うのが,人工呼吸管理の目的である.具体的には,①換気量の維持,②酸素化の改善,③呼吸仕事量の軽減などである.人工呼吸管理の適応は呼吸不全だけでなく,循環不全や全身麻酔によって行われる手術・検査なども含まれる(**表7.1.1**).

人工呼吸器の設定(**表7.1.2**)

▶ **酸素濃度**:吸入酸素濃度(FIO_2)の設定は,個々の症例の肺酸素化能により左右され,適切な値はない.低酸素血症を起こさない濃度で,かつ最小濃度に設定するのが望ましい.具体的には,$PaO_2<60$ mmHg もしくは $SpO_2<90\%$ とならないようにする.PaO_2 を上昇させるために,FIO_2 を上げるのは有効な手段であるが,低酸素血症による危機的状況を回避する一時的な手段であり,根本的な治療とはなりえないのでPEEP設定の確認や原因の除去に努める.ま

表7.1.1 人工呼吸管理の適応

① 呼吸不全
- 急性呼吸不全（急性肺炎，ALI/ARDS，気管支喘息，溺水，気道熱傷など）
- 慢性呼吸不全（COPD，神経筋疾患など）
- 意識障害（換気不全）

② 循環不全
- 急性心筋梗塞，うっ血性心不全（心原性肺水腫）
- 急性循環不全，ショック状態（酸素供給量維持）

③ 手術・検査
- 全身麻酔，小児の検査

④ 心肺蘇生

表7.1.2 人工呼吸器の設定

- 酸素濃度
- 換気モード
- 強制換気の様式（従量式，従圧式）
- 呼吸回数
- PEEP
- 補助呼吸の様式
- トリガー
- アラーム

た，高濃度酸素吸入により酸素毒性や吸収性無気肺を起こすことがあるので注意する．

▶ **換気モード**：患者の呼吸状態に合わせどのように換気を行うのかで選択する換気モードが変わってくる．一般的によく使用されるのは，強制換気を主体とした補助/強制換気（assist control：A/C）モード，自発呼吸を主体としたCPAP（continuous positive airway pressure）モード，強制換気と自発呼吸を組み合わせた間欠的強制換気（intermittent mandatory ventilation：IMV）モードなどである．また，ARDSなどの重篤な低酸素血症をきたす肺疾患に用いられるAPRV（airway pressure release ventilation），新生児の呼吸不全などに用いられるHFO（high frequency oscillation），呼吸仕事量の軽減に特化したPAV（proportional assist ventilation）などの特殊な換気モードを搭載した人工呼吸器もある．

補助/強制換気（A/C）モード：強制換気のみを行うモードである．自発呼吸のない場合は，設定された呼吸回数を一定の呼吸サイクルで強制換気を行う．自発呼吸を関知した場合は，吸気に同調して強制換気を行う．

CPAPモード：吸気・呼気のタイミング，呼吸回数や換気

表7.1.3　理想体重の求め方

男性	$50+0.91×\{身長(cm)-152.4\}$
女性	$45+0.91×\{身長(cm)-152.4\}$

量などすべてが患者に依存したモードである．換気量不足の是正や呼吸仕事量の軽減のためにプレッシャーサポート（pressure support：PS）などの補助換気を添加できる．

間欠的強制換気（IMV）モード：設定した呼吸回数のみ強制換気を行い，それ以外は自発呼吸を行うモードである．強制換気も自発呼吸を関知し同調させる同期式間欠的強制換気（synchronized IMV：SIMV）が一般的である．自発呼吸がないもしくは設定した呼吸回数よりも少ない場合は，A/Cモードとほぼ同じ働きをする．

▶ **強制換気**：強制換気とは，設定された換気量または圧を設定された時間（吸気時間）で肺にガスを送り込み換気を行う換気様式で，従量式換気（volume controled ventilation：VCV）と従圧式換気（pressure controled ventilation：PCV）がある．

従量式換気（VCV）：1回換気量と吸気流量または吸気時間を設定して換気を行う様式．換気量は一定となるが，肺コンプライアンスや気道の状況によっては気道内圧が変化する．

従圧式換気（PCV）：吸気圧と吸気時間を設定して換気を行う様式．設定圧よりも最高気道内圧が上昇することはないが，肺コンプライアンスや気道の状況によっては1回換気量が変化するため，低換気・過換気のどちらも起こりうる．

1回換気量の設定：強制換気における1回換気量は，通常体重あたり6〜10mLに設定する．一般的な体格の患者では実体重を用いても臨床上あまり問題ないが，BMIが正常から大きく逸脱する場合（とくに肥満の患者）は，理想体重（**表7.1.3**）を用いるべきである．

▶ **呼吸回数**：分時換気量は1回換気量×呼吸回数で表されるため，呼吸回数の増減により$PaCO_2$を調節することができる．成人では，10〜15回/分に設定するのが一般的である．

小児では，生理的呼吸回数が成人よりも多いため年齢に合わせて設定する必要がある．

▶ **PEEP**：PEEP（positive end expiratory pressure；呼気終末陽圧）とは，呼気の終末に陽圧をかけることで肺胞の虚脱を防ぎ，酸素化の改善を目的とするものである．

非挿管時にでも，声帯の動きなどにより呼気時には5 cmH$_2$O程度のPEEPがかかっているため，人工呼吸管理下では5〜10 cmH$_2$OのPEEPを添加するのが通常である．また肺炎やARDSなどの病的肺では，肺コンプライアンスが低下し，肺胞が虚脱しやすくなるため機能的残気量（functional residual capacity：FRC）が低下し，換気/血流比の不均衡が起こることで低酸素血症となる．PEEPの添加により肺胞を拡張させ，FRC増大，換気/血流比の改善から酸素化が改善する．

▶ **補助換気の様式**：自発呼吸が存在し，設定した呼吸回数よりも自発呼吸回数が上回る場合は，補助換気が発生する．強制換気で補助するのが補助/強制換気（A/C），自発呼吸のみ，またはプレッシャーサポート（PS）で補助するのがSIMVである．

PSは，自発呼吸のある一定時間内に，設定された圧で吸気を補助するものである．1回換気量を増加させ，呼吸仕事量を軽減することができる．吸気のタイミングだけではなく呼気のタイミングや，吸気流量や吸気時間も患者の自発呼吸に依存するため同調性は高い．十分な1回換気量が得られ，呼吸回数が20回/分以下になるような圧が適切なPSとされている．

▶ **トリガー**：患者の自発呼吸がある場合，それに同調させて吸気を送り込むために自発呼吸を感知するのに必要なのがトリガー感度の設定である．トリガーには，圧トリガーとフロー（流量）トリガーの2種類がある．

圧トリガー：吸気により気道内が陰圧となり，それが回路内に伝わるのを感知することで自発呼吸を認識する．通常1〜2 cmH$_2$O程度に設定する．

フロートリガー：人工呼吸器回路内の定常流が吸気により

減少するのを感知することで自発呼吸を認識する．通常，2～3L/分に設定する．

トリガーの不良：トリガーの感度が敏感すぎて，回路の揺れ，分泌物・結露による振動，リークなどにより自発呼吸がないのに吸気を送ってしまう現象をオートトリガーという．過換気やエアトラッピングによる過拡張を起こす危険性がある．逆に，トリガー感度が鈍感すぎると自発呼吸の感知が遅れて，補助換気の送り込みが行われなくなる現象をミストリガーという．患者の吸気努力が増し，呼吸仕事量が増大する．

▶ **アラーム**：患者の状態の変化や人工呼吸器自体の異常をいち早く発見するために必要なのがアラームである[1]．よって医療者の都合で，アラームをオフにしたり，アラーム音を小さくしたりしてはいけない．一般的に，患者の肺コンプライアンスの変化によりVCVでは最高気道内圧に，PCVでは1回換気量に変化が現れるため注意する．

人工呼吸器離脱（ウィニング）

▶ **人工呼吸器離脱の条件**：人工呼吸管理は，患者管理のための重要な手段ではあるが，それに伴う合併症も存在するため，人工呼吸管理が不要な状態となったら，ただちにウィニングを開始する．人工呼吸器からの離脱を考慮する際は，呼吸状態はもちろんのこと，循環動態や腎機能・肝機能など生理学的条件が安定していることが条件となる（**表7.1.4**）．最も大切なのは，人工呼吸管理を導入する原因となった疾患自体が軽快・改善していることである．また，人工呼吸管理中に使用していた鎮痛薬・鎮静薬・筋弛緩薬の影響が残存していないことも重要である．

▶ **人工呼吸器離脱の具体的な方法**：人工呼吸器からの離脱をするにあたり，ウィニングを行いやすい換気モードにしておく必要がある．よく使用されるのはSIMVとプレッシャーサポート換気（pressure support ventilation：PSV）である．また，ウィニングの方法として自発呼吸トライアル（spontaneous breathing trial：SBT）を繰り返すon/off法などもある．

表7.1.4 ウィニング開始の条件

- 呼吸不全の原因が除去ないし軽快している
- 循環動態が安定している:不整脈(−), DOA or DOB≦5μg/kg/分
- 意識状態:GCS>11
- 鎮静薬が投与されていないか,投与されていても容易に覚醒する
- 貧血が是正されている:Hb≧8〜10 g/dL
- 中枢温≦38〜38.5℃
- 酸素化の指標:P/F比≧200 or SaO_2≧90%(FIO_2≦40%, PEEP≦5 cmH_2O)
- 換気能の指標:呼吸数≦35回/分,1回換気量>5 mL/kg

ウィニング開始に対して,すべての指標を満たす必要はない.また疾患によって最適な基準は異なる.たとえば,慢性呼吸不全の患者ではP/F比≧120程度が適切であるし,拘束性肺疾患では人工呼吸中の無気肺の予防にPEEP≧5〜8 cmH_2Oが必要な場合がある.

SIMVでのウィニング:SIMVの強制換気回数を徐々に減少させ,自発呼吸に移行する方法.1回につき強制換気回数を2〜4回/分ずつ下げていくことを1日2〜4回行う.強制換気回数≦4回/分になればSBTを行い,抜管を考慮する.

PSVでのウィニング:すでに自発呼吸に依存したCPAPモードにPSを添加している場合に,PS・PEEPを徐々に下げていく方法.PEEP≦10 cmH_2O,PS≦8 cmH_2OになればSBTを行い,抜管を考慮する.

自発呼吸トライアル(SBT):FIO_2≦0.4で,Tピースまたは人工呼吸器装着のままでPEEP≦5 cmH_2O,PS≦5 cmH_2Oの設定とし,30〜120分の間,安定した自発呼吸が可能か評価する.これに成功すれば抜管を行っても再挿管の危険性は低いと考えられる(**表7.1.5**).Tピースよりも人工呼吸器のCPAPモードで行うほうが,酸素濃度の安定,呼吸パターン(呼吸回数,吸気努力など)をモニタリングできる.SBTに失敗した際にすぐに換気補助が可能などの面から,簡便かつ安全にSBTを行うことができる.

on/off法でのウィニング:SBTと換気補助を交互に行いつつ,徐々にSBTの時間を延長していく方法.はじめは

表7.1.5 抜管の指標

客観的指標	酸素化の指標	・$SaO_2≧90\%$ or $PaO_2≧60$ mmHg（P/F比≧150）
	換気能の指標	・$PaCO_2$の増加が10 mmHg以内またはpHの低下が0.10以内
	頻呼吸がない	・呼吸数≦35回/分 ・RSBI（RR〈bpm〉/TV〈L〉）≦105
	循環動態の安定	・心拍数≦140回/分，または心拍数の増加が20%以下 ・収縮期血圧80 mmHg以上，160 mmHg以下，血圧上昇が20%以下
主観的指標		・呼吸仕事量増大の徴候がない（奇異性呼吸，努力性呼吸がない） ・不穏，発汗などの呼吸困難の徴候がない

RSBI：rapid shallow breathing index

SBTの時間も短くし，トライアルの間は十分に時間をあけるようにする．

人工呼吸管理の合併症

人工呼吸管理に伴う合併症には，陽圧換気や高濃度酸素投与に伴うもの，換気を行うために必要な気管チューブなどの気道確保に関連するもの（排痰困難，人工呼吸器関連肺炎〈VAP〉，粘膜損傷など）や，鎮痛・鎮静に関連するもの（鎮静不良または過鎮静），長期臥床に関連するもの（荷重側肺障害）などがある．なかでも，人工呼吸器の不適切な換気設定により引き起こされる肺傷害を人工呼吸器関連肺損傷（ventilator-associated lung injury：VALI）という．肺胞の過伸展，虚脱・再開通の繰り返しという2つの機序による機械的ストレスが要因とされている．

肺保護戦略

ARDSを中心とした呼吸不全に対する人工呼吸管理を中心にVALIを予防するため，肺保護戦略という呼吸管理法が推奨されている[2]．open lung strategyと低容量換気（low tidal volume ventilation）の2つの要素から成る．最近では，ARDS以外の患者（全身麻酔中の患者など）に対しても有効性が示

唆されている[3]．

- **open lung strategy**：肺胞の虚脱と再開通の繰り返しにより強い「ずり応力」が発生しVALIが引き起こされるので，肺胞を持続的に開放した状態に保つためPEEPを添加する方法．一般的に，肺傷害が重症であるほど必要なPEEPは高くなる．また重症の肺傷害では，肺胞の虚脱が強くPEEPの添加のみでは肺胞を再開通できない場合もあるため，さらに高い圧を一定時間かけて肺胞を再開通させる．これをリクルートメント手技という．35〜40 cmH$_2$OのCPAPを30〜40秒行う方法や，PCVにて高い圧（50 cmH$_2$O程度）の深呼吸を3呼吸だけ行う方法などが知られている．
- **低容量換気**：肺胞の過伸展による肺傷害を避けるために1回換気量，気道内圧の上限あるいは換気圧（ドライビングプレッシャー〈プラトー圧－PEEP〉）を制限する方法．1回換気量＜10 mL/kg（理想体重），最高気道内圧＜30 cmH$_2$Oに設定するのがよいとされている．

> Column
>
> **低容量換気だけで肺保護になる？**
>
> 術後，上腹部の痛みによる浅呼吸によって疼痛性無気肺が発症するのと同様に，肺保護戦略のうち低容量換気だけを行うと必ず無気肺が生じる．とくに陽圧換気では，自発呼吸の消失や臥床に伴い荷重側肺障害などを起こしやすい．そのため低容量換気を行う場合は，無気肺を予防するための十分なPEEPと肺胞を再開通させるためのリクルートメント手技を同時に行うことが必須である．

2 ICUでの鎮痛・鎮静・せん妄管理

人工呼吸管理中の患者では，気管チューブ留置による不快感や人工呼吸器との同調性を確保するため，鎮静を行うのが一般的である．またICUにおいては，手術や処置（カテーテル留置やドレナージなど），外傷などで痛みを有する患者がほとんどであるため，鎮痛対策も併用することがよい鎮静を行うには重要である．鎮痛を怠ると不穏やせん妄の原因とな

表7.1.6 鎮痛・鎮静の目的

1. 患者の快適性・安全の確保
   - 不安を和らげる
   - 気管チューブ留置の不快感の減少
   - 動揺・興奮を抑え安静を促進する
   - 睡眠の促進
   - 自己抜去の防止
   - 気管内吸引の苦痛を緩和
   - 処置・治療の際の意識消失(麻酔)
   - 筋弛緩薬投与中の記憶消失
2. 酸素消費量・基礎代謝量の減少
3. 換気の改善と圧外傷の減少
   - 人工呼吸器との同調性の改善
   - 呼吸ドライブの抑制

(日本呼吸療法医学会, 2007[4])

る.よって,鎮痛を優先に行う鎮痛法(analgesia-first sedation)を鎮静の基本とすべきである.

また,目標とする鎮静レベルは重症度や治療内容(処置や人工呼吸器設定)により個々の症例で変化するが,鎮静の目的(**表7.1.6**)[4]は,苦痛や不安を和らげ,快適さを確保することであり,「眠らせること」ではない.過剰鎮静・過少鎮静はさまざまな合併症を引き起こすため,妥当性が証明されている鎮静スケールを用いて鎮静深度を適切にコントロールすべきである.

鎮痛・鎮静・せん妄のモニタリング

ARDSなどの重篤な呼吸不全により強制換気や高い吸気圧,PEEPが必要な場合および強い疼痛を伴う処置を行う場合には,深い鎮静深度や筋弛緩薬の使用を考慮する必要もある.しかし,そのような特別な場合を除き浅い鎮静深度で管理することで,人工呼吸期間やICU滞在日数の短縮など患者アウトカムが改善するとされている.このように,目標の鎮静深度をコントロールするためには,鎮静深度のモニタリングが必要である.

▶ **鎮痛のモニタリング**:気管挿管の有無にかかわらず,患者が痛みを自己申告できる場合はnumeric rating scale(NRS)

表7.1.7 behavioral pain scale (BPS)

項目	説明	スコア
表情	穏やかな	1
	一部硬い（たとえば，まゆが下がっている）	2
	全く硬い（たとえば，まぶたを閉じている）	3
	しかめ面	4
上肢	全く動かない	1
	一部曲げている	2
	指を曲げて完全に曲げている	3
	ずっと引っ込めている	4
呼吸器との同調性	同調している	1
	時に咳嗽，大部分は呼吸器に同調している	2
	呼吸器とファイティング	3
	呼吸器の調整がきかない	4

(日本呼吸療法医学会．2007[4]；Payen J-F, et al. 2001[5])

や visual analogue scale (VAS) が利用できる．一方，コミュニケーションがとれない場合は，表情や身体運動，人工呼吸器との同調性などから評価する behavioral pain scale (BPS) (**表7.1.7**)[4,5] や critical-care pain observation tool (CPOT) などを用いる．

▶ **鎮静のモニタリング**：Richmond Agitation-Sedation Scale (RASS)[4] (**表7.1.8**) と sedation-agitation scale (SAS)[4] が評価者間の信頼性や妥当性も高く，鎮静だけでなく不穏・興奮の評価も可能であることからよく使用されている．とくに，RASS は confusion assessment method for intensive care unit (CAM-ICU) と連結し，せん妄評価もできることから，最も推奨される．古くから使用されている Ramsay scale は信頼性が低く，不穏・興奮の評価ができないことから近年では使用されない．

▶ **せん妄のモニタリング**：ICU 患者におけるせん妄は，ほかの重要臓器障害と同様に，急性発症する脳の機能障害の一症状と考えられる．せん妄の発症により ICU 滞在日数や入院期間の延長のみならず，生命予後を増悪させることからも臓器障害として扱うことは妥当である．せん妄のモニタ

表7.1.8 Richmond Agitation-Sedation Scale (RASS)

スコア	用語	説明	
+4	好戦的な	明らかに好戦的な，暴力的な，スタッフに対する差し迫った危険	
+3	非常に興奮した	チューブ類またはカテーテル類を自己抜去；攻撃的な	
+2	興奮した	頻繁な非意図的な運動，人工呼吸器ファイティング	
+1	落ち着きのない	不安で絶えずそわそわしている，しかし動きは攻撃的でも活発でもない	
0	意識清明な落ち着いている		
−1	傾眠状態	完全に清明ではないが，呼びかけに10秒以上の開眼およびアイ・コンタクトで応答する	呼びかけ刺激
−2	軽い鎮静状態	呼びかけに10秒未満のアイ・コンタクトで応答	呼びかけ刺激
−3	中等度鎮静	呼びかけに動きまたは開眼で応答するがアイ・コンタクトなし	呼びかけ刺激
−4	深い鎮静状態	呼びかけに無反応，しかし，身体刺激で動きまたは開眼	身体刺激
−5	昏睡	呼びかけにも身体刺激にも無反応	身体刺激

(日本呼吸療法医学会，2007[4])

リングとしては，CAM-ICUとintensive care delirium screening checklist (ICDSC)が一般的である．ただ，疼痛や低酸素血症などが原因で引き起こされる不穏状態とせん妄の鑑別は難しく，診断には精神科医の協力が必要である．

鎮痛・鎮静の方法

▶ **痛みの治療**：ICU患者の痛みの治療には，静注オピオイド（フェンタニル，モルヒネなど）を第1選択として使用することが推奨される．オピオイドの総使用量や副作用を減らすために，非オピオイド性鎮痛薬（アセトアミノフェン，NSAIDs，ケタミンなど）を使用することは有用であると考えられる．しかし，NSAIDsは脱水や低血圧がある場合，

腎機能障害，重症の感染症を合併している場合は副作用や予後を悪くする可能性もあるので注意が必要である．手術室にて術後鎮痛のために硬膜外チューブが留置されている場合や外傷性肋骨骨折患者では，硬膜外鎮痛も非常に有用な鎮痛手段である．新たにICUで硬膜外チューブを留置する場合は，硬膜外穿刺の禁忌を考慮したうえで施行する．

▶ **静脈内オピオイド**：

フェンタニル：効果発現が速く，鎮痛作用もモルヒネの100倍と強いため，ICUで最もよく使用される．持続時間が短いため持続静脈内投与で使用する．フェンタニルはモルヒネよりも循環抑制作用が少ないため，循環動態が不安定な場合には推奨される．

モルヒネ：鎮痛作用はフェンタニルよりも弱いが，鎮静作用も期待できる．フェンタニルよりも作用持続時間が長く，間欠的投与でも使用できるが，1回静脈投与では血管拡張作用やヒスタミン遊離作用により低血圧が起こりやすいため，持続静脈内投与で使用してもよい．腎機能障害患者では蓄積に注意する．

▶ **持続硬膜外鎮痛法**：局所的な鎮痛法として優れており，体幹部の手術で全身麻酔に併用して使用される．とくに開胸手術や上腹部手術術後，慢性呼吸不全を合併した患者の開腹術後，外傷性肋骨骨折患者などで呼吸器合併症を減らすとされている．オピオイドの静脈内投与に比べ，①意識レベルに影響しにくい，②呼吸抑制が少ない，③消化管運動の抑制や嘔気・嘔吐などの消化器症状が少ないなどの利点がある．しかし，①硬膜外カテーテル留置する手技自体が容易でない，②硬膜外血腫，硬膜外感染，神経損傷などの合併症がある，③硬膜外への局所麻酔の投与による交感神経遮断により血圧低下が起こるなどの問題点もある．

鎮静薬の選択

ICUで用いる鎮静薬は，鎮静の目的，投与時間，薬理作用，患者状態などを考慮し選択する．最近では，ミダゾラム，プロポフォール，デクスメデトミジンが，鎮静に用いられる一般的な薬剤となっている（**表7.1.9**）．

表 7.1.9 鎮静薬の使い方

薬品名	初回投与後の発現時間(分)	初回投与量	維持用量	臓器不全の患者への対応	副作用
ミダゾラム	2〜5	0.01〜0.06 mg/kgをボーラス投与 追加投与は総量0.3 mg/kgまで	0.02〜0.18 mg/kg/時	・肝硬変患者ではクリアランスが低下するため減量 ・CCr<10 mL/分、または透析患者では、活性代謝物が蓄積するため減量	・呼吸抑制 ・低血圧 ・せん妄誘発 ・急性耐性の出現
プロポフォール	1〜2	0.3 mg/kg/時を5分間 急速な鎮静が必要な場合は10〜20 mgをボーラス投与	0.3〜3 mg/kg/時	・肝機能障害、腎機能障害においても、調節の必要なし	・注入時痛 ・低血圧 ・呼吸抑制 ・高トリグリセリド血症 ・プロポフォール注入症候群
デクスメデトミジン	5〜10	添付文書には6 μg/kg/時で10分間としてあるが、血圧上昇または低血圧、徐脈をきたすため調節が必要 初期負荷投与を行わないか減量する	0.2〜0.7 μg/kg/時	・肝機能障害の程度が重症になるにつれて半減期が延長するため、減量する ・腎機能障害において、鎮静作用の増強、副作用の発生が増加する可能性がある	・徐脈 ・低血圧 ・負荷投与時の高血圧

- **ミダゾラム**：γ-アミノ酪酸(GABA)受容体に結合して作用発現するベンゾジアゼピン系薬剤である．鎮静，催眠，抗痙攣，健忘などの作用を有するが，鎮痛作用はない．長期持続投与(48〜72時間以上)を行うと，蓄積した代謝物質の作用で覚醒が遷延する可能性もある．また，プロポフォールやデクスメデトミジンによる鎮静と比較して，人工呼吸器装着期間・ICU滞在日数の延長，せん妄発生率の増加，患者予後を悪化させる可能性などが指摘されており，以前に比べて使用頻度は減少している．プロポフォールが使用できない小児のICUでの人工呼吸管理中の鎮静や重症急性膵炎など，脂肪乳剤の投与を回避すべき症例にはよい適応である．
- **プロポフォール**：鎮静，催眠，抗痙攣，健忘などの作用を有するが，健忘作用はミダゾラムよりも弱い．鎮痛作用はない．作用発現も速く短時間作用性であるため持続静脈投与で使用する．調節性に優れており，昼夜のリズムをつけやすく，神経学的所見の確認がしやすい．用量依存的に呼吸抑制や低血圧を引き起こす．脂肪乳剤に溶解されているため高トリグリセリド血症，急性膵炎，アレルギー，感染には注意する．また長期投与や大量投与により横紋筋融解，代謝性アシドーシス，心不全，不整脈などを特徴とするプロポフォール注入症候群(propofol infusion syndrome：PRIS)という致死的副作用を引き起こす場合もある．PRISは小児での発生率，致死率が高く，小児における人工呼吸中の鎮静目的での投与は禁忌である．
- **デクスメデトミジン**：選択性の高いα_2アドレナリン受容体のアゴニストで，鎮静作用だけでなく鎮痛作用も併せ持つ．単独での鎮痛効果は弱く鎮痛薬として使用することはできないが，オピオイドとの併用でオピオイドの必要量を軽減できる[6]．鎮静，催眠，抗不安作用を有するが鎮静作用は弱く，軽く刺激するだけで覚醒し，ほかの鎮静薬と異なり認知機能を維持することができる．呼吸抑制はほとんどなく，非気管挿管状態でも安全にできる．その反面，外科的処置を行う患者や重篤な呼吸不全で人工呼吸管理を行

うなど深い鎮静を必要とする場合には不向きである．投与開始時に添付文書どおりの初期投与を行うと一過性の血圧上昇や低血圧，徐脈をきたすことが多く，循環動態の不安定な重症患者では初期投与量の調整が必要である．ほかの鎮静薬に比べ，せん妄の発生頻度は有意に低いとされているが[7]，それが予後の改善につながるかは不明である．

せん妄の予防・治療

ICUにおけるせん妄の治療には，ハロペリドールや非定型抗精神病薬がよく使用されるが，せん妄期間を短縮させるような有効な薬物治療はない．現状では，せん妄の発症予防に努めるのが，せん妄を減らす最もよい方法と考えられる．照明の調節や鎮静の中断により昼夜のめりはりをつける，カレンダーや時計により日付や時間の感覚を維持する，積極的に疼痛緩和を行う，ベンゾジアゼピンなどせん妄の発生率の高い鎮静薬を避けるなどは考慮すべきである．

3 生体侵襲とSIRS

ホメオスタシスに破綻をきたす危険性のある生体内外からの刺激を「侵襲」という．体外からの侵襲には，外傷・手術による物理的刺激に伴う組織の傷害や感染などがある．体内からの影響を及ぼすものとしては，悪性腫瘍，急性膵炎，自己免疫疾患などがある．また，これらの刺激による痛みや不安なども侵襲であるといえる．

ホメオスタシスを維持するために生体はさまざまなシステムを備えており，なかでも神経内分泌反応とサイトカインによる免疫反応が大きな役割を果たしている．

▶ **神経内分泌反応**：侵襲を関知すると視床下部から副腎皮質刺激ホルモン放出ホルモン(CRH)などのホルモンを放出し，脳下垂体に作用し，副腎皮質刺激ホルモン(ACTH)や抗利尿ホルモン(ADH)を放出し，副腎皮質からのコルチゾールやアルドステロンなどを分泌する視床下部-脳下垂体-副腎系や，視床下部から交感神経を介し，副腎髄質からのカテコラミンを分泌する交感神経系などがある．これらの

ストレスホルモンは標的とする臓器に作用し，主に生体の基本的な生理機能（体温，呼吸，心拍，血圧，水分調節，エネルギー代謝など）を調節する．

▶ **サイトカインによる反応**：サイトカインとは，細胞間の情報伝達を行うタンパク質である．サイトカインは主に免疫系の生体反応を調節しており，臨床的には組織損傷に伴う炎症や感染に対する防御反応をつかさどっている．

生体に侵襲が加わると局所で炎症性サイトカインが分泌され，損傷された組織の修復や感染防御のために作用する．しかし，侵襲の程度や範囲が大きいと（過大侵襲），大量の炎症性サイトカインが産生され，その産生を制御する機構が破綻した場合に，種々のサイトカインが全身を循環するようになると，遠隔臓器にも炎症が波及していく．この状態を全身性炎症反応症候群（SIRS）という．炎症性サイトカインにより，次々にサイトカインの産生が誘導される相互作用はサイトカインネットワークとよばれ，SIRSの状態が長引くとショック，多臓器不全に進展していく．

ここで誘導されるサイトカインは炎症を助長するものばかりでなく，過剰な炎症を抑えるように働く抗炎症性サイトカインも含まれる．炎症性サイトカインと抗炎症性サイトカインのバランスがとれ炎症が消退していくと生体は回復に向かっていくが，このバランスが崩れ，抗炎症性サイトカインが優位になると免疫不全の状態となり，人工呼吸器関連肺炎（VAP）や腸管からのバクテリアルトランスロケーション，創部感染などの二次感染を引き起こすことで，さらに生体に侵襲が加わり，やはり多臓器不全に進展していく．このような状態を，代償性抗炎症反応症候群（CARS）という．SIRSやCARSは，血中のサイトカインレベルが高い状態であり，この状態が遷延すると死に至ることもある．

▶ **神経内分泌反応と免疫反応のクロストーク**：神経内分泌反応とサイトカインを中心とした免疫系の反応は独立したものではなく，複雑に絡み合ってクロストークを形成している．たとえば，侵襲によりマクロファージから産生された炎症性サイトカイン（IL-1, TNFα, IL-6）は視床下部に作用

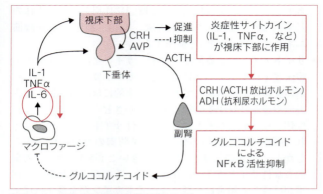

図7.1.1 神経内分泌系-免疫系間クロストーク

し，CRHの放出を刺激し，グルココルチコイドを分泌する．グルココルチコイドは神経内分泌反応において重要な役割を果たすストレスホルモンであるが，細胞の核内に作用し，種々の炎症性サイトカインの転写因子であるNFκB活性を抑制して，炎症性サイトカインの産生を抑制するフィードバック機構をもっている（**図7.1.1**）[8]．このように，さまざまな生体反応が複雑に絡み合い，ホメオスタシスを維持している．

▶ **SIRSの原因**：臨床においてSIRSの原因となる侵襲には，手術侵襲，外傷，急性膵炎，自己免疫疾患，悪性腫瘍などさまざまな体内外からの刺激がある．なかでも，感染症は最も重要な原因の一つであり，感染症に起因するSIRSを敗血症と定義している．また臓器障害を伴う敗血症を重症敗血症，とりわけショックを伴う敗血症を敗血症性ショックと定義している[9]．敗血症患者では，障害を受けた臓器数が増えるに従い死亡率が段階的に上昇するといわれており，臓器障害の評価は重要ある．臓器障害の評価には，SOFA（sequential organ failure assessment）スコアか，それぞれの臓器の障害を評価するスコアリングや検査値を利用するのがよい（**表7.1.10**）．

表7.1.10 SOFAスコア

	SOFAスコア					代わりとなる指標
	0	1	2	3	4	
呼吸機能 PaO_2/FiO_2 (mmHg)	x>400	400≧x>300	300≧x>200	200≧x>100 呼吸補助下	100≧x 呼吸補助下	Berlin定義
凝固機能 血小板数 (×10³/mm²)	x>150	150≧x>100	100≧x>50	50≧x>20	20≧x	急性期DICスコア
肝機能 ビリルビン値 (mg/dL)	<1.2	1.2～1.9	2.0～5.9	6.0～11.9	>12.0	
肝循環機能 血圧低下	なし	平均動脈圧 <70 mmHg	ドパミン≦5γ あるいはドブタミン投与 (投与量を問わない)	ドパミン>5γ あるいはエピネフリン≦0.1γ あるいはノルエピネフリン≦0.1γ	ドパミン>15γ あるいはエピネフリン >0.1γ あるいはノルエピネフリン>0.1γ	乳酸値
中枢神経機能 Glasgow Coma Scale	15	14～13	12～10	9～6	<6	
腎機能 クレアチニン値 (mg/dL)	<1.2	1.2～1.9	2.0～3.4	3.5～4.9 あるいは尿量が500mL/日未満	>5.0 あるいは尿量が200mL/日未満	RIFLE分類/AKIN分類

γ：μg/kg/分

Column

SIRS＝重症？

SIRSの診断には，体温，脈拍，呼吸，白血球の4項目が使われ（表7.1.11），このうち2項目を満たせばSIRSと診断される[10]．このように，非常にシンプルである理由は，重症化する可能性の高い患者を見逃すことなくピックアップするためである．しかし，この4項目は厳密に解析などを行って選択されるものでなく，古くから炎症や感染において診断に使用されてきた徴候が選択されているため，SIRSの診断基準を満たした場合でも，本当にSIRSの原因である高サイトカイン血症の原因となる基礎疾患が存在するかどうか見極めることが重要である[11]．また，SIRSが重症化するかどうかは，患者背景（年齢，性別，体格，基礎疾患など）だけではなく，遺伝的な要素があるとされている．

表7.1.11 SIRSの診断基準

侵襲に対する全身性炎症反応で，以下の2項目以上が該当するときにSIRSと診断する．
① 体温＞38℃または＜36℃
② 心拍数＞90回/分
③ 呼吸数＞20回/分または$PaCO_2$＜32 torr
④ 白血球数＞12,000/mm³または＜4,000/mm³
　あるいは未熟顆粒球＞10％

(Bone RC, et al. 1992[10])

文献

1) 日本呼吸療法医学会．人工呼吸器安全使用のための指針 第2版．2011．http://square.umin.ac.jp/jrcm/contents/guide/page06.html
2) Amato MB, et al. Effect of a protective-ventilation strategy on mortality in the acute respiratory distress syndrome. N Engl J Med 1998；338：347-54.
3) Futier E, et al. A trial of intraoperative low-tidal-volume ventilation in abdominal surgery. N Engl J Med 2013；369：428-37.
4) 日本呼吸療法医学会人工呼吸中の鎮静ガイドライン作成委員会．人工呼吸中の鎮静のためのガイドライン．人工呼吸 2007；24：146-67.
5) Payen J-F, et al. Assessing pain in critically ill sedated patients by using a behavioral pain scale. Crit Care Med 2001；29：2258-63.
6) Canditt KA, et al. Monitored anesthesia care with dexmedetomidine：a prospective, randomized, double-blind, multicenter trial. Anesth Analg 2010；110：47-56.
7) Maldonade JR, et al. Dexmedetomidine and the reduction of

postoperative delirium after cardiac surgery. Psychosomatics 2009；50：206-17.
8) 笠松新平．サイトカインのオーバービュー．サイトカイン・ケモカインのすべて．第3版．東京：日本医学館；2004. p.3-19.
9) American College of Chest Physicians/Society of Critical Care Medicine Consensus Conference：definitions for sepsis and organ failure and guidelines for the use of innovative therapies in sepsis. Crit Care Med 1992；20：864-74.
10) Bone RC, et al. Definitions for sepsis and organ failure and guidelines for the use of innovative therapies in sepsis. The ACCP/SCCM Consensus Conference Committee. American College of Chest of Physicians/Society of Critical Care Medicine. Chest 1992；101：1644-55.
11) 三村芳和．全身に拡がる．外科侵襲学ことはじめ．大阪：永井書店；2009. p.530-76.

〈西　憲一郎，廣田喜一〉

7.2 術後鎮痛対策

Point
- 生体に影響を与えるストレスの代表として疼痛がある．手術によって皮膚，筋膜，腹膜，漿膜の物理的障害と，筋肉の局所的腫脹をきたし，炎症や発痛物質によって末梢神経と脊髄後角レベルでの末梢感作が生じる．さらに適切な疼痛の制御がなされないまま経過すると中枢での感作も生じ，急性痛から慢性創部痛へと移行することもまれではない．
- 術後鎮痛は交感神経の過緊張をもたらし，高血圧や頻脈を引き起こし，周術期心筋虚血の一因ともなりうる．痛みに伴う呼吸機能の低下は術後呼吸器合併症の頻度を高める．
- 患者にとっては不快な感覚であり，満足度を低下させる．
- これらのことから術後鎮痛が重要であることはいうまでもなく，周術期管理における最重要項目である．

1 術後痛の種類と特徴

術後痛は痛みの機序や性状から以下のように分類され，これらが複合的に組み合わされて構成される．

▶ **侵害受容性疼痛**：末梢侵害受容器からの一次ニューロンを介した痛み刺激が脊髄視床路を通って大脳へと伝達される痛みで，体性痛と内臓痛に大きく分類される．

体性痛：皮膚や筋肉，骨，関節，結合組織などの体性組織の障害や炎症に伴って生じる痛みで，体動時などに増強する部位の明瞭な鋭い痛み．主として，Aδ線維・C線維（Aδ＞C）が痛みの伝導に関与する．

内臓痛：腹膜や漿膜に起因する内臓由来の痛みで，部位の不明瞭な鈍い痛みとして認識される．Aδ線維・C線維（C＞Aδ）が痛みの伝導に関与する．鎮痛には交感神経ブロックやオピオイドが有効である．

▶ **神経障害性疼痛**：末梢・中枢神経の直接的障害によって生

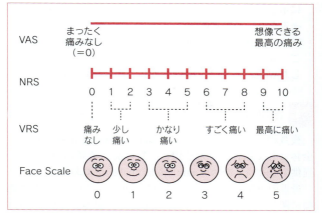

図7.2.1　痛みの評価法

じる痛みで,「体性感覚システムに影響を及ぼすような直接損傷や疾患によって発生する痛み」と定義される.疼痛領域の感覚は低下しているにもかかわらず,障害領域のさまざまな痛みや異常感覚を生じる.焼けるような痛みや電気が走ったような鋭い痛みを訴えることが多く,通常,痛みを引き起こさない刺激で痛みが誘起されるアロディニアなどが特徴である.開胸術や乳腺手術後などの一部の手術後に神経障害性疼痛が問題となることがある.

2 痛みの評価法(図7.2.1)

痛みは主観的な感覚であるため,評価を行う際にはスケールを用いて数値化することが一般的である.

▶ visual analogue scale (VAS):100 mmの直線上で,痛みの強さを無痛を0,最高の痛みを100 mmとして任意の点で示してもらい,その長さを計測するもの.例:38 mm

▶ numerical rating scale (NRS):無痛を0,最高の痛みを10として,11段階で示したもの.例:3/10

▶ verbal rating scale (VRS):数段階の痛みの表現を直線上

に示して，痛みの程度を患者に選択してもらう方法．例：痛みなし，かなり痛い
- Face Scale：痛みの強さを数段階の異なる表情（笑顔〜すごく痛そうな顔）のなかから選択するもので，6段階で示したWong-Baker Face Scaleが広く用いられている．

3 multimodal analgesia (MMA) とは

　複数の（multi）作用機序の（mode）鎮痛法を組み合わせて，全体として副作用を最小限に，質の高い鎮痛（analgesia）を提供するという概念がmultimodal analgesiaである．

　最近の主流であるバランス麻酔が鎮静や鎮痛（とりわけ鎮痛に関してはオピオイドや区域麻酔との組み合わせも含む）を複数の薬剤の組み合わせで構成するのと同様に，術後も作用の異なるいろいろな薬剤がさまざまな投与経路（経口投与も含む）で組み合わせて用いられる．

4 術後鎮痛法と患者自己調節鎮痛法（PCA）

　術後痛は体性痛と内臓痛の複合した形で生じ，手術の種類によってその構成成分や程度は大きく異なる．したがって，術後鎮痛は術後痛の種類や手術の内容によって適切な薬剤をさまざまな投与経路から組み合わせて実施することが重要である．

　また，定期投与や持続投与に加えて，患者自身による鎮痛法であるPCAが患者の満足度を高める場合も多い．PCA専用のポンプには電動式とディスポーザブルタイプがあり（**図7.2.2**），それぞれ特徴があるため，用途に応じて使い分けが必要である（**表7.2.1**）．

使用薬剤

アセトアミノフェン，非ステロイド性抗炎症薬（NSAIDs）
- アセトアミノフェン（アセリオ®）：経静脈的に15 mg/kgを点滴投与する．肝代謝で大量投与（＞4 g/日）による肝障害の危険性はあるものの，小児から妊婦，高齢者まで幅広く

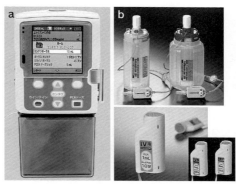

図7.2.2 PCAポンプ
a：電動式PCAポンプ，b：ディスポーザブルPCAポンプ．

安全に使用可能である．

- ▶ **非ステロイド性抗炎症薬（NSAIDs）**：現在，経静脈投与可能なNSAIDsは，フルルビプロフェンアキセチル（ロピオン®）がある．1 mg/kgを緩徐に静脈内投与して用いる．

オピオイド鎮痛薬

脳や脊髄後角といった中枢神経や腸管などに存在するオピオイド受容体に作用する．オピオイド受容体にはμ，κ，δのサブタイプがあり，親和性の高い薬物がそれぞれ存在する．

- ▶ **モルヒネ**：$\mu_{1,2}$受容体に作用する．強力な鎮痛効果を有する反面，便秘や悪心・嘔吐の副作用の可能性がある．さまざまな投与経路の剤形を有し，経静脈，硬膜外，くも膜下投与により，経口投与に比べてそれぞれ1/2～3，1/10，1/100の使用量で同等の鎮痛効果が得られる．
- ▶ **フェンタニル**：主としてμ_1受容体に選択的に作用することから，モルヒネに比べて便秘の副作用が少ない．脂溶性が高く投与経路による必要量の差は少ない．効果部位濃度で1.5～2 ng/mLで有効な鎮痛が期待できる．経静脈，硬膜外，くも膜下投与で用いられ，経口薬はない．
- ▶ **オピオイド拮抗性鎮痛薬**：オピオイドが存在しない状況下

表7.2.1　各種PCAポンプ（電動式・ディスポーザブル）の特徴と比較

	電動式PCAポンプ	ディスポーザブルPCAポンプ
投与設定	任意の設定が可能（製品によっては設定登録可能）	製品ごとに固定，流量調節可能なものもあり
注入精度	最小の誤差はあるものの安定	最初と終了間際で設定との乖離がありうる
電源	必要（AC，電池）	不要
携帯性・重量	携帯性あり，やや重い	携帯性あり，軽量
注入パターン	持続注入，間欠注入など多彩	持続注入のみ
安全装置	閉塞アラーム，気泡アラームあり	特別なアラーム機構なし
ボーラス使用履歴	記録可能	一部機種で専用ソフト使用で解析可能
主な製品	スミスメディカル，JMS，テルモ	大研医器，ニプロ，東レメディカル

ではオピオイド作動薬として機能するが，オピオイド存在下では拮抗薬として作用する鎮痛薬である．

ペンタゾシン（ソセゴン®）：κ受容体に作動薬として作用し，μ受容体に対しては弱い拮抗もしくは部分作動薬として働く．

ブプレノルフィン（レペタン®）：μ受容体に作用し，その結合親和性はモルヒネやフェンタニルよりも高く作用時間も長い．オピオイドとの同時使用時には総合的に鎮痛効果の減弱をきたすことがあるため，移行使用時には注意が必要である．κ受容体に対しては拮抗性に作用する．

鎮痛補助薬

神経障害性疼痛に対して用いられるが，術後痛についても軽減効果がある．

- ▶ **プレガバリン（リリカ®）**：Caチャネルの$\alpha_2\delta$サブユニットに作用し，細胞内へのCa流入をシナプス前のレベルで抑制することで，興奮性神経伝達物質のシナプス終末での放

出が抑えられ，鎮痛効果につながると考えられる．経口薬である．
- ケタミン（ケタラール®）：NMDA受容体に拮抗することで，興奮刺激の中枢への伝達を抑制する．NMDA受容体は大脳皮質をはじめ，視床や辺縁系などさまざまな領域に存在し，痛みの脊髄への入り口である脊髄後角にも発現しており，アロディニアなどの症状に有効とされる．鎮痛目的で使用する際は，麻酔目的の使用量（1 mg/kg）よりも少量の1～4 mg/時の持続投与で，意識を保ちつつ鎮痛が期待できる．

局所麻酔薬

神経のNaチャネルに細胞膜の内側から作用して神経伝達を遮断する．使用する濃度によって分離遮断が生じることを利用して，知覚神経優位の遮断を実現することにより術後鎮痛に用いられる．

一般的に硬膜外，神経周囲，創部周囲への単回投与あるいはカテーテル留置による持続投与の形で使用される．

- リドカイン（キシロカイン®）：代表的な短時間作用性のアミド型局所麻酔薬である．効果持続時間の関係から，術後鎮痛に用いる際には持続注入で用いられるが，運動神経への選択性が低いことから，使用時には0.5％以下の低濃度で用いるほうが安全である．
- メピバカイン（カルボカイン®）：リドカインとほぼ等力価で，効果持続時間はやや長い．使用法についても同様である．
- ブピバカイン（マーカイン®）：長時間作用性の局所麻酔薬として，古くから使用されてきた．神経に対する安全性は高いと考えられるが，血中濃度上昇による心毒性を生じ，難治性心室性不整脈を生じる可能性がある．0.0625～0.25％程度を用いる．使用量は用途により異なる．
- ロピバカイン（アナペイン®）：長時間作用性の局所麻酔薬でS体のみで構成される．ブピバカインに比較して心毒性が低く，知覚神経選択性が高いため，術後鎮痛に適している．0.1～0.2％程度を用いる．使用量や持続注入速度は用途により異なる．
- レボブピバカイン（ポプスカイン®）：ブピバカインのS(−)体

で，心毒性が軽減するとともに，知覚神経選択性が高く，長時間作用性である．0.0625〜0.25％程度を用いる．使用量や持続注入速度は用途により異なる．

術後鎮痛法

▶ **経静脈投与法（IV）**：術後早期で経口での内服ができない患者に対して，特別な手技を必要とせず実施できる．PCAを用いることで，過剰投与による副作用を抑えつつ，患者の満足度を高めることができる．
　薬剤の吸収や代謝様式によって，経口での使用量とIVでの使用量は大きく異なるため，薬剤ごとに理解が必要である．臨床で頻用されるモルヒネとフェンタニルの特徴と一般的なiv-PCAでの使用時の設定について**表7.2.2**に示す．

▶ **硬膜外鎮痛法**：脊柱管内の硬膜周囲の脂肪層内に局所麻酔薬やオピオイドを投与することで，侵害刺激の遮断を行うとともに，交感神経の遮断によって内臓痛に対しても鎮痛効果が得られる．一般的には，術前に留置した硬膜外カテーテルをそのまま用い，PCAポンプを用いた注入を行う．

▶ **末梢神経ブロック法（PNB）**：神経根よりも末梢の任意の神経叢や神経周囲あるいは神経の存在するコンパートメントに局所麻酔薬を投与することで，特定領域の侵害刺激を遮断して鎮痛が得られる．近年超音波ガイド下法により確実な鎮痛が可能となった．四肢の術後鎮痛のみならず，胸部・腹部手術に対しても胸部傍脊椎神経ブロック（TPVB）や腹横筋膜面ブロック（TAP），腹直筋鞘ブロック（RSB）を用いることで有効な鎮痛が得られる．

▶ **脊髄くも膜下鎮痛法**：脊髄くも膜下腔内の脳脊髄液中に局所麻酔薬に加えてオピオイドを投与することで，長期間の鎮痛が得られる．モルヒネの場合，経口投与や経静脈投与に比べてきわめて少量で同等の鎮痛が得られる．

患者自己調節鎮痛法（PCA）

電動式あるいはディスポーザブルポンプを用いて（**図7.2.2**，**表7.2.1**），患者が痛みを感じた際に自らボーラスボタンを押すことで，鎮痛薬の追加投与を行えるしくみである．経静脈投与や硬膜外・脊髄くも膜下・末梢神経ブロック

表7.2.2 モルヒネ，フェンタニルの特徴とiv-PCAの際の基本設定

	モルヒネ	フェンタニル
作用部位	μ_1, μ_2	μ_1 ($>\mu_2$)
溶解度	水溶性＞脂溶性	水溶性＜脂溶性
活性代謝産物	あり (M-6-G)	なし
iv-PCA時の持続投与量	不要	15〜30 µg/時
タイトレーション	必要（個人差あり）	1.5〜2.0 ng/mL
標準ボーラス量	0.5〜1 mg	15〜30 µg
ロックアウト時間	5〜10分	5〜10分

など多くの鎮痛法に対応可能であり，投与薬剤の濃度や種類の組み合わせによって，さまざまな鎮痛計画を立てられる．

5 手術別の術後鎮痛法の組み合わせ（表7.2.3）

胸部外科

▶ **心臓外科**：術後の心機能や止血の安定を待って人工呼吸器からの離脱を行うため術後持続鎮静が行われ，必要に応じてフェンタニルの持続注入（15〜30µg/時）で対応することが多い．時に胸骨切開後に強い痛みを訴える症例もあるものの，一般的にはNSAIDsなどで対応できる．

近年増加傾向にある低侵襲心臓手術のうち，肋間切開によるアプローチでは術後痛が強く，時に疼痛による頻脈から循環動態に影響を及ぼすこともある．これらに対しては，TPVBや胸部硬膜外鎮痛が有効である．ただし，硬膜外血腫のリスクから，硬膜外実施やカテーテル抜去時には，止血凝固系に十分な配慮が必要である．

▶ **呼吸器外科**：開胸に伴う痛みはとても強く，急性期の不十分な疼痛管理から開胸術後疼痛症候群として慢性痛に移行する症例も決して少なくない．胸腔鏡（補助）下手術が近年一般化しつつあり，以前に比べると低侵襲となった反面，複数の肋間に侵襲が及ぶこととなり，術中の鎮痛はこれまで同様重要である．胸部硬膜外鎮痛以外に，TPVBや肋間

表7.2.3 術式別術後鎮痛法の選択

	硬膜外(PCEA)	iv-PCA	神経ブロック 単回	神経ブロック 持続
開腹術：上腹部	◎	○	○	○
腹腔鏡手術：上腹部	○	◎	◎	○
開腹術：下腹部	◎	○	◎	◎
腹腔鏡手術：下腹部	○	◎	◎	◎
開胸術	◎	○	○	◎
胸腔鏡手術	○	○	◎	◎
開心術	△	◎	◎	○
MICS・TA-TAVI	△	◎	○	◎
脳外科手術	×	◎	△	×
頭頚部外科	×	◎	○	△
上肢手術	×	△	◎	◎
下肢手術	○	○	◎	◎
脊椎手術	○	◎	×	×
産科手術	◎	○	◎	○
小児外科	○	◎	◎	◎

◎：最適, ○：適切, △特殊例のみ, ×一般でない.

神経ブロックが有効であり，PCAを用いた持続鎮痛も実施される．

実施例

- 持続胸部硬膜外鎮痛：0.25％ポプスカイン® 4 mL/時　ボーラス3～5 mL　ロックアウト時間30分
- 持続胸部傍脊椎神経ブロック：0.25％ポプスカイン® 4～6 mL/時　ボーラス3～5 mL　ロックアウト時間30分

消化器外科・婦人科・泌尿器科

▶ **開腹手術**：胸部硬膜外鎮痛が一般的に用いられる．抗凝固・抗血小板薬の周術期使用時は，代替法として各種体幹神経ブロックとオピオイドを用いたiv-PCAの組み合わせ

が利用可能である．疼痛持続時間が長いため，持続鎮痛が好ましい．

実施例
- 持続胸部硬膜外鎮痛：0.25％ポプスカイン® 4 mL/時　ボーラス3〜5 mL　ロックアウト時間30分

▶ **腹腔鏡下手術**：開腹手術に比べて低侵襲であり，体幹神経ブロック（TPVB，TAP，RSB）＋iv-PCAで対応可能であることが多い．

乳腺外科

胸筋合併切除が標準であった以前に比べ，縮小手術＋センチネルリンパ節生検が一般的になったため，術後の疼痛はかなり軽減したものの，腋窩郭清を伴う際には，術後慢性痛の発生の可能性もある．上部胸部硬膜外鎮痛による鎮痛も選択可能であるが，近年，Th1-4レベルでのTPVBや胸筋神経ブロック（PECS），前鋸筋膜面ブロックといったPNBが注目されている．

実施例
- TPVB：Th1/2またはTh2/3から0.25％ポプスカイン® 25〜30 mLを投与．
- PECS：0.25％ポプスカイン® 25〜30 mLを投与．Th3レベルで大胸筋小胸筋筋膜間に10 mL，Th4レベル前腋窩線上で前鋸筋の前後いずれかに20 mL使用．

整形外科

上・下肢の手術ではPNBが主流である．脊椎手術では，術野からのカテーテル留置による硬膜外鎮痛や，iv-PCAによる鎮痛が有効である．また，患部の腫脹が疼痛を増強・遷延させることから，NSAIDsや鎮痛補助薬の併用によるMMAが重要である．

▶ **上肢**：肩手術では疼痛が強いことから，斜角筋間アプローチによる持続腕神経叢ブロックが有効である．骨折などの手術に対しては単回ブロックで有効なことが多いが，術後運動機能の確認が必要な術式ではPNBの実施や使用局所麻酔薬濃度の選択に留意が必要である．

▶ **下肢**：支配神経が腰神経叢・仙骨神経叢の二重支配である

ため,腰部硬膜外鎮痛が用いられる.ただし,近年は周術期抗凝固療法を併用することが一般的になりつつあり,この際にはPNBを用いることが多い.術後早期から可動域訓練を開始する膝関節手術では,持続大腿神経(あるいは内転筋間)ブロックが有効である.上肢と同様,術後運動機能の確認が必要な術式では,PNBの実施や使用局所麻酔薬濃度の選択に留意が必要である.

▶ **脊椎**:脊椎・脊髄に対する手術であることから,術前の硬膜外カテーテルなどの留置は難しい.硬膜外鎮痛を実施する際には,術野から外科的に硬膜外腔へカテーテルを留置して実施する.また,オピオイドの全身投与であるiv-PCAも有効であるが,術後の悪心・嘔吐(PONV)には注意や対策が必要である.

脳外科

脳実質そのものは痛みを生じず,皮膚・筋膜・骨膜・硬膜由来の疼痛に対応する必要があるが,術後出血などによる意識レベル低下に対して観察が必要であることから,局所麻酔薬を用いた創部浸潤鎮痛とNSAIDsを中心とした鎮痛が主体となる.オピオイドを用いる際には,意識レベルと呼吸抑制に十分な観察が必要である.

耳鼻咽喉科・口腔外科

一般的に小児の扁桃摘出などを除けば,ほとんどの症例でアセトアミノフェンやNSAIDsの定期投与あるいは疼痛時投与で対応できることが多い.創部への局所麻酔薬の浸潤は一定の効果を有し,安全に施行可能ならPNBも用いてよい.

頭頚部の手術では術後鎮痛薬の経口内服が困難なことも多く,オピオイドを用いたiv-PCAやアセトアミノフェンやNSAIDsの静脈内投与で対応することになる.

血管外科

大血管手術と末梢血管手術および部位で対応が異なるが,術中に未分画ヘパリンを使用することから,禁忌ではないが硬膜外鎮痛などの実施には配慮が必要である.とりわけ,持続鎮痛実施時のカテーテル抜去のタイミングについては注意が必要である.末梢血管外科手術では,PNBも有用な手段

の一つである．

小児外科

　手術の内容によって用いる鎮痛法が異なるが，アセトアミノフェンが安全性から汎用される．区域麻酔も硬膜外鎮痛やPNBなどが用いられるが，新生児から乳児では代謝酵素であるCYP1A2の代謝活性が低いため，局所麻酔薬中毒に注意して使用量に配慮が必要である．

　オピオイドを用いた持続静脈内投与も有効であるが，PONVに注意が必要である．iv-PCAも幼児以上であれば使用可能である．

産科

　産科領域では，帝王切開と妊娠中の非産科手術が考えられるが，麻酔に使用する薬剤と同様に，術後鎮痛においても胎盤移行性や母乳への移行について配慮が必要である．とりわけ，器官形成期（妊娠7週まで）においてはより注意が必要である．一般に，局所麻酔薬，アセトアミノフェン，フェンタニルなどのオピオイドは安全に用いることができる．

　帝王切開術後鎮痛としては，脊髄くも膜下モルヒネにアセトアミノフェンやNSAIDsが使用されるが，わが国では海外に比べて脊髄くも膜下硬膜外併用麻酔（CSEA）による麻酔管理が好まれる傾向にあり，硬膜外鎮痛が用いられることも多い．

〔中本達夫，新宮　興〕

Message form the Mentor

マニュアルの上をめざそう

　この本は麻酔ポケット"マニュアル"であり，臨床現場で常時携帯して参考として有効に使用してほしいと願っている．しかし，最近若い麻酔科医（研修医）を指導していて，彼らがあまりにもマニュアルやガイドラインを無批判に受け入れていることに疑問を感じることが多い．

　マニュアルやガイドラインはそれまでの臨床や原理・論理の積み重ねから作成されたものであるが，日々更新されるべきものである．マニュアルやガイドラインの作成された根拠を考えてみることが必要で，無批判にマニュアルやガイドランに書いてあることが個々の患者に適応できるかは再度考えてみる必要がある．

　毎日の臨床では何か自分の予測していることと異なる事態が生じたときに「なぜ」「どうして」と問う姿勢を常に忘れてはならない．個々の麻酔症例を「こなす」のではなく，その症例から何を学ぶことができたかを問い続けることが必要と思われる．手技習得においてもなぜうまくいかないのか，どうすれば成功するのかを考えることが必要である．

　麻酔科学は病態生理学であり，個々の症例の中でモニタリングによって得られる情報をもとに生体の状態と各種治療によるその変化を学び，「考えること」，その積み重ねが臨床経験となる．マニュアルやガイドラインは一定のレベルを確保するために必要であるが，その習得に満足してはならないと考える．

（新宮　興　関西医科大学麻酔科学講座）

8章

麻酔関連薬剤の使い方

8 麻酔関連薬剤の使い方

1 循環作動薬

昇圧・強心薬

1. アドレナリン（0.1％アドレナリン：ボスミン®）

<u>適応，用法・用量</u>

喘息発作（気管支痙攣）：0.1～0.3 mg 皮下注（20～30分間隔で反復可）．喘息に対しては，決して第1選択薬ではない．

アナフィラキシーショック：第1選択薬．1回目は 0.3～0.5 mg 筋注（15～20分ごとに反復投与）．麻酔中は $0.2\mu g/kg$（ボスミン®を 100 mL 生食に溶解し，1分間に 1～2 mLずつ〈10～20 μg〉）静注も可．以下の作用を期待する．

α_1 作用：血管収縮（血圧上昇），血管透過性抑制（浮腫軽減）．

β_1 作用：心筋収縮増加，心臓伝導系活性化．

β_2 作用：気管支拡張作用，メディエーター放出抑制．

心肺停止：1 mg（ボスミン® 1A）を 3～5分ごとに静脈内（もしくは骨髄内）投与．第1選択薬．アドレナリンの血管収縮作用（α_1）により，重要臓器の灌流圧を上げること，血流を増やすことを目的とする．

心筋収縮力増加目的や低血圧時の使用：最初から使用することは決してない．他の薬が効かないときに 0.02～0.3 $\mu g/kg/$分で使用することもある．

<u>禁忌</u> 狭隅角緑内障や前房が浅いなどの眼圧上昇の素因のある患者．併用禁忌として抗精神病薬（フェノチアジン系やブチロフェノン系など），α 遮断薬やカテコラミン製剤やアドレナリン製剤．原則禁忌として，甲状腺機能亢進症，動脈硬化症，重症不整脈症，糖尿病，精神神経症．しかし筆者らは，アナフィラキシーショックや心肺停止に対しては併用禁忌でも使用する（たとえば，抗精神病薬を服用している患者のアナフィラキシーショックや心肺停止時など）．それ以

外の疾患治療では原則使用しない．

2. ノルアドレナリン（ノルアドレナリン®）

作用機序 $α>β$ 刺激薬，強力な $α_1$ 作用があり，$β_2$ 作用がないため，血管収縮作用が非常に強く，血圧（収縮期，拡張期，平均）が上昇する．心拍出量や心拍数はほとんど増えない．

適応 頻脈にせず血圧を上げたいとき，敗血症性ショック，アナフィラキシーショックや心原性ショック．脳や心臓といった重要臓器の灌流圧を保つことができる．

用法・用量 急性低血圧 $0.05〜0.3μg/kg/分$，急ぐときは（10倍に薄めて）$0.05〜0.1 mg$ ずつ単回静注する．

3. ドパミン（イノバン®，カタボン®，プレドパ®，カコージン®）

適応 急性循環不全（心原性ショック，出血性ショック），血圧上昇と心拍出量増加を目的とする．心拍数も増加する．

用法・用量 ドパミン受容体刺激作用（腎血流増加，腸間膜血流増加：$1〜3μg/kg/分$．
$β$ 作用（心収縮力増加，末梢血管拡張：$3〜10μg/kg/分$．
$α$ 作用（末梢血管収縮）：$10μg/kg/分$ 以上．
投与開始量 $3〜5μg/kg/分$，最大 $20μg/kg/分$．

禁忌 褐色細胞腫．

4. ドブタミン（ドブトレックス®，ドブポン®）

適応 $β≫α$ 刺激薬．心収縮力増強を目的とし，単独では血圧上昇や心拍数増加は少ない．肺血管拡張作用もある．

用法・用量 $1〜20μg/kg/分$．

禁忌 肥大型閉塞性心筋症．

5. フェニレフリン（ネオシネジン®）

作用機序 $α$ 刺激薬，血管抵抗増大．

適応 一般的な急性低血圧（や発作性上室性頻拍など）．脈を増やさず血圧を上げたいときに適応となる．静注可能であり，作用もマイルドで短いため，麻酔中のすべての血圧低下に（エフェドリンとともに）第 1 選択薬である．血圧上昇による迷走神経反射で発作性上室性頻拍が止まることがある．

用法・用量 1 筒 1 mg を 10 倍希釈の後，$0.05〜0.1 mg$ 単

回静注.10〜20μg/kg/分で持続静注も可能.

6. エフェドリン塩酸塩（エフェドリン®）

作用機序 α・β両方の受容体に対して作用をもつとともに，交感神経末端からノルアドレナリンを分泌させる間接作用も有する．

適応 一般的な血圧低下に対して使用．作用がマイルドで短く，静注可能であるため，急激な血圧低下に対して，（麻酔中はフェニレフリンとともに）第1選択薬である．とくに，心拍数を増やすため，徐脈で血圧低下の場合によい適応である．

用法・用量 1筒40 mgを10倍希釈して，4〜8 mgを単回静注．

7. イソプレナリン，イソプロテレノール（プロタノール®）

作用機序 β刺激薬．

適応 アトロピンが無効な高度の徐脈や第Ⅲ度房室ブロックに対し，ペーシング開始までの対処薬．ブルガダ症候群の発作予防やVT/VF頻発時に使用することもある．

用法・用量 0.01〜0.5μg/kg/分で使用．

禁忌 肥大型閉塞性心筋症の患者，ジギタリス中毒の患者（重篤な不整脈が起こる可能性がある）．

8. ホスホジエステラーゼⅢ阻害薬（PDEⅢ阻害薬）

作用機序 心筋や血管平滑筋のcAMPの分解を阻害して，心拍出量増加と末梢血管抵抗減少（血管拡張）を引き起こす．心拍出量は増えるが心拍数の増加は少ない．単独使用の場合は，血管拡張のため血圧が下がることが多い．

適応 急性心不全．ほかの薬剤を使用しても効果不十分な場合と添付文書に記載されているが，他の循環作動薬（たとえば，ノルアドレナリンの血管収縮とPDEⅢ阻害薬のもつ心筋収縮力増強作用は，心拍数を上げずに心収縮力を保ち血圧を上げたいときにはよい適応である）と併用して早めに使うことが多い．血管も拡張するため，肺高血圧症にも使用される．

禁忌 肥大型閉塞性心筋症．

1）ミルリノン（ミルリーラ®）

用法・用量 50μg/kgを10分かけて静注した後（血圧低下に注意．麻酔中やICUでは省略し，多めの持続静注から始めることが多い），以後0.5μg/kg/分で持続静注（0.25〜0.75μg/kg/分の範囲で増減可）．

2）オルプリノン（コアテック®）

用法・用量 10μg/kgを5分かけて静注した後（血圧低下に注意．麻酔中やICUでは省略し，多めの持続静注から始めることが多い），以後0.1〜0.3μg/kg/分で持続静注．

9. コルホシンダロパート酸塩（アデール®）

作用機序 アデニル酸シクラーゼを直接活性化し，細胞内cAMPを増やす．心収縮力増大と血管抵抗減少（血管拡張作用）．

適応 急性心不全でほかの薬剤を使用しても効果不十分な場合．ほかの循環作動薬と併用することが多い．

用法・用量 0.2μg/kg/分で持続静注開始（最高0.75μg/kg/分）．しかし，過剰な頻脈となるため，実際は0.05〜0.1μg/kg/分で使用しても有効である．

禁忌 肥大型閉塞性心筋症，高度の大動脈弁狭窄または僧帽弁狭窄症など．

注意 頻脈．

10. バソプレシン（ピトレシン®）

作用機序 バソプレシンV_1受容体を介し（抗利尿はV_2受容体を介する），強力な血管収縮を引き起こす．

適応 敗血症などで昇圧薬（カテコラミン）不応例に，0.02〜0.05単位/分でカテコラミンとともに使用する．心肺停止に際しては，初回または2回目のアドレナリン投与の代わりに40単位静脈投与してもよいとされている（筆者らは，アドレナリン投与を2〜3回行っても有効でない場合は使用する）．

降圧・血管拡張薬

1. ニカルジピン（ペルジピン®）

作用機序 Ca拮抗薬．血管拡張を起こし降圧効果を示す．

適応 異常高血圧．作用時間が短く調節性に優れ，手術

中異常高血圧症の第1選択薬として用いられる.

用法・用量 0.5～1 mg単回投与,持続投与は2～10μg/kg/分で使用.

禁忌 頭蓋内出血で止血が完成していない患者,脳卒中急性期で頭蓋内圧亢進の患者(実際の臨床では,頭蓋内出血や脳卒中で高血圧がある場合,広く使われていて問題となることは少ないが,このような項目があるため急性期には使用を避ける医師もいる).

2. ジルチアゼム(ヘルベッサー®)

作用機序 Ca拮抗薬.降圧作用は弱く,刺激伝導系抑制(徐脈)や冠動脈攣縮抑制作用がある.

適応 頻脈発作,冠動脈攣縮性狭心症.血圧低下目的で使うことはまずない.

用法・用量

・頻脈性不整脈(上室性):1回10 mgを約3分間で緩徐に静注する.
・冠攣縮の予防:0.5～5μg/kg/分.

禁忌 高度な房室ブロック,洞停止,洞房ブロック,重篤なうっ血性心不全,妊婦.

3. ニトログリセリン(ミリスロール®)

作用機序 一酸化窒素(NO)を放出し,血管拡張を引き起こす.冠血管拡張薬.

適応 狭心症,心筋梗塞.

用法・用量

手術時の異常高血圧の救急処置:0.5～5μg/kg/分で投与を開始.

急性心不全(慢性心不全の急性増悪期を含む):0.05～0.1μg/kg/分で開始し,0.1～0.2μg/kg/分ずつ増量する.

(不安定)狭心症:0.1～0.2μg/kg/分の投与量で投与を開始し,0.1～0.2μg/kg/分ずつ増量.

禁忌 硝酸系薬過敏症,閉塞隅角緑内障,高度貧血,頭部外傷,脳出血,PDE-5阻害作用を有する薬剤(バイアグラ®〈シルデナフィルクエン酸塩〉)を投与中の患者(ニトログリセリンはNOを放出しcGMP産生を増加させ,バイアグラ®

はその分解酵素であるPDE-5を抑制するため，両者併用ではcGMP量が増え，過度の血圧低下が起こる）．

4. 硝酸イソソルビド（ニトロール®）

作用機序 ニトログリセリンと同様．

適応 狭心症，心筋梗塞，急性心不全，冠動脈攣縮．

用法・用量

狭心症，心不全：2〜5 mg/時で持続投与．

冠動脈攣縮発作：1〜2 mg単回静脈内投与．ST変化が戻るまで，血圧をモニターしながら反復投与する．『今日の治療薬』には，「バルサルバ洞へ5 mgを1分以内に」と記されているが，冠動脈カテーテル検査中以外は無理である．ニトログリセリンよりも血圧が下がりにくいため使いやすく，冠動脈攣縮時には単回投与することがある．

禁忌 ニトログリセリンと同様．

5. プロスタグランジンE_1（プロスタンディン500®）

作用機序 血管平滑筋のプロスタノイドEP受容体に結合して血管拡張作用を示す．血管抵抗低下，腎血流増加による尿量増加を認める．

用法・用量

異常高血圧：0.1〜0.2 μg/kg/分．

低血圧維持：0.05〜0.2 μg/kg/分．

臓器血流維持，肝細胞保護（保険適用外）：0.01〜0.02 μg/kg/分．

肺高血圧：0.02〜0.1 μg/kg/分．

禁忌 重症動脈硬化症，心・脳循環障害のある患者，重症の肝・腎疾患，妊婦．

6. カルペリチド（ハンプ®）

作用機序 細胞膜グアニル酸シクラーゼを活性化し，細胞内cGMPを増やす．末梢血管拡張作用．

適応 急性心不全．実際は尿量増加（と腎保護）を目的として使用することが多い．

用法・用量 0.1 μg/kg/分で持続静注開始（最高0.2 μg/kg/分）．しかし，この量では血圧低下をきたすことがあり，さらに低い用量で使用することが多い．

禁忌 重篤な低血圧，心原性ショックのある患者，右室梗塞患者，脱水症患者．

7. ニコランジル (シグマート®)

作用機序 一酸化窒素 (NO) 放出とATP感受性Kチャネル開口の2つの作用で，血管 (とくに冠動脈) を拡張させる．

適応 虚血性心疾患患者，冠動脈攣縮抑制．

用法・用量 2〜6 mg/時で持続静注．

禁忌 PDE-5阻害薬投与中患者 (ニトログリセリンと同様の理由)．

その他

1. β遮断薬 (Vaughan Williamsの抗不整脈薬分類Ⅱ群)

1) ランジオロール (オノアクト®)

作用機序 短時間作用性$β_1$選択性遮断薬．

適応 頻脈性不整脈 (心房細動，心房粗動，洞性頻脈など)．

用法・用量

術時：0.125 mg/kg/分で1分間静脈内持続投与した後，0.04 mg/kg/分で静脈内持続投与する．

術後：0.06 mg/kg/分で1分間静脈内持続投与した後，0.02 mg/kg/分で静脈内持続投与を開始する．5〜10分を目安に目標とする徐拍作用が得られない場合は，1分間 0.125 mg/kg/分の速度で静脈内持続投与した後，0.04 mg/kg/分の速度で静脈内持続投与する (投与中は心拍数，血圧を連続測定)．

禁忌 糖尿病性ケトアシドーシス，代謝性アシドーシスのある患者，房室ブロック (Ⅱ度以上)，洞不全症候群など徐脈性不整脈患者，肺高血圧症による右心不全のある患者，うっ血性心不全のある患者．ブルガダ症候群患者．禁忌ではないが，喘息患者にも避けたほうがよい．

2) エスモロール (ブレビブロック®)

作用機序 短時間作用性$β_1$選択性遮断薬．

適応 手術時の頻脈性不整脈 (心房細動，心房粗動，洞性頻脈) に対する緊急処置．

用法・用量 1回 0.1 mL/kg (1 mg/kg) を30秒間で心電図監視下に静注．実際は，血圧低下と過度の脈拍低下の可能性

があり，その1/3〜1/2程度を使用し，再度追加したほうがよい．

禁忌 ランジオロールと同様．

2. リドカイン（キシロカイン®）

作用機序 Naチャネル遮断薬（Vaughan Williamsの抗不整脈薬分類Ⅰb群）．

適応 心室性期外収縮，発作性頻拍，急性心筋梗塞，手術に伴う心室性不整脈の予防．上室性不整脈には効果がない．

用法・用量 1回1〜2 mg/kgを静注．反復投与可．

禁忌 局所麻酔薬アレルギー患者（➡ **2.2**「局所麻酔薬」参照）．

3. アミオダロン（アンカロン®）

作用機序 Vaughan Williams の抗不整脈薬分類Ⅲ群．Kチャネル遮断だけでなく，Naチャネル遮断，β遮断薬作用やCaチャネル遮断作用も有する．

適応 心室細動，血行動態不安定な心室頻拍症．

用法・用量

(1) **はじめの48時間まで**

初期急速投与：125 mgを5％ブドウ糖液100 mLに加え，600 mL/時で10分間投与．

負荷投与：750 mgを5％ブドウ糖液500 mLに加え，33 mL/時の速度で6時間投与．

維持投与：17 mL/時の速度で合計42時間投与．

①6時間の負荷投与後，残液を33 mL/時から17 mL/時に投与速度を変更し18時間投与．

②750 mgを5％ブドウ糖液500 mLに加え，17 mL/時の速度で24時間投与．

(2) **血行動態不安定な心室頻拍あるいは心室細動が再発する場合**

1回の追加投与は125 mgを5％ブドウ糖液100 mLに加え，600 mL/時の速度で10分間投与．

(3) **継続投与（3日以降）**

48時間の投与終了後，本剤の継続投与が必要と判断された場合：750 mgを5％ブドウ糖液500 mLに加え，17 mL/時

の速度で投与.

心肺蘇生（心室細動もしくは無脈性心室頻拍）：初回投与量300 mgボーラス．2回目投与量150 mg.

禁忌 洞不全，高度の房室ブロック，ヨウ素過敏症．

4. アトロピン（アトロピン®）

作用機序 副交感神経遮断薬．

適応 徐脈，房室伝導障害，消化管の運動抑制分泌抑制．

用法・用量 0.5 mg静注（皮下注，筋注）．総投与量3 mgまで．

注意 中途半端な量ではかえって徐脈となるため，成人では徐脈性不整脈に対して0.5 mg未満の投与はしない．心肺蘇生において，心静止や無脈性電気活動においてルーチン使用は推奨されないが，迷走神経反射も考慮し実臨床では使用してもよい．

禁忌 緑内障，前立腺肥大による排尿障害，麻痺性イレウス．

2 鎮痛薬

非ステロイド性抗炎症薬

1. フルルビプロフェンアキセチル（ロピオン®）

作用機序 カルボキシエステラーゼにより加水分解されて生じたフルルビプロフェンが，シクロオキシゲナーゼ（COX）を阻害し，プロスタグランジン合成を抑制することにより鎮痛効果を示す．

適応 術後鎮痛，癌性疼痛．

副作用 ショック，急性腎不全，消化管出血，急性脳症．

禁忌 アスピリン喘息，消化管潰瘍，重篤な肝腎心機能障害，妊婦，授乳婦．

用法・用量 50 mgをゆっくり静注．

注意 腹膜牽引症候群の血圧低下に効果がある．

2. ジクロフェナク（ボルタレンサポ®）

作用機序 シクロオキシゲナーゼを阻害し，プロスタグランジン合成を抑制することにより鎮痛効果を示す．

適応 術後鎮痛,癌性疼痛,外傷などの痛み.
副作用 ショック,急性腎不全,消化管出血,急性脳症.
禁忌 アスピリン喘息,消化管潰瘍,重篤な肝腎心機能障害,妊婦,授乳婦.
用法・用量
成人:25〜50 mgを1日1〜2回直腸内に挿入.
小児:0.5〜1 mg/kgを1日1〜2回直腸内に挿入.
投与間隔は4〜6時間以上あける.
注意 小児・高齢者の場合は,過度の低体温を起こす可能性があるため少量より開始.

3. アセトアミノフェン

作用機序 まだ,不明な部分が多い.

1) アンヒバ® 坐剤
適応 小児領域の解熱・鎮痛,静注薬は術後痛や癌性疼痛,ライ症候群を心配せずに使用ができる.
副作用 ショック,アナフィラキシー様症状,劇症肝炎,肝機能障害,黄疸.
禁忌 アスピリン喘息,重篤な肝腎心機能障害.
用法・用量 体重1 kgあたり1回10〜15 mgを直腸内に挿入.投与間隔は4〜6時間以上1日総量として60 mg/kgを限度とする.

2) アセリオ®
適応 点滴静注薬,術後痛や癌性疼痛に使用される.
用法・用量 成人で1回300〜1,000 mg(20 mg/kg)を15分かけて静脈内投与し,投与間隔は4〜6時間以上とする.年齢,症状により適宜増減するが,4,000 mg/日までの投与が可能である.

オピオイド・オピオイド系鎮痛薬

1. モルヒネ(アンペック®)

作用機序 μオピオイド受容体に対する選択性が比較的高いが,δやκオピオイド受容体に対しても作用がある.鎮痛作用のほとんどは,μオピオイド受容体への作用である.また,代謝産物であるM-6-Gも生理活性を有しているため,注意が必要である.

適応 激しい疼痛(術後疼痛, 癌性疼痛など)に対する鎮痛.

副作用 依存性, 呼吸抑制, 錯乱, せん妄, 無気肺, 気管支痙攣, 喉頭浮腫, 麻痺性イレウス, 中毒性巨大結腸, 血圧降下, ショック, アナフィラキシー, 不整脈, 嘔気, 嘔吐, 便秘, 掻痒, 尿閉.

禁忌 重篤な呼吸抑制・肝障害のある患者, 気管支喘息発作中の患者, 慢性肺疾患に続発する心不全の患者, 痙攣状態にある患者, 急性アルコール中毒の患者, 本剤の成分およびアヘンアルカロイドに対し過敏症の患者, 出血性大腸炎の患者.

用法・用量

皮下・静脈内投与の場合:1回0.1〜0.4 mg/kgを皮下または静脈内に注射.

硬膜外投与の場合:1回2〜6 mgを硬膜外腔に注入する. 持続注入する場合は, 1日量として2〜10 mgを投与する.

脊髄くも膜下投与の場合:1回0.1〜0.5 mgを脊髄くも膜下腔に注入する(硬膜外量の1/10量). なお, 年齢, 症状により適宜増減する.

2. フェンタニル

作用機序 μオピオイド受容体に対する完全作動薬である. モルヒネの50〜100倍の鎮痛作用を有する.

適応 全身麻酔, 全身麻酔における鎮痛, 局所麻酔における鎮痛の補助, 激しい疼痛(術後疼痛, 癌性疼痛など)に対する鎮痛.

副作用 依存性, 呼吸抑制, 無呼吸, 換気困難(筋強直による換気困難がみられることがある), 血圧降下, ショック, アナフィラキシー, 不整脈, 嘔気, 嘔吐, 便秘, 掻痒, 尿閉.

禁忌 本剤に過敏症のある患者.

用法・用量 通常, 成人には, 下記用量を用いる. なお, 患者の年齢, 全身状態に応じて適宜増減する.

(1) バランス麻酔に用いる場合

麻酔導入:1.5〜2μg/kg静注.

麻酔維持:

間欠投与:フェンタニルとして25〜50μgずつ静注する.

持続投与：フェンタニルとして0.5〜5μg/kg/時の速さで点滴静注する．

(2) 硬膜外投与の場合

単回投与法：フェンタニルとして1回25〜100μgを硬膜外腔に注入する．

持続注入法：フェンタニルとして25〜100μg/時の速さで硬膜外腔に持続注入する．

(3) 脊髄くも膜下投与の場合

単回投与法：フェンタニルとして1回5〜25μgを脊髄くも膜下腔に注入する．

注意 呼吸抑制があるため，補助・人工呼吸のできる環境で使用する．

3. レミフェンタニル（アルチバ®）

作用機序 μオピオイド受容体に対する完全作動薬である．血中の非特異的エステラーゼによって加水分解される超短時間作用型である．

適応 全身麻酔の導入・維持における鎮痛．

副作用 筋硬直，換気困難，呼吸停止，呼吸抑制，血圧低下，徐脈，不全収縮，心停止，ショック，アナフィラキシー様症状，全身痙攣．

禁忌 本剤の成分，フェンタニル系化合物に対し過敏症の既往歴のある患者．製剤にグリシンが含まれるため，硬膜外や脊髄くも膜下には投与してはいけない．脊髄や脳幹のグリシン受容体に作用し，運動麻痺を引き起こす．

用法・用量

麻酔導入：0.1〜0.5μg/kg/分の速さで持続静脈内投与．気管挿管時に強い刺激が予想される場合には1.0μg/kg/分とする．必要に応じて，持続静脈内投与開始前にレミフェンタニルとして1.0μg/kgを30〜60秒かけて単回静脈内投与することができる．

麻酔維持：0.25μg/kg/分の速さで持続静脈内投与する．患者の全身状態を観察しながら，2〜5分間隔で25〜100％の範囲で加速または25〜50％の範囲で減速できるが，最大でも2.0μg/kg/分を超えないこと．単回投与も可．

4. ペンタゾシン (ソセゴン®, ペンタジン®)

作用機序 κオピオイド受容体に対して作動薬として作用し，μオピオイド受容体に対して部分作動薬として作用する．また，鎮痛効果は天井効果(量を増やしても，ある一定の効果以上にはならない)を示す．

適応 癌性疼痛やその他の疼痛，術中・術後鎮痛．

副作用 頻脈，血圧上昇，軽度呼吸抑制．

禁忌 頭部傷害がある患者，頭蓋内圧が上昇している患者，重篤な呼吸抑制状態にある患者，全身状態が著しく悪化している患者．

用法・用量

鎮痛の目的に用いる場合：成人では1回15 mgを筋肉内または皮下に注射し，その後必要に応じて，3～4時間ごとに反復注射する．

麻酔補助に用いる場合：30～60 mgを筋肉内，皮下または静脈内に注射する．小児では，筋肉内，皮下では1.0 mg/kgを注射する．また静脈内では1回0.5 mg/kgを注射する．2時間未満の手術では0.7 mg/kgを，2～4時間の手術では0.9 mg/kgを至適投与量とする．

5. ブプレノルフィン (レペタン®)

作用機序 μオピオイド受容体に部分作動薬として作用し，κオピオイド受容体に対して拮抗作用を示す．また，モルヒネの25～50倍の効果を示すが，鎮痛効果は天井効果を示す．

適応 癌性疼痛やその他の疼痛，術中・術後鎮痛．

副作用 悪心・嘔吐，ふらつき，呼吸抑制，鎮静．

禁忌 重篤な呼吸抑制状態および肺機能障害のある患者，重篤な肝機能障害のある患者，頭部傷害・脳に病変のある場合で意識混濁が危惧される患者，頭蓋内圧上昇の患者，妊婦または妊娠している可能性のある女性．

用法・用量 ─鎮痛を目的とする場合

術後，各種癌：通常，成人には1回0.2～0.3 mg(体重あたり4～6μg/kg)を筋肉内に注射する．なお，初回量は0.2 mgとすることが望ましい．その後，必要に応じて約6～8時間ごと

に反復注射する．症状に応じて適宜増減する．

心筋梗塞：通常，成人には1回0.2 mgを徐々に静脈内に注射する．症状に応じて適宜増減する．

硬膜外投与：0.1～0.15 mg（体重あたり2～3 g/kg）を術中に単回投与．持続投与としては，0.017 mg/時（0.4 mg/日）で使用．

6. ナロキソン（オピオイド受容体拮抗薬）

作用機序 オピオイド受容体（μ受容体に選択性が高いがδやκ受容体にも作用する）に（作動薬と）競合的に結合し，オピオイド作用に対して拮抗作用を示す．

適応 オピオイドによる呼吸抑制・覚醒遅延．

副作用 肺水腫，異常高血圧，不整脈，肝機能障害．

禁忌 バルビツール系薬剤などの非麻薬性中枢神経抑制薬，病的原因による呼吸抑制のある患者（無効のため）．

用法・用量

成人：1回0.1～0.2 mgを静脈内注射する．効果不十分の場合，さらに2～3分間隔で0.2 mgを1～2回追加投与する．

小児：1回1～10 μg/kg（0.4 mgを超えない）．

注意 オピオイドによる抑制がとれたことにより痛みが出現し，その結果，頻脈，胸部苦悶症状が生じることがあるので注意が必要．

3 麻酔薬

吸入麻酔薬

作用機序 吸入麻酔薬の作用機序は完全には解明されていないが，GABA$_A$受容体活性化（揮発性麻酔薬）やグルタミン酸NMDA受容体抑制（亜酸化窒素）作用などが報告されている．いずれにせよ，単一の受容体やチャネルではなく，さまざまな部位に作用し全身麻酔作用（意識や記憶の消失）を引き起こしていると考えられている．

1. 亜酸化窒素（笑気，N_2O）

特徴 強力な鎮痛作用をもつが，鎮静・催眠（麻酔）作用は弱い（MAC＝105～110％）．血液ガス分配係数0.46と覚醒

導入が早い．急速に肺胞から血液中に移行するため，ほかの吸入麻酔薬の肺胞分圧の上昇を早める（二次ガス効果）．無味無臭．

近年，環境破壊，悪心・嘔吐を誘発することやコストの面から，多くの施設で使用しないことが多くなった．

適応 全身麻酔の導入・維持．

禁忌 耳管閉塞，気胸，イレウス，気脳症，鼓室形成，眼内ガス使用時．

用法・用量 ほかの全身麻酔薬と併用し，50～70％の濃度で麻酔を維持する．

注意 MAC＞100％と高いため，単独での全身麻酔は不可能．麻酔終了時に低酸素になる（拡散性低酸素症）ので，5分以上純酸素を吸入させる．体内に窒素の存在する閉鎖腔のある患者（イレウス，気胸など）では，容積が拡大するので使用しない．

2. セボフルラン（セボフレン®）

特徴 成人のMACは1.71％だが，年齢により変化する．血液ガス分配係数は0.65と，覚醒導入は早い．気道刺激性は小さい．緩徐導入に適している．

適応 全身麻酔の導入・維持，喘息の急性増悪．

禁忌 悪性高熱症を疑われる患者．

用法・用量 酸素＋亜酸化窒素または空気＋酸素のもとに患者の状態に合わせて使用する（0.5～5％）．

注意 悪性高熱症を引き起こす．

体内代謝産物の無機フッ素と二酸化炭素吸着剤との反応で生じるCompound Aによる腎機能への影響が指摘されている．臨床使用濃度では問題にならないが，FDAの勧告で総流量2 L/分以下では使用しないほうがよい．

3. イソフルラン（フォーレン®，エスカイン®）

特徴 成人のMACは1.15％だが，年齢により変化する．血液ガス分配係数が高く（1.43），また気道刺激が強く緩徐導入には使えない．

適応 全身麻酔の維持．

禁忌 悪性高熱症を疑われる患者．

用法・用量 酸素＋亜酸化窒素または空気＋酸素のもとに患者の状態に合わせて使用する（0.5～3％）．

冠血管狭窄患者で，正常冠動脈血流は増加するが狭窄部の血流が減少するcoronary steal現象を引き起こす可能性が動物実験では指摘されたが，ヒトでは問題なし．

4. デスフルラン（スープレン®）

特徴 成人のMACは6％だが，年齢により変化する．血液ガス分配係数が非常に低く（0.45），覚醒導入が早い．しかし刺激臭があり，緩徐導入には使えない．交感神経を活性化するため，急激な濃度上昇で血圧上昇・心拍数増加を引き起こすことがある（オピオイド，とくにレミフェンタニルはこの作用を抑制）が，1.5 MAC以下ではまず問題ない．

適応 全身麻酔の維持．

禁忌 悪性高熱症を疑われる患者．

用法・用量 酸素＋亜酸化窒素または空気＋酸素のもとに患者の状態に合わせて使用する（通常3％の濃度で開始して，徐々に濃度を上げる）．0.7 MAC以上で維持する．

静脈麻酔薬

1. プロポフォール（プロポフォール®，ディプリバン®）

作用機序 $GABA_A$受容体を賦活し，NMDA受容体を抑制することが報告されている．肝臓ですみやかに代謝されるため，麻酔導入・維持にも使用できる（現在，麻酔維持にも使用できる唯一の静脈麻酔薬）．呼吸抑制作用が強いため，鎮静薬として使用する場合にも，人工呼吸の準備が必要である．

適応 全身麻酔の導入・維持．

禁忌 本剤成分（大豆油，卵黄レシチンなど）に対し過敏症の既往歴がある患者，妊産婦（実際は帝王切開の全身麻酔に使用することがある），集中治療における人工呼吸下の小児．

用法・用量

全身麻酔の導入：1～2.5 mg/kgを投与（注入時の血管痛があり，導入に際しては静注用リドカインの併用が望ましい）．

全身麻酔の維持：TCIポンプを使用して，目標血中濃度を3μg/mLで投与を開始し，BISモニターを見ながら投与速度

を調節する．

人工呼吸中の鎮静：0.5〜3 mg/kg/時を投与．

注意 注入時に血管痛がある．大豆・卵黄など（プロポフォールの溶媒）に対しアレルギーのある患者には使わないほうがよい．ICUなどで，鎮静目的に長期・大量に使用した場合，プロポフォール症候群とよばれる横紋筋融解，代謝性アシドーシス，肝腎障害，心機能低下などの症状を示すことがある（致死率は20〜30％）．

2. 超短時間作用性バルビツレート：チオペンタールナトリウム（ラボナール®），チアミラールナトリウム（イソゾール®，チトゾール®）

作用機序 $GABA_A$受容体を活性化することが主な作用．麻酔導入には使用できるが，麻酔維持には使用できない．その理由は，単回投与では30秒で眠り，5分で覚醒してくるが，これは脳の濃度が急速に下がる（再分布）ためであり，実は肝臓での代謝は非常に遅く，長期投与では血中濃度が上がり長時間覚醒しなくなるためである．復温を非常にゆっくり行う（すなわち鎮静からもゆっくり覚ます）．脳低体温療法では使用することがある．

適応 全身麻酔の導入，痙攣重責発作の治療，電気痙攣療法の麻酔，脳保護．

禁忌 急性間欠性ポルフィリン症，気管支喘息，アジソン病．

用法・用量 麻酔導入薬として3〜5 mg/kgを静注する．

注意 アルカリ性が強い（pH 10.5）ため，血管外や動脈に注入されると組織壊死を起こすことがある．また，酸性の薬剤と併用すると，析出し血管ルートが詰まる．

3. ミダゾラム（ドルミカム®）

作用機序 $GABA_A$受容体に結合し作用を増強することで作用を示す．ベンゾジアゼピン誘導体．麻酔導入や鎮静目的に使用する．抗痙攣作用も強い．作用時間が短く，前向性健忘作用を有する．呼吸抑制は比較的弱い．

適応 全身麻酔の導入・維持，集中治療室での鎮静，局所麻酔の鎮静．

禁忌　急性狭隅角緑内障，重症筋無力症，HIVプロテアーゼ阻害薬・HIV逆転写酵素阻害薬を投与中の患者．

用法・用量
全身麻酔の前投薬：0.08〜0.1 mg/kgを手術前30〜60分に筋注．
全身麻酔の導入：0.15〜0.3 mg/kgを静注．
人工呼吸中の鎮静：0.03〜0.06 mg/kgを静注し，0.03〜0.18 mg/kg/時の範囲で持続投与を行い適宜増減する．

注意　筋弛緩作用があるため，肥満患者の鎮静では注意が必要．

4. ジアゼパム (セルシン®, ホリゾン®)

作用機序　$GABA_A$受容体に結合し作用を増強することで作用を示す．ベンゾジアゼピン誘導体．鎮静・抗痙攣作用を有する．催眠作用は弱いが，呼吸抑制は少ない．

適応　不安・興奮・抑うつの軽減，痙攣の抑制，集中治療時の鎮静．

禁忌　急性狭隅角緑内障，重症筋無力症，HIVプロテアーゼ阻害薬・HIV逆転写酵素阻害薬を投与中の患者．

用法・用量
麻酔導入：0.2〜0.3 mg/kgを静注．
抗痙攣：0.05〜0.2 mg/kgを静注．10分間隔で最大30 mgまで．

注意　ほかの注射薬と混じると白濁する．持続時間が長いので，時間の短い手術の導入に使用すると覚醒しにくい．血管痛が強い．

5. フルマゼニル (アネキセート®)

作用機序　ベンゾジアゼピン系薬物(ジアゼパムやミダゾラム)の拮抗作用薬．

適応　ベンゾジアゼピン系薬物による呼吸抑制の改善．

用法・用量　ベンゾジアゼピン系薬物によって覚醒遅延，呼吸抑制が認められた場合に，初回0.2 mgを緩徐に静注する．4分後に覚醒状態が得られない場合は1分ごとに0.1 mgを追加投与する．

注意　フルマゼニルの半減期は約50分であり，ベンゾジ

アゼピン系の薬剤よりも短い．そのため再鎮静が起こることがある．

6. デクスメデトミジン（プレセデックス®）

作用機序 $α_{2A}$アドレナリン受容体のアゴニストであり，鎮静・鎮痛作用を発揮する．呼吸抑制が少なく，気道確保されていない症例でも比較的安全に使用できる．単独での催眠効果は弱い．ICUでの鎮静（鎮痛）に単独もしくはほかの薬剤（オピオイドやプロポフォール）と併用で用いる．

適応 人工呼吸中および非挿管患者の鎮静・鎮痛，局所・区域麻酔時の鎮静・鎮痛．

用法・用量 $6μg/kg/時$（時であり分ではない）で初期負荷投与を行い（血圧低下のため，初期投与は行わないことも多い），その後は$0.2〜0.7μg/kg/時$で投与する．

注意 通常は徐脈・低血圧になるが，高濃度のときに末梢の$α_{2B}$受容体が刺激され一過性に血圧が上昇することがある．循環血漿量・心機能が低下している患者に投与すると低血圧が起きる．

7. ドロペリドール（ドロレプタン®）

作用機序 ブチロフェノン系の神経遮断薬．強力なドパミンD_2(D_2)受容体拮抗薬．全身麻酔薬（ニューロレプト麻酔；最近ではほとんど施行しない）や制吐薬として使用される．

適応 制吐作用，ニューロレプト麻酔．

禁忌 QT延長症候群，痙攣発作の既往のある患者．

用法・用量 制吐作用を期待して，$0.625〜2.5\,mg$静注もしくは筋注．

注意 Kチャネル（IKr）を抑制しQT時間を延長させるため，QT延長患者には禁忌．

筋弛緩薬と関連薬剤

1. スキサメトニウム（スキサメトニウム®）

作用機序 神経筋接合部のニコチン性アセチルコリン受容体に結合し，終板の持続的脱分極を起こし，筋弛緩作用を発揮する．脱分極時に筋攣縮がみられる．気管挿管時のみに使用．最近，臨床ではほとんど使用されない．

適応 気管挿管時の筋弛緩.

禁忌 重症熱傷, 広範囲の挫滅性外傷, 尿毒症, 四肢麻痺, ジギタリス中毒, 緑内障, 悪性高熱症が疑われる患者.

用法・用量 1 mg/kgを静注すると約1分後に筋弛緩が得られ, 気管挿管が可能となる(筋攣縮が終わるときに最大の筋弛緩が得られる).

注意 筋攣縮が起こると, 眼圧の上昇, 術後の筋肉痛が起こるので, 投与前に少量の非脱分極性筋弛緩薬を投与して予防するとよい. 脊髄損傷, Ⅲ度熱傷, 上位運動神経損傷, 多発外傷患者などで, スキサメトニウム投与後に心停止をきたす高カリウム血症が生じることがある.

2. ベクロニウム (マスキュラックス®)

作用機序 神経筋接合部位ニコチン性アセチルコリン受容体を競合的に阻害して筋弛緩作用を得る. ロクロニウムと比べて血管痛が少ない.

適応 麻酔時の筋弛緩, 気管挿管時の筋弛緩.

用法・用量 気管挿管時に0.08〜0.1 mg/kgを静注し, 約2分30秒で気管挿管が可能となる. 挿管量投与後, 約30分で追加投与 (0.025 mg/kg)を投与し, 約30分ごとに反復投与する.

注意 肝機能・腎機能低下の患者に使用する場合, 効果が遷延することがある.

3. ロクロニウム (エスラックス®)

作用機序 神経筋接合部位ニコチン性アセチルコリン受容体を競合的に阻害して筋弛緩作用を得る. 注入時の血管痛が非常に強い.

適応 麻酔時の筋弛緩, 気管挿管時の筋弛緩.

用法・用量 挿管用量として0.6〜0.9 mg/kg(実際はもう少し多い量を使うこともある)を静注し, 術中必要に応じて0.1〜0.2 mg/kgを追加投与する(たとえば, 30〜60分ごとに10 mg投与). 持続投与も可能であり, $7 \mu g/kg$/時で投与を開始し, 筋弛緩モニターを使用しながら適宜増減する.

4. スガマデクスナトリウム (ブリディオン®)

作用機序 ロクロニウムと1:1の複合体を形成し, ロク

ロニウムがアセチルコリン受容体に結合できなくするとともに，血液中の非結合ロクロニウム濃度を急速に減少させロクロニウムをアセチルコリン受容体から解離し，筋弛緩効果から迅速に回復させる．

適応 ロクロニウムまたはベクロニウムによる筋弛緩状態からの回復．

用法・用量 筋弛緩モニターによる TOF 刺激により T2 が確認できる浅い筋弛緩状態では 2 mg/kg を静注する．TOF に反応がなく，PTC で 2 回程度の単収縮が確認されるほどの深い筋弛緩状態では 4 mg/kg を静注する．ロクロニウムの気管挿管量投与直後の緊急時には 16 mg/kg を投与．

注意点 アナフィラキシーショックの報告がある．薬価が高い．

(岩元辰篤，中尾慎一)

付　録

付　録

1 脳神経系

意識障害の評価

❶ JCS (Japan Coma Scale)

I. 覚醒している（1桁の点数で表現）

0. 意識清明
1. 意識清明であるが，いまひとつはっきりしない
2. 見当識障害を認める
3. 自分の名前，生年月日が言えない

II. 刺激に反応し一時的に覚醒する（2桁の点数で表現）

10. 普通の呼びかけで容易に覚醒する（開眼する）
20. 大声で呼びかけたり強く揺すったりすると覚醒する
30. 痛み刺激でかろうじて覚醒する

III. 刺激しても覚醒しない（3桁の点数で表現）

100. 痛み刺激で（覚醒しないが）払いのけるなどの動作をする
200. 痛み刺激で（覚醒しないが）手足を動かしたり，顔をしかめたりする
300. 痛み刺激に全く反応しない

上記の点数にさらに　R (restlessness：不穏)，I (incontinence：失禁)，A (akinetic mustism：無動無言)を付け加え，30Rなどと表現する．

最重症（脳死状態）はJCS 300，GCSでは3点である．

❷ GCS (Glasgow Coma Scale：グラスゴー・コーマスケール)

E：開眼 (eye opening response)

4. 自発的に眼を開ける (spontaneous)
3. 発声により眼を開ける (to speech and sound)
2. 疼痛により眼を開ける (to pain)
1. 開眼せず (none)

V：発語 (best verbal response)

5. 見当識あり (oriented)
4. 混乱した会話 (incoherent conversation)
3. 混乱した言語 (inappropriate words)
2. 理解不能の音声 (incomprehensible sounds)
1. 発語なし (none)

M．運動機能 (best motor response)

6. 命令に従う (obeys commands)
5. 疼痛刺激を払いのける (localizes pain)
4. 疼痛刺激からの逃避反応 (withdrawal)
3. 疼痛刺激で手足を異常屈曲 (abnormal flexion)
2. 疼痛刺激で手足を異常伸展 (extensor response)
1. 全く動かず (none)

E＋V＋Mの合計で表す．最重症は3点，正常は15点となる．

2 心血管系

非心臓手術における周術期心臓血管系危険度分類

❸ 周術期の心血管系危険因子

重度リスク因子

不安定な冠症候群
- 不安定狭心症や重症狭心症 (Canadian class III または IV)
- 最近の心筋梗塞 (発症から7日以上, 30日以内)

非代償性の心不全 (NYHAクラスIV)

著明な不整脈
- 高度房室ブロック
- Mobitz II 型の房室ブロック
- III 度房室ブロック
- 症候性の心室性不整脈
- 心拍数 100bpm 以上のコントロール不良の上室性不整脈
- 症候性の徐脈
- 最近の心室性頻拍

重症弁疾患
重症大動脈弁狭窄症
- 症候性の僧帽弁狭窄症

中等度リスク因子

虚血性心疾患の既往
代償性の心不全の既往
脳血管障害の既往
糖尿病
腎機能障害

軽度リスク因子

高齢
異常心電図 (左室肥大, 左脚ブロック, ST-T 異常)
洞調律以外の調律 (心房細動など)
身体機能の低下
脳卒中の既往
コントロールされていない高血圧症

(ACC/AHA ガイドライン)

❹ 非心臓手術の術式による周術期危険度分類

高リスク（大血管手術）：心血管系合併症のリスクが5％以上	
大動脈および他の大血管手術 末梢血管手術	
中等度リスク：心血管系合併症のリスクが5％以下	
腹腔内手術，胸腔内手術 頸動脈内膜剝離術 頭頸部手術 整形外科手術 前立腺手術	
低リスク：心血管系合併症のリスクがしばしば1％以下	
内視鏡手術 体表手術 白内障手術 乳房手術	

（ACC/AHA ガイドライン）

CCS (Canadian Cardiovascular Society) の狭心症重症度分類

❺ CCSの狭心症重症度分類

クラス1	日常の身体活動，たとえば通常の歩行や階段上昇では狭心発作を起こさない．仕事にしろ，レクリエーションにしろ，活動が激しいか，急か，または長引いたときには狭心発作を生じる．
クラス2	日常の身体活動はわずかながら制限される．急ぎ足の歩行または階段上昇，坂道の登り，あるいは食後や寒冷，強風下，精神緊張下または起床後2時間以内の歩行または階段上昇により発作が起こる．または2ブロック（200m）を超える平地歩行あるいは1階分を超える階段上昇によっても狭心発作を生じる．
クラス3	日常活動は著しく制限される．普通の速さ状態での1～2ブロック（100～200m）の平地歩行や，1階分の階段上昇により狭心発作を起こす．
クラス4	いかなる動作も症状なしにはできない．安静時にも狭心症状があることがある．

3 呼吸器系

❻ 肺の区域

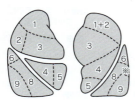

a. 外側面

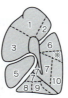

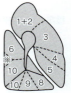

b. 内側面

c. 横隔面

右肺	
上葉	1. 肺尖区 2. 後上葉区 3. 前上葉区
中葉	4. 外側中区 5. 内側中区
下葉	6. 上下葉区 6※. 上枝下下葉区 7. 内側肺底区 8. 前肺底区 9. 外側肺底区 10. 後肺底区

左肺	
上葉	1＋2. 肺尖後区 3. 前上葉区 4. 上舌区 5. 下舌区
下葉	6. 上下葉区 6※. 上枝下下葉区 8. 前肺底区 9. 外側肺底区 10. 後肺底区

(西尾剛毅. 外科レジデントデータブック. 東京：医学書院；1993. p35)

4 ワクチンの種類と手術までに休薬が望ましい期間

❼ ワクチンの種類と手術までに休薬が望ましい期間

種類	対象物	対象疾患	接種から手術までに空ける期間	
			従来	最短期間*
不活化ワクチン	ウイルス	日本脳炎,インフルエンザ,狂犬病,A・B型肝炎	2週間	3日
	細菌	百日咳,ジフテリア,破傷風,コレラ,肺炎球菌,インフルエンザ菌b型		
	レプトスピラ	Weil病,秋やみ		
生ワクチン	ウイルス	ポリオ,麻疹,風疹,おたふく,水痘,黄熱	4週間	3週間
	細菌	BCG		
トキソイド	毒素	ジフテリア,破傷風	不活化ワクチンに準じる	

Siebert JNらは,手術の麻酔と予防接種の間に明確なエビデンスや禁忌事項はないことから,副反応のみられる期間だけ手術を延期することが望ましいとしている.

(Siebert JN, et al. Influence of anesthesia on immune responses and its effect on vaccination in children: review of evidence. Paediatr Anaesth 2007; 17: 410-20.)

*香川哲郎. 予防接種と感染症. 前川信博監修. 臨床小児麻酔ハンドブック. 改訂第3版. 東京:診断と治療社;2013:150-1.

5 重症加算

❽ 重症加算（保険請求上の全身麻酔料金に以下の患者では加算がつく）

麻酔が困難な患者とは，以下に掲げるものをいい，麻酔前の状態により評価する．

ア 心不全（NYHA Ⅲ度以上のものに限る．）の患者
イ 狭心症（CCS分類Ⅲ度以上のものに限る．）の患者
ウ 心筋梗塞（発症後3月以内のものに限る．）の患者
エ 大動脈閉鎖不全，僧帽弁閉鎖不全又は三尖弁閉鎖不全（いずれもⅡ度以上のものに限る．）の患者
オ 大動脈弁狭窄（大動脈弁平均圧較差50 mmHg以上のものに限る．）又は僧帽弁狭窄（僧帽弁平均圧較差10 mmHg以上のものに限る．）の患者
カ 埋込型ペースメーカー又は埋込型除細動器を使用している患者
キ 先天性心疾患（心臓カテーテル検査により平均肺動脈圧25 mmHg以上であるもの又は，心臓超音波検査によりそれに相当する肺高血圧が診断されているものに限る．）の患者
ク 肺動脈性肺高血圧症（心臓カテーテル検査により平均肺動脈圧25 mmHg以上であるもの又は，心臓超音波検査によりそれに相当する肺高血圧が診断されているものに限る．）の患者
ケ 呼吸不全（動脈血酸素分圧60 mmHg未満又は動脈血酸素分圧・吸入気酸素分画比300未満のものに限る．）の患者
コ 換気障害（1秒率70％未満かつ肺活量比70％未満のものに限る．）の患者
サ 気管支喘息（治療が行われているにもかかわらず，中発作以上の発作を繰り返すものに限る．）の患者
シ 糖尿病（HbA1cがJDS値で8.0％以上〈NGSP値で8.4％以上〉，空腹時血糖160 mg/dL以上又は食後2時間血糖220 mg/dL以上のものに限る．）の患者
ス 腎不全（血清クレアチニン値4.0 mg/dL以上のものに限る．）の患者
セ 肝不全（Child-Pugh分類B以上のものに限る．）の患者
ソ 貧血（Hb 6.0 g/dL未満のものに限る．）の患者
タ 血液凝固能低下（PT-INR 2.0以上のものに限る．）の患者
チ DICの患者
ツ 血小板減少（血小板5万/μL未満のものに限る．）の患者
テ 敗血症（SIRSを伴うものに限る．）の患者
ト ショック状態（収縮期血圧90 mmHg未満のものに限る．）の患者
ナ 完全脊髄損傷（第5胸椎より高位のものに限る．）の患者
ニ 心肺補助を行っている患者
ヌ 人工呼吸を行っている患者
ネ 透析を行っている患者
ノ 大動脈内バルーンパンピングを行っている患者
ハ BMI 35以上の患者

6 代表的な薬剤の持続投与法

▶γ（ガンマ）計算早わかり法

γとはμg/kg/分のことであり，体重あたり1分間に何μg投与するかを表し，持続静脈内投与を行う薬剤に使用する．とくに血管作動薬を用いるときは，絶対に知っておかなければならない値である．簡単な計算法として，1 mg/dLの濃度の溶液をつくった場合，体重（BW：body weight）× 0.06 mL/時で流すとちょうど1 γになる．溶液の濃度さえわかれば，これから関連づけて暗算すればよいわけである．

たとえば，

- 100 mgのイノバン®1アンプルを100 mLの生食に溶けば，濃度が1 mg/mLとなるので，50 kgの患者では，50（BW）× 0.06 = 3となり，3 mL/時で流せば1 γとなる．0.3％のイノバン®のプレフィルドシリンジを用いるときは，濃度が0.3％は3 mg/mL（上記1 mg/mLの3倍）なので50 kgの患者で3 mL/時で流せば3 γとなる．
- 1 mgのノルアドレナリン1アンプルを50 mLに溶解すれば，濃度が1 mg/50 mL = 0.02 mg/mLとなるので，70 kgの患者では，70 × 0.06 = 4.2となり，4.2 mL/時で流せば0.02 γとなる．

❾ γ（μg/kg/分）計算で投与する持続投与薬剤

一般名 （商品名）	1 A（アンプル）容量	臨床使用持続量 γ（μg/kg/分）	希釈法の一例	0.06×BW mL/時で流したときのγ
ドパミン （イノバン）	100 mg（5 mL）	1〜20	1 A（100 mg）/ 50 mL	2
ドブタミン （ドブトレックス）	100 mg（5 mL）	1〜20	1 A（100 mg）/ 50 mL	2
アドレナリン （ボスミン）	1 mg（1 mL）	0.02〜0.3	1 A（1 mg）/ 50 mL	0.02
ノルアドレナリン（ノルアドレナリン）	1 mg（1 mL）	0.05〜0.3	1 A（1 mg）/ 50 mL	0.02
ミルリノン （ミルリーラ）	10 mg（10 mL）	0.25〜0.75	1 A（10 mg）/ 50 mL	0.2
オルプリノン （コアテック）	5 mg（5 mL）	0.1〜0.3	1 A（5 mg）/ 50 mL	0.1
カルペリチド （ハンプ）	1 mg （5 mLに溶解）	0.05〜0.2	1 A（1 mg）/ 50 mL	0.02
ニトログリセリン （ミリスロール）	5 mg（10 mL）	0.05〜5	1 A（5 mg）/ 50 mL	0.1
プロスタグランジンE_1 （プロスタンディン500）	500 μg （1 V：粉末）	0.01〜0.2	1 V（500 μg）/ 50 mL	0.01
ジルチアゼム （ヘルベッサー）	50 mg （1 V：粉末）	0.5〜5	1 V（50 mg）/ 50 mL	1
ランジオロール （オノアクト）	50 mg （1 V：粉末）	10〜40	1 V（50 mg）/ 50 mL	1
レミフェンタニル（アルチバ）	2 mg （1 V：粉末）	0.1〜2	1 V（2 mg）/ 20 mL	0.1
	5 mg （1 V：粉末）	0.1〜2	1 V（5 mg）/ 50 mL	0.1

BW：body weight（体重）

略語一覧

A

AAA	abdominal aortic aneurysm	腹部大動脈瘤
A-aDO$_2$	alveolar-arterial oxygen difference	肺胞気-動脈血酸素分圧較差
ABCトランスポーター	ATP-binding cassette [transporter]	
ABR	auditory brainstem response	聴性脳幹反応
A/Cモード	assist control [mode]	補助/強制換気[モード]
ACE	angiotensin-converting enzyme	アンジオテンシン変換酵素
ACT	activated clotting time	活性化凝固時間
ACTH	adrenocorticotropic hormone	副腎皮質刺激ホルモン
ADH	antidiuretic hormone	抗利尿ホルモン
AEP	auditory evoked potential	聴覚誘発電位
AF, Af	atrial fibrillation	心房細動
AG	anion gap	アニオンギャップ
ALI	acute lung injury	急性肺傷害
ANP	atrial natriuretic peptide	心房性ナトリウム利尿ペプチド
Ao	aorta	大動脈
APCO	arterial pressure-based cardiac output	動脈圧心拍出量
APD	action potential duration	活動電位持続時間
APL	adjustable pressure limiting	
APRV	airway pressure release ventilation	
aPTT	activated partial thromboplastin time	活性化部分トロンボプラスチン時間
AR	aortic regurgitation	大動脈弁閉鎖不全症
ARB	angiotensin II receptor blockers	アンジオテンシンⅡ受容体拮抗薬
ARDS	acute respiratory distress syndrome	急性呼吸窮迫(促進)症候群
AS	aortic stenosis	大動脈弁狭窄症
ASA	the American Society of Anesthesiologists	米国麻酔科学会
3 As	analgesia, amnesia, akinesia	無痛, 無記銘, 無動
Asc	ascending aorta	上行大動脈
AV	aortic valve	大動脈弁
AVP	arginine vasopressin	アルギニンバソプレシン(抗利尿ホルモン)

B

BBB	blood brain barrier	血液脳関門
BE	base excess	
BFS	bronchofiberscope	気管支ファイバースコープ
BIS	bispectral index	
BMI	body mass index	
BMS	bare-metal stent	ベアメタルステント
bpm	beats per minute	
BPS	behavioral pain scale	
BSA	body surface area	体表面積

BUN	blood urea nitrogen	血中尿素窒素
BURP法		後方(backward),上方(upward),右側(rightward)に押すこと(pressure)
C		
C	cervical nerve	頚神経
CABG	coronary artery bypass grafting	冠動脈-大動脈バイパス術
CAM-ICU	confusion assessment method for intensive care unit	
CaO_2	arterial oxygen content	動脈血酸素含量
CARS	compensatory anti-inflammatory response syndrome	代償性抗炎症反応症候群
CAS	carotid artery stenting	頚動脈ステント留置術
CBF	cerebral blood flow	脳血流量
Ccr	creatinine clearance	クレアチニンクリアランス
CCS	Canadian Cardiovascular Society	カナダ心臓血管協会
CEA	carotid endarterectomy	頚動脈内膜剥離術
CI	cardiac index	心係数
CMV	cytomegalovirus	サイトメガロウイルス
CO	cardiac output	心拍出量
COHb	carboxyhemoglobin	一酸化炭素ヘモグロビン
COPD	chronic obstructive pulmonary disease	慢性閉塞性肺疾患
CPAP	continuous positive airway pressure	持続陽圧呼吸法
CPOT	critical-care pain observation tool	
CPR	cardio pulmonary resuscitation	心肺蘇生法
Cr	creatinine	クレアチニン
CRH	corticotropin-releasing hormone	副腎皮質刺激ホルモン放出ホルモン
CSEA	combined spinal-epidural anesthesia	脊髄くも膜下硬膜外併用麻酔
CSF	cerebrospinal fluid	脳脊髄液
CTG	cardiotocogram	胎児心拍陣痛図
CVCI	cannot ventilate, cannot intubate	挿管困難
CVP	central venous pressure	中心静脈圧
D		
D & C	dilatation and curettage	子宮内容除去術
DBS	double burst stimulation	ダブルバースト刺激
DES	drug-eluting stent	薬剤溶出ステント
Desc	descending aorta	下行大動脈
DIC	disseminated intravascular coagulation	播種性血管内凝固症候群
DLco	diffusing capacity for carbon monoxide	一酸化炭素(CO)肺拡散能
DLT	double-lumen tube	ダブルルーメンチューブ
DO_2	oxygen delivery	酸素運搬能
E		
ED_{50}	50% effective dose	
EEG	electroencephalogram	脳波
EMG	electromyogram	筋電図
ERAS	enhanced recovery after surgery	術後早期回復[イーラス]

ERG	electroretinogram	網膜電図
EtCO$_2$	end-tidal CO$_2$	呼気終末二酸化炭素分圧
F		
F$_A$	alveolar fraction	肺胞濃度
FEV$_{1.0}$	forced expiratory volume in one second	1秒量
FEV$_{1.0}$%	forced expiratory volume % in one second	1秒率
FFP	fresh frozen plasma	新鮮凍結血漿
F$_I$	inspired fraction	吸入濃度
F$_{IO_2}$	fraction of inspiratory oxygen, fractional concentration of oxygen in inspired gas	吸入酸素濃度
FRC	functional residual capacity	機能的残気量
G		
GABA	γ-aminobutyric acid	γ-アミノ酪酸
GCS	Glasgow Coma Scale	
GFR	glomerular filtration rate	糸球体濾過率
GVHD	graft-versus-host-disease	移植片対宿主病
H		
HES製剤	hydroxyethyl starch	ヒドロキシエチルデンプン
HFO	high frequency oscillation	
HIT	heparin-induced thrombocytopenia	ヘパリン起因性血小板減少症
HIV	human immunodeficiency virus	ヒト免疫不全ウイルス
HPV	hypoxic pulmonary vasoconstriction	低酸素性肺血管収縮
HR	heart rate	心拍数，拍動数
HTLV-1	human T-lymphotropic virus type I	ヒトT細胞白血病ウイルス1型
I・J		
IABP	intra-aortic balloon pump, intra-aortic balloon pumping	大動脈内バルーンポンプ，大動脈バルーンパンピング
ICDSC	intensive care delirium screening checklist	
ICP	intracranial pressure	頭蓋内圧
ICU	intensive care unit	集中治療室
IL	interleukin	インターロイキン
IMV	intermittent mandatory ventilation	間欠的強制換気
IVC	inferior vena cava	下大静脈
IV-PCA	intravenous patient-controlled analgesia	経静脈自己調節鎮痛法
JCS	Japan Coma Scale	
L		
L	lumbar nerve	腰神経
LA	left atrium	左房
LAX	long axis	長軸
LMA	laryngeal mask airway	ラリンジアルマスク（エアウェイ）
LV	left ventricle	左室
M		
MAC	minimum alveolar concentration	最小肺胞濃度
MAC	monitored anesthesia care	監視下鎮静管理

MAC BAR	MAC blocking adrenergic response	
MAP	mean arterial pressure	平均動脈圧
ME	mid esophangeal	中部食道
MEP	motor evoked potentials	運動誘発電位
MetHb	methemoglobin	メトヘモグロビン
METs	metabolic equivalents	
MH	malignant hyperthermia	悪性高熱
MLAEP	middle latency AEP	中潜時 AEP
MMA	multimodal analgesia	
MR	mitral regurgitation	僧帽弁閉鎖不全症
MS	mitral stenosis	僧帽弁狭窄症
N		
N_2O	nitrous oxide	亜酸化窒素
NIRS	near infra-red spectroscopy	近赤外線分光法 [ニルス]
NLA	neurolept anesthesia	
NMDA受容体	N-methyl-D-aspartate receptor	
NO	nitric oxide	一酸化窒素
NRS	numerical rating scale	
NSAIDs	nonsteroidal anti-inflammatory drugs	非ステロイド性抗炎症薬
NYHA	New York Heart Association	
O・P		
OLV	one-lung ventilation	一側肺換気
PAC	pulmonary artery catheter	肺動脈カテーテル
P_ACO_2	pertial pressure of alveolar carbon dioxide	肺胞気二酸化炭素分圧
$PaCO_2$	partial pressure of arterial carbon dioxide	動脈血二酸化炭素分圧
PACU	postanesthesia care unit	麻酔後回復室
PADSS	(revised) Postanesthesia discharge Scoring System	
PaO_2	partial pressure of arterial oxygen	動脈血酸素分圧
P_AO_2	alveolar oxygen pressure	肺胞気酸素分圧
PAP	pulmonary arterial pressure	肺動脈圧
PART	pressure/alignment/rotation/tilting	
PAV	proportional assist ventilation	
PAWP	pulmonary artery wedge pressure	肺動脈楔入圧
PC	platelet concentrates	血小板濃厚液,濃厚血小板
PCA	patient-control analgesia	(患者)自己調節鎮痛(法)
PCEA	patient controlled epidural analgesia	自己調節硬膜外鎮痛法
PCI	percutaneous coronary intervention	経皮的冠動脈形成術
PCV	pressure controled ventilation	従圧式換気
PCWP	pulmonary capillary wedge pressure	肺動脈楔入圧,肺毛細血管楔入圧
PDE	phosphodiesterase	ホスホジエステラーゼ
PDPH	post-dural puncture headache	硬膜穿刺後頭痛
PEA	pulseless electrical activity	無脈性電気活動
PECS block	pectoral nerve block	胸筋神経ブロック
PEEP	positive end-expiratory pressure	呼気終末陽圧

P$_{ET}$CO$_2$	end-tidal PCO$_2$	呼気終末二酸化炭素分圧
P/F比	PaO$_2$/FiO$_2$	酸素化係数
PG	prostaglandin	プロスタグランジン
PIH	pregnancy-induced hypertension	妊娠高血圧症候群
P$_I$O$_2$	inspiratory oxygen pressure	吸入気酸素分圧
PNB	peripheral nerve block	末梢神経ブロック法
POBA	plain old balloon angioplasty	バルーンによる冠動脈拡張術(従来型)
PONV	postoperative nausea and vomiting	術後悪心・嘔吐
PPV	pulse pressure variation	脈圧変動
PRIS	propofol infusion syndrome	プロポフォール注入症候群
PS	pressure support	プレッシャーサポート
PSV	pressure support ventilation	プレッシャーサポート換気
PTC	post tetanic count	テタヌス刺激後カウント数,ポストテタニックカウント
PT	prothrombin time	プロトロンビン時間
PT-INR	prothrombin time-international normalized ratio	プロトロンビン時間国際標準化
PvO$_2$	venous oxygen pressure	静脈血酸素分圧

R

RA	right atrium	右房
RAA	renin-angiotensin-aldosterone	レニン-アンジオテンシン-アルドステロン
RALP	robot-assisted laparoscopic prostatectomy	ロボット支援前立腺全摘除術
RASS	Richmond Agitation-Sedation Scale	リッチモンド興奮-鎮静スケール
RBC	red blood cell	赤血球
ROSC	return of spontaneous circulation	自己心拍開始
RPP	rate pressure product	
RSB	rectus sheath block	腹直筋鞘ブロック
RSBI	rapid shallow breathing index	浅速換気指数
rSO$_2$	regional saturation of oxygen	組織酸素飽和度
RV	right ventricle	右室

S

S	sacral nerve	仙骨神経
SAS	sedation-agitation scale	
SAX	short-axis	短軸
SBT	spontaneous breathing trial	自発呼吸トライアル
ScvO$_2$	central venous oxygen saturation	中心静脈酸素飽和度
SEP	somatsensory evoked potentials	体性感覚誘発電位
SIMV	synchronized IMV	同期式間欠的強制換気
SIRS	systemic inflammatory response syndrome	全身性炎症反応症候群
SLAEP	short latency AEP	短潜時AEP
SOFA	sequential organ failure assessment	
SpO$_2$	oxygen saturation of peripheral artery	(末梢)動脈血酸素飽和度
SQI	signal quality index	
SR	suppression ratio	
SSEP	short SEP	短潜時SEP

STA-MCA	superficial temporal artery-middle cerebral artery	浅側頭動脈-中大脳動脈〔吻合術〕
SV	stroke volume	1回拍出量
SVI	stroke volume index	1回拍出量係数
$S\bar{v}O_2$	venous oxygen saturation	混合静脈血酸素飽和度〔エスブイバーオーツー〕
SVR	systemic vascular resistance	体血管抵抗
SVRI	systemic vascular resistance index	体血管抵抗係数
SVV	stroke volume variation	1回拍出量変動（変化量）
T		
T	thoracic nerve	胸神経
TACO	transfusion-associated circulatory overload	輸血関連循環過負荷
TAP	transversus abdominis plane (block)	腹横筋膜面ブロック
TAVI	transcatheter aortic valve implantation	経皮的大動脈弁置換術
TCI	target controlled infusion	標準濃度調節持続静注
Tdp	torsade de pointes	
TEE	transesophageal echocardiography	経食道心エコー
TG	trans gastric	経胃
TIVA	total intravenous anesthesia	完全静脈麻酔
TNF	tumor necrosis factor	腫瘍壊死因子
TNS	transient neurologic symptoms	一過性神経症状
TOF	train of four	四連反応, 四連刺激
t-PA	tissue plasminogen activator	組織プラスミノーゲンアクチベータ
TPVB	thoracic paravertebral block	胸部傍脊椎神経ブロック
TRALI	transfusion-related acute lung injury	輸血関連急性肺障害
TUR症候群	transurethral resection syndrome	
TUR-BT	trans-urethral resection of a bladder tumour	経尿道的膀胱腫瘍切除術
TUR-P	trans-urethral resection of the prostate	経尿道的前立腺切除術
V・W		
VALI	ventilator-associated lung injury	人工呼吸器関連肺傷害
VAP	ventilator-associated pneumonia	人工呼吸器関連肺炎
VAS	visual analoueg scale	
VATS	video-assisted thoracic or thoracoscopic surgery	ビデオ補助胸部・胸腔鏡下手術
VCV	volume controled ventilation	従量式換気
VEP	visual evoked potentials	視覚誘発電位
VF	ventricular fibrillation	心室細動
VF	ventricular flutter	心室粗動
VO_{2MAX}	maximal oxygen consumption	最大酸素（O_2）消費量
$\dot{V}/\dot{Q}$	ventilation-perfusion ratio	換気血流比
VRS	verbal rating scale	
VT	ventricular tachycardia	心室頻拍
WPW症候群	Wolf-Parkinson-White syndrome	WPW症候群

索　引

和　文

あ
アクアポリン … 122
悪性高熱(MH) … 39, 264
悪夢 … 67
亜酸化窒素(N_2O) … 58, 62, 335
アスピリン … 196
アセタゾラミド … 122
アセチルコリン … 100
アセチルコリン受容体 … 79
アセトアミノフェン … 200, 310, 331
圧勾配 … 104
圧感知式モニタリング … 166
圧トリガー … 291
圧波形 … 147
アデノシン … 101
アドレナリン … 267, 275, 280, 281, 322
アドレナリンa_2受容体 … 67
アトロピン … 38, 330
アナフィラキシー … 83
アナフィラキシーショック … 266
アナペイン® … 75
アニオンギャップ … 126
アミオダロン … 77, 277, 281, 329
アミド型局所麻酔薬 … 72
アミノフィリン … 275
アラーム … 13, 153, 292
アラームポイント … 179
アルギニンバソプレシン(AVP) … 123
アルブミン … 116
アルブミン製剤 … 132
アレルギー反応 … 76
アロディニア … 309
アンジオテンシン受容体拮抗薬(ARB) … 10
アンジオテンシン変換酵素(ACE)阻害薬 … 9
安全な麻酔のためのモニター指針 … 142
アンブラッツァー®挿入術 … 248

い
胃管挿入 … 29
意識下気管挿管 … 50
意識消失 … 7, 76, 88
意識レベル … 57, 234
維持水分(輸液)量の計算 … 129, 215
異常自動能 … 38
移植片対宿主病(GVHD) … 132
異性体 … 72
イソフルラン … 58, 61, 336
イソプレナリン … 324
イソプロテレノール … 324
痛みの閾値 … 215
痛みの評価法 … 309
一過性神経症状(TNS) … 189, 255
一酸化炭素肺拡散能(D_{LCO}) … 205
一酸化炭素ヘモグロビン(COHb) … 154
一側肺換気(OLV) … 204, 208
一側肺全摘術 … 212
イニシャルドロップ … 246
医療器具の太さの単位 … 19
飲酒歴 … 3
イントラリピッド® … 77
イントラリポス® … 77
インフォームドコンセント … 2

う
ウィニング … 292, 293
右左シャント … 110
右室 … 95
右室圧 … 147
右心予備能 … 205
うっ血性低酸素症 … 112
うつ熱 … 39

右房	95, 96
右房圧	147
ウロキナーゼ	273
運動負荷心電図	241
運動麻痺	175
運動誘発電位（MEP）	175

え
エアウェイ	43
エアリーク	211
腋窩枕	30
エステル型局所麻酔薬	72
エスモロール	248, 269, 276, 277, 328
エスラックス®	81
エフェドリン塩酸塩	324
遠位尿細管	122
炎症性サイトカイン	304
エンドリーク	249
エントロピー	172

お
横隔膜	106, 107
オートトリガー	292
オシロメトリック法	144
悪心	189
オピオイド	22, 67, 68, 245, 298, 331
削減効果	245
オピオイド拮抗性鎮痛薬	311
オピオイド拮抗薬	70
オピオイド鎮痛薬	311
オルプリノン	325

か
外殻温	40
開胸術後疼痛症候群	315
外呼吸	104, 105
回収式自己血輸血	138
外側区域	115
下位脳神経モニター	178
開腹術	197, 316
外肋間筋	106
加温ブランケット	217
加温法	40
下顎挙上法	42, 43
過換気	265
過灌流症候群	239
拡散障害	110
核心温	40
覚醒	22
覚醒下手術	239
喀痰排出	211
荷重側肺障害	294
過剰輸液	197
過少輸液	197, 198
下垂体腫瘍摘除術	237
ガス供給部	12, 15
ガス共通流出口	14, 15
ガス交換	102, 105, 108
ガス塞栓	199
ガス麻酔薬	58
かぜスコア	219
加速度感知式モニタリング	166
下大静脈フィルタ	272
褐色細胞腫摘出術	202
褐色脂肪細胞	216
活性化凝固時間（ACT）	246
カテコラミン	97, 100, 203, 238
カフ圧	37
カプノグラム	49, 156, 157
カプノメータ	155
カルシウム拮抗薬	247
カルジオバージョン	277, 280
カルペリチド	248, 327
カルボカイン®	73
冠拡張薬	269
冠灌流圧	101, 247
換気	104, 106, 152
換気異常	159
換気血流比（V̇/Q̇）の不均等分布	110, 111
肝機能異常の影響	117
換気肺	208
換気不全	107
換気補助	112
換気モード	289
眼球運動神経モニター	179
眼球心臓反射	33

肝区域 115
間欠的肝流入血流遮断法 116
間欠的空気圧迫法 272
観血的動脈圧測定 144, 145
肝血流量 116
肝硬変 117
患者自己調節鎮痛法（PCA）
　 68, 198, 310, 311, 312, 314
緩徐導入 61
肝腎症候群 117, 118
癌性疼痛 70
肝性脳症 116, 117, 118
関節運動 188
完全静脈麻酔（TIVA） 176
肝臓 114
冠動脈 95, 96
肝動脈 114, 116
冠動脈攣縮性狭心症 270
カントリー線 115
肝肺症候群 117, 118
顔面神経モニター 178
肝予備能評価 8
カンレノ酸カリウム 122

き
気化器 13, 15
気管・気管支形成術 213
器官形成期 319
気管支痙攣 274
気管支の分岐 106
気管支ファイバースコープ
　（BFS） 210
気管支ブロッカー 210
気管挿管 45, 48, 219
　難易度予測 46
気管挿管全身麻酔 197
気管チューブ 37, 46
　サイズ 47
　トラブル 37
　内径・固定位置の計算法 46
　年齢 221
危機的出血 138
　対応ガイドライン 137
気胸 35, 199

希釈式自己血輸血 138
キシロカイン® 73
キシロカイン®ショック 75
帰宅許可基準 258, 260
拮抗薬 57
気道確保 42, 112
気道確保困難 51
　アルゴリズム 52, 53
　予測因子 3
気道管理 42
気道内圧 37, 159
機能的残気量（FRC） 216, 291
揮発性吸入麻酔薬 176
揮発性麻酔薬 58
　脳血流 89
気腹 198
　合併症 199
気腹用ガス 199
逆血 27, 29
キャリブレーション 162
吸引管 245
吸引テスト 190
吸気 106, 107
吸気弁 14, 15
吸光度比率 153
急性冠症候群 268
急性呼吸促迫症候群
　（ARDS） 112
急速輸液 28
吸入気酸素分圧（P_IO_2） 108
吸入気濃度（F_I） 60
吸入酸素濃度（F_IO_2） 288
吸入麻酔薬 18, 20, 56, 57, 61, 335
　使用量 62
　肺胞濃度の変化 60
　プレコンディショニング
　　効果 242
仰臥位 30
仰臥位低血圧症候群
　 32, 223, 224, 228
胸腔鏡 212
胸腔ドレーン 211
凝固因子 116

胸骨圧迫 277
強制換気 42, 290
胸腹部大動脈手術 176
胸部外科手術の術前評価 206
局所脳酸素飽和度 243
局所麻酔薬 71, 74
 アミド型 72
 エステル型 72
局所麻酔薬中毒 76, 195, 239
虚血再潅流障害 242
虚血性心疾患 247
近位尿細管 120, 121, 122
禁煙 206
 禁煙期間と効果 3, 207
緊急開腹手術 200
緊急事態 32
緊急時の適合血の選択 137
緊急帝王切開術 226
筋弛緩 81, 161, 167, 168, 169
 モニターによる評価 167
筋弛緩拮抗薬 84
筋弛緩薬 22, 79, 340
 アナフィラキシーショック 266
 使用方法 80
筋収縮反応の記録法 165
筋電図 175
筋電図感知式モニタリング 166
筋攣縮 84

く
区域麻酔 20, 71, 184, 238
クイノー分類 114, 115
空気塞栓 237, 238
くも膜下腔 184
クラーレ化 83
クレアチニンクリアランス (Ccr) 120
クレアチニン (Cr) 120
クロスフィンガー法 47, 220
クロピドグレル 196

け
計画的帝王切開術 226
経口 (用) エアウェイ 43, 44

経口挿管 45, 47
経口糖尿病薬 9
経静脈投与法 (IV) 314
経食道心エコー (TEE) 148, 238, 241, 243, 244
 基本断面 244
 評価項目 149
頸髄損傷 42
経頭蓋ドプラ 238
経腟分娩の麻酔 232
頸動脈ステント留置術 (CAS) 239
頸動脈断端圧 238
頸動脈内膜剥離術 (CEA) 238, 239
経尿道手術 (TUR) 201
経尿道的前立腺切除術 (TUR-P) 201
経尿道的膀胱腫瘍切除術 (TUR-BT) 201
経鼻エアウェイ 43, 44
経鼻気管挿管 45, 50
経皮的酸素飽和度モニタリング 152
経皮的大動脈弁置換術 (TAVI) 248
痙攣 76, 89, 240
ゲージ 19
外科的筋弛緩 168
撃発活動 38
ケタミン 67, 200, 242, 313
ケタラール® 67
血圧上昇 33, 95
血圧低下 32, 188
血圧の調節 99
血液ガス 125
血液/ガス分配係数 59
血液吸引音 143
血液脳関門 (BBB) 92
血管拡張薬 91
血管外科の術後鎮痛法 318
血管穿刺 27
血管痛 65, 66

血管抵抗 100
血管内誤注入 76
血管内治療 248
血管のコンプライアンス（血管の硬さ） 99
血漿 128
血小板濃厚液（PC） 132, 133
血栓 272
血栓溶解療法 273
血中尿素窒素（BUN） 120
血流自己調節能 101
ケトアシドーシス 127
減圧弁 16
言語野 239
懸滴法 190
原尿 121

こ

降圧・血管拡張薬 325
後区域 115
抗炎症性サイトカイン 303
光学異性体 73
効果部位濃度 65
高カリウム血症 84
交感神経系 95, 97
抗凝固・抗血小板療法 9, 195, 196
高クロール性代謝性アシドーシス 130
抗痙攣薬 77
高血圧 5, 226
膠原病 8
膠質液 131
膠質浸透圧 116
向精神薬 67
後脊髄動脈 89
喉頭蓋 48
後頭蓋窩腫瘍手術 237
喉頭蓋谷 220
喉頭鏡 46, 219
喉頭痙攣 221, 222
喉頭浮腫 266
高比重ブピバカイン 229
後負荷 97

硬膜外鎮痛法 314
硬膜外麻酔 71, 189, 197, 255
　　局所麻酔薬 190
　　経腟分娩 232
　　帝王切開術 231
　　トラブルシューティング 191
硬膜穿刺後頭痛（PDPH） 189
抗利尿ホルモン（ADH） 123
抗リン脂質抗体症候群 272
誤嚥対策 206
コールドテスト 188
呼気 106, 107
呼気終末 156
呼気終末二酸化炭素分圧（$EtCO_2$） 155
呼気終末陽圧（PEEP） 110, 210, 243, 291
呼気性喘鳴 274
呼気二酸化炭素モニタリング 155
呼気弁 14, 15
呼吸 104
呼吸運動 106
呼吸音 142
呼吸回路 14
呼吸回路部 15
呼吸管理（術前） 207
呼吸器系 104
呼吸器外科手術の麻酔 204, 315
呼吸筋 106
呼吸係数 160
呼吸困難 112
呼吸性アシドーシス 127
呼吸性アルカローシス 127, 224
呼吸調節 107
呼吸停止 76
呼吸抑制 57, 65, 68, 69, 245
呼吸力学の評価 204
呼吸療法 206
コミュニケーション 249
呼名反応 23
コリンエステラーゼ阻害薬 168

コルホシンダロパート酸塩 ····· 325
混合静脈血酸素飽和度($S\bar{v}O_2$)
　　　　　　　　　　　　 129, 148
コンパートメント症候群 ········· 30

さ
サーマルコイル法 ······················ 147
催奇形性 ······································ 225
細菌性髄膜炎 ····························· 189
再クラレ化 ····························· 82, 83
座位手術 ····························· 237, 238
最小肺胞濃度（MAC）············ 216
　　　　　妊娠 ························ 224
砕石位 ·· 30
最大O_2消費量（VO_2MAX）········· 205
在胎週数 ······································ 218
細動脈 ·· 99
サイトカインネットワーク ····· 303
再分布性低体温 ··························· 39
細胞外液 ······································ 128
細胞内液 ······································ 128
酢酸リンゲル液 ················ 130, 131
左室 ·· 95
サドルブロック ························ 184
左房 ··· 95, 96
酸塩基緩衝系 ····························· 126
酸塩基平衡 ································· 125
産科DICスコア ······················· 227
産科の麻酔 ································· 223
酸素運搬能（DO_2）·················· 109
酸素化 ·· 152
酸素解離曲線 ···················· 109, 153
酸素化係数 ································· 158
酸素吸入 ······································ 112
酸素供給 ······································ 247
酸素消費量 ······················ 216, 247
酸素フラッシュ機構
　　　　　　　　 13, 14, 15, 16
酸素飽和度 ································· 152
残存筋弛緩 ······················ 170, 255
残存鎮静対策 ····························· 257
サンプリングチューブ ············· 17

し
ジアゼパム ······················ 66, 219, 339

シース ·· 146
視覚誘発電位（VEP）········ 176, 177
視覚路 ·· 177
子癇 ································· 226, 227
子宮左方移動 ············ 224, 228, 230
子宮収縮薬 ······················ 230, 231
糸球体 ·· 120
子宮胎盤血管収縮 ···················· 231
子宮胎盤血流 ····························· 223
糸球体濾過率（GFR）············· 123
死腔 ································· 107, 111
ジクロフェナク ························ 330
刺激臭 ·· 61
刺激伝導系 ···························· 98, 99
自己血輸血 ································· 138
自己心拍再開（ROSC）············ 279
自己調節鎮痛（⇨PCA）
自己調節能 ·································· 93
自己膨張式バッグ ······················ 17
視診 ·· 142
持続硬膜外鎮痛法 ···················· 299
持続性心室頻拍 ························ 277
持続投与薬剤のγ計算 ············· 351
持続陽圧呼吸（CPAP）············ 210
自発呼吸トライアル（SBT）
　　　　　　　　　　 292, 293
シバリング ···························· 40, 41
脂肪製剤 ·· 77
蛇管 ······································ 14, 15, 16
ジャクソンリースバッグ ········· 17
シャント ···························· 110, 111, 208
従圧式換気（PCV）·················· 290
従圧式人工呼吸 ························ 159
縦隔気腫 ······································ 199
収縮期血圧 - 心拍数積（RPP）···· 97
周術期の肝臓の病態生理 ········ 117
周術期の腎臓の病態生理 ········ 123
周術期の血糖値 ························ 243
周術期の心血管系危険因子 ····· 345
重症加算 ······································ 349
重症心不全 ·································· 25
重症敗血症 ································· 304
修正在胎週数 ····························· 218

重炭酸リンゲル液 130, 131
集中治療 288
絨毛膜羊膜炎 228
従量式換気(VCV) 290
従量式人工呼吸 159
手術の中止・延期 11
手術歴 2
出血 40
術後悪心・嘔吐(⇨PONV)
術後残存肺機能の予測・評価 204
術後出血 247
術後鎮痛法 231, 308, 310, 314
術後痛 68, 198, 200
　　対策 256
　　治療の説明 254
術後不整脈 247
術式別術後鎮痛法 316
術前管理(術前評価) 2
術前経口摂取 10
術前経口補水療法 11
術前心臓評価 6
術前絶飲食時間 10, 129, 218, 220
術前服用薬 8
術中回収自己血 243
潤滑剤 46
循環器系 95, 142
昇圧薬・強心薬 322
昇圧薬 77, 92
常位胎盤早期剥離 226, 227
消化器外科手術 197
笑気 62, 335
硝酸イソソルビド 327
硝酸薬 269, 270
晶質液 130
承諾書の取得 254
小児外科の術後鎮痛法 319
小児の開口手技 221
小児の麻酔 62, 214
　　循環血液量と輸血必要量の
　　計算 215
　　心拍数・血圧 215
静脈 99, 100

静脈血ガス分析 125
静脈血酸素分圧(PvO_2) 108
静脈麻酔薬 18, 56, 63, 337
　　分類 64
静脈路確保 20, 25, 26, 28
小葉 114
常用薬 2
触診 143
食物アレルギー 2
ショック 25
徐脈 188, 198
徐脈性不整脈 38
ジルチアゼム 269, 270, 276, 326
心音 142
侵害受容性疼痛 308
心筋 viability 241
心筋虚血 268
心筋酸素需要量(RPP) 97, 268
心筋保護液 246
シングルルーメンチューブ 210
神経刺激パターン 162
神経障害性疼痛 308
心係数(CI) 97
神経毒性 73
神経内分泌系-免疫系間クロス
トーク 304
神経ブロック 71, 75, 256
心原性ショック 98
心原性拍動 157
人工呼吸管理 288, 289, 294
人工呼吸器 12, 14, 288
　　モニタリング 158
　　離脱 292
人工呼吸器関連肺炎(VAP) 303
人工呼吸器関連肺損傷(VALI) 294
人工心肺 241, 244, 245
　　手順 246
深呼吸 211
心室細動(VF) 277
心室再分極 99
心室性期外収縮 276
心室性不整脈 264

侵襲 ……………………………………… 302
腎循環 …………………………………… 123
心静止 …………………………………… 277
新鮮凍結血漿（FFP）……… 132, 133
腎臓 ……………………………………… 120
心臓 β_1 アドレナリン受容体 …… 100
心臓カテーテル検査 ………………… 241
心臓外科の術後鎮痛法 ……………… 315
心臓血管外科手術の麻酔 …………… 241
心臓ムスカリン受容体 ……………… 100
身体所見 …………………………………… 2
心タンポナーデ ……………………… 242
腎摘出術 ………………………………… 200
心電図 ………………………… 98, 99, 143
心毒性 ……………………………………… 73
心肺蘇生（CPR）……………………… 279
心肺停止 ………………………… 276, 277
心拍出量（CO）………………… 97, 147
心拍数（HR）……………………… 95, 97
深部温 ……………………………………… 40
深部静脈血栓 ………………………… 272
心不全 …………………………………… 112
心房細動 ………………………………… 276
心房性ナトリウム利尿ペプチド
（ANP）……………………………… 100
蕁麻疹 …………………………………… 266

す
錐体路 …………………………………… 175
頭蓋内圧（ICP）………… 93, 101, 234
　　　　　コントロール …………… 235
　　　　　低下させる方法 ………… 236
スガマデクス
………………… 82, 84, 161, 167, 341
　　　　　アナフィラキシーショック
………………………………………… 266
スキサメトニウム
…………………………… 80, 84, 222, 340
スタイレット …………………………… 46
ステロイド …………………………… 275
ステロイドカバー ……………………… 9
ステント内挿術 ……………………… 248
ステント留置 …………………………… 5
ストレスホルモン …… 116, 303, 304

スピロノラクトン …………………… 122
ずり応力 ………………………………… 295
スワン・ガンツカテーテル …… 146

せ
整形外科の術後鎮痛法 ……………… 317
制限的晶質液投与 …………………… 129
声帯上デバイス ………………………… 44
生体侵襲 ………………………………… 302
制吐薬 ……………………… 67, 240, 257
生理食塩水 ……………………… 130, 131
脊髄 ……………………………………… 185
脊髄くも膜下硬膜外併用麻酔
（CSEA）…………………………… 319
脊髄くも膜下鎮痛法 ………………… 314
脊髄くも膜下ブロック（脊椎麻酔）
……………………………………………… 71
脊髄くも膜下麻酔
……………… 184, 186, 188, 228, 255
　　穿刺針 ………………………………… 187
脊髄の血管 ………………………… 90, 91
絶飲食時間 ………… 10, 129, 218, 220
赤血球液（RBC）……………… 132, 133
舌根沈下 ………………………………… 57
切迫早産 ………………………………… 226
セボフルラン
………………… 21, 58, 61, 63, 235, 255, 336
ゼロ点校正 …………………………… 146
前区域 …………………………………… 115
仙骨ブロック ………………………… 255
穿刺 …………………………………… 26, 29
全身性炎症反応症候群（SIRS）
……………………… 302, 303, 304, 306
全身麻酔 ………………………… 88, 255
　　3要素 ………………………… 56, 57
　　帝王切開術 ………………………… 230
　　導入 …………………………………… 20
全身麻酔薬 ……………………………… 56
全脊髄くも膜下麻酔 ………………… 189
前脊髄動脈 ……………………………… 89
喘息 ………………………………… 7, 65, 274
前置胎盤 ………………………………… 226
先天性QT延長症候群 ……………… 281
前負荷 …………………………………… 97

腺房 ……………………………………… 114
せん妄 …………………………… 301, 302
　　　モニタリング …………………… 297
前立腺全摘術 …………………………… 201

そ
挿管困難 (CVCI) …………………………… 25
臓器血液量 ……………………………… 101
送血 ……………………………………… 244
送血管 …………………………… 245, 246
送血ポンプ ……………………………… 246
臓側胸膜 ………………………… 105, 107
僧帽弁狭窄症 (MS) …………………… 248
僧帽弁閉鎖不全症 (MR) ……………… 248
ソーダライム ……………………… 16, 21
側臥位 …………………………………… 30
側方TAPブロック …………………… 194
組織間液 ………………………………… 128
組織酸素飽和度 (rSO$_2$) ……………… 174
組織プラスミノーゲンアクチ
　ベータ (t-PA) ……………………… 273

た
体位 ……………………………………… 30
体位ドレナージ ………………………… 207
体液 ……………………………………… 131
体液pH ………………………………… 125
体液性の調節 …………………………… 100
体液分画 ………………………………… 128
体温上昇・低下 ………………………… 39
体外補助循環 …………………………… 247
胎芽死亡 ………………………………… 225
代謝性アシドーシス …………………… 127
代謝性アルカローシス ………………… 127
体循環 ……………………………………… 95
代償性抗炎症反応症候群 (CARS)
　………………………………………… 303
大静脈 ……………………………… 99, 100
体性感覚誘発電位 (SEP)
　……………………………… 176, 177, 178
体性感覚路 ……………………………… 177
体性痛 …………………………………… 308
大前根動脈 ………………………… 89, 90
大腿神経ブロック ……………… 194, 195
大動脈 …………………………………… 100

大動脈弁狭窄症 (AS) ………………… 247
大動脈弁閉鎖不全症 (AR) …………… 248
胎盤通過性 ……………………………… 226
胎盤剥離 ………………………………… 226
体表面積 (BSA) ………………………… 97
退薬現象 ………………………………… 41
多臓器不全 ……………………………… 303
多胎妊娠 ………………………………… 228
脱血 ……………………………………… 244
脱血管 …………………………… 245, 246
脱水 ……………………………………… 197
脱分極 …………………………………… 98
脱分極性筋弛緩薬 ………………… 79, 84
ダブルバースト刺激 (DBS) …………… 165
ダブルルーメンチューブ (DLT)
　……………………………………… 208, 209
単一刺激 ………………………………… 162
短時間作用性β_1遮断薬 ……………… 247
弾性ストッキング ……………………… 272
短潜時 AEP (SLAEP) ………………… 178
短潜時 SEP (SSEP) …………………… 177
担体タンパク …………………………… 117
ダントロレン …………………………… 265
タンパク尿 ……………………………… 226

ち
チアノーゼ ………………… 35, 112, 142
チアミラールナトリウム ……………… 338
チオペンタールナトリウム …………… 338
チクロピジン …………………………… 196
致死的不整脈 …………………………… 7, 276
チトクロームP-450 (CYP) …………… 117
緻密斑 …………………………… 120, 121
中心静脈圧 ……………………………… 146
中心静脈血酸素飽和度 ($\overline{ScvO_2}$)
　………………………………………… 129
中枢神経系 ……………………………… 88
中潜時成分 (MLAEP) ………………… 174
チューブ ………………………………… 219
超音波ガイド下穿刺 …………………… 29
聴覚誘発電位 (AEP) …………… 174, 177
聴覚路 …………………………………… 178
腸間膜牽引症候群 ……………… 32, 33, 198
聴診 ……………………………………… 142

聴性脳幹反応（ABR） ……… 177
超短時間作用性バルビツレート
　……………………………………… 338
腸閉塞 ……………………………… 58
直型ブレード ……………… 217, 220
貯血式自己血輸血 ………………… 138
鎮静度モニター ……… 171, 296, 297
鎮静薬 ………………………… 20, 21, 64
鎮痛補助薬 ………………………… 312
鎮痛薬 ……………… 20, 64, 67, 296, 330

つ
椎骨動脈 ……………………………… 89
対麻痺 …………………………… 89, 90

て
帝王切開 …………………… 184, 187
　術後鎮痛法 ……………… 228, 319
帝王切開緊急度分類（NICE）… 229
低血糖 …………………………… 117
抵抗血管 ………………………… 99
低酸素血症 ……… 34, 36, 42, 104, 110,
　　　　　　　　198, 204, 214, 272
低酸素血症性低酸素症 …………… 36
低酸素症 ………………… 36, 110, 111
低酸素性肺血管収縮（HPV）… 208
低心拍出症候群 ………………… 243
低容量換気 ………………… 294, 295
デクスメデトミジン
　……………… 67, 245, 300, 301, 340
テストドーズ ……………… 191, 192
デスフルラン
　……… 21, 23, 58, 61, 235, 255, 337
テタヌス刺激 …………………… 163
テトカイン® …………………… 75
テトラカイン ……………… 75, 76, 186
デュアルガイダンス ……………… 193
デルタ波 ………………………… 283
デルマトーム ……………… 184, 186
電気的除細動 ……………… 39, 280
伝達麻酔 ………………………… 192

と
同期式間欠的強制換気（SIMV）
　………………………… 290, 292, 293
洞結節 …………………………… 95

糖新生 ……………………………… 116
糖尿病 ……………………………… 8
頭部後屈・あご先挙上法 … 42, 43
頭部ピン固定 …………………… 238
洞房結節 …………………… 95, 98
動脈圧 ……………………………… 99
動脈圧心拍出量（APCO）……… 243
動脈カニュレーション ………… 28
動脈血ガス分析 ………… 125, 158
動脈血酸素含量（CaO_2）……… 109
動脈血酸素分圧（PaO_2）… 102, 108
動脈血酸素飽和度（SpO_2）…… 112
動脈硬化性プラーク ……………… 268
動脈触診 ………………………… 144
動脈吻合手術 …………………… 239
ドパミン ………………………… 323
ドブタミン ……………………… 323
トラネキサム酸 ………………… 243
トランスデューサ ……………… 145
トリアムテレン ………………… 122
トリガー ………………………… 291
トリクロルメチアジド ………… 122
努力性呼気 ……………………… 106
トレンデレンブルグ体位 ……… 30
トロッカー ……………………… 212
ドロペリドール ………… 67, 258, 340

な
内頚動脈 ………………………… 89
内呼吸 …………………… 104, 105
内臓痛 …………………………… 308
内側区域 ………………………… 115
内肋間筋 ………………………… 106
ナロキソン ………………… 70, 335
難治性不整脈 …………………… 77
難治性慢性疼痛 ………………… 70

に
ニカルジピン …………… 248, 269, 325
ニコチン型前接合部受容体 …… 169
ニコチン性受容体 ……………… 79
ニコランジル …………… 269, 270, 328
二酸化炭素吸着装置 ……… 14, 15, 16
二次ガス効果 …………………… 60
二次性QT延長症候群 ………… 282

二相性アナフィラキシー ……… 267
ニトログリセリン ……………… 326
乳酸アシドーシス ……………… 127
乳酸リンゲル液 …………… 130, 131
乳腺外科の術後鎮痛法 ………… 317
ニュートンの第二法則 ………… 166
尿細管 …………………………… 121
尿細管性アシドーシス ………… 127
尿閉 ……………………………… 189
尿崩症 …………………………… 237
妊娠 ………………………… 223, 224
妊娠高血圧症候群（PIH） ……… 226
妊娠中の非産科手術の麻酔 …… 233

ね
ネオスチグミン …………… 83, 84
熱希釈法 ………………………… 147
熱放散 …………………………… 39
ネフロン …………………… 120, 121
ネブライザー …………………… 207

の
脳潅流圧 …………………… 234, 236
脳機能マッピング ……………… 240
脳虚血 ………………………… 93, 238
脳外科の術後鎮痛法 …………… 318
脳/血液分配係数 ……………… 60
脳血管手術 ……………………… 237
脳血流量（CBF） ………… 92, 236
　　自動調節 …………………… 89, 237
濃厚血小板（PC） ………… 132, 133
脳腫瘍 …………………………… 237
脳静脈還流 ……………………… 236
脳神経外科手術の麻酔 ………… 234
脳脊髄液（CSF） ………… 88, 236
脳・脊髄潅流圧 ………………… 90
脳動脈瘤クリッピング ………… 237
脳動脈攣縮 ……………………… 238
脳の酸素消費量 ………………… 89
脳浮腫 …………………………… 236
囊胞 ……………………………… 212
ノルアドレナリン ………… 99, 323

は
ハーゲン・ポアズイユの式 …… 28
バイオマーカー ………………… 267

肺外シャント …………………… 112
敗血症 …………………………… 304
敗血症性ショック ……………… 304
肺血栓塞栓症 …………………… 272
肺コンプライアンス ……… 290, 291
肺水腫 …………………………… 35
肺動脈圧 ………………………… 147
肺動脈カテーテル（PAC）
　　………………………… 146, 147, 243
　　モニター …………………… 148
肺動脈楔入圧 ……………… 97, 147
バイトブロック …………… 46, 48
肺囊胞切除術 …………………… 212
肺の区域 ………………………… 347
肺胞 ……………………………… 105
肺胞気酸素分圧（P_AO_2） ……… 108
肺胞気式 ………………………… 35
肺胞気-動脈血酸素分圧較差
　（$A-aDO_2$） …………………… 158
肺胞低換気 ………………… 107, 110
肺胞濃度（F_A） ………………… 60
肺保護戦略 ………………… 294, 295
肺保護的人工呼吸 ……………… 210
肺葉切除術 ……………………… 212
肺理学療法 ……………………… 207
バクテリアルトランスロケーション …………………………… 303
バソプレシン ………… 100, 281, 325
抜管の指標 ……………………… 294
バッキング ………… 22, 63, 168
バッグ/呼吸器切り替え装置
　　………………………………… 14, 15, 16
発熱性非溶血性副作用 ………… 134
鼻呼吸 …………………………… 217
バリアプリコーション ………… 20
バルサルバ洞 …………………… 95
パルスオキシメータ ……… 152, 154
バルビタール …………………… 65
ハロゲン化吸入麻酔薬 ………… 58
　　使用量の計算方法 ………… 62

ひ
非オピオイド（性）鎮痛薬 ……… 211, 256, 257, 298

日帰り手術	250, 251
選択基準	252, 253
リスク評価	253
皮下気腫	199
非換気肺	208
微小循環	102
尾状葉	115
ビジレオモニター®	150
非侵襲的血圧	144
非心臓手術の術式による周期危険度分類	346
ヒス束	98, 99
非脱分極性筋弛緩薬	79
――の拮抗薬	82
左回旋枝	96
左冠動脈	95, 96
左前下行枝	96
ビデオ補助胸部・胸腔鏡下手術（VATS）	212
泌尿器外科手術	200
皮膚穿刺	27
皮膚分節	184, 186
非ふるえ熱産生	216
標準濃度調節持続静注（TCI）	64, 65
病歴	2
貧血性低酸素症	111
ピンプリックテスト	188
頻脈	247
頻脈性不整脈	39

ふ

フェイスマスク	46, 239
フェニレフリン	269, 323
フェンタニル	68, 229, 299, 311, 332
iv-PCAの基本設定	315
フォレスター分類	97, 98
フォンダパリヌクス	196
不感蒸泄	197
腹横筋膜面（TAP）ブロック	193
腹臥位	31
腹腔鏡手術	22, 198, 317
副伝導路	283
腹部手術の麻酔	197
腹部大動脈瘤（AAA）	248
浮腫	226
不整脈	5, 38, 143, 276
ブピバカイン	73, 77, 185, 255, 313
ブプレノルフィン	312, 334
フランク-スターリング曲線	97
プリセップCVオキシメトリーカテーテル®	150
ブリディオン®	82
プリングル法	116, 117
ブルガダ症候群	7, 143, 284
プルキンエ線維	98, 99
フルストマック	24, 50, 200, 224, 230
フルニトラゼパム	66
フルマゼニル	66, 339
フルルビプロフェンアキセチル	330
ブレード	47, 217, 220
プレガバリン	312
プレコンディショニング効果	242
プレショック	200
プレセデックス®	67
プレッシャーサポート（PS）	291
プレッシャーサポート換気（PSV）	292
フレンチ	19
フロートラックセンサー®	150
フロー（流量）トリガー	291
プロスタグランジンE_1	327
フロセミド	122
プロタミン	243, 246
ブロック室	255
プロポフォール	21, 24, 63, 176, 235, 255, 300, 301, 337
プロポフォール注入症候群（PRIS）	301
分配動脈	99, 100
分娩痛	232
分離肺換気	209

へ

平均血圧 145
平均動脈圧 92, 99
平坦脳波 93
ペインクリニック 190
ペースメーカ 38
ペースメーカ細胞 98
ヘーリング-ブロイエル反射 107
壁側胸膜 105, 107
ベクロニウム 80, 82, 341
ヘスパンダー® 131
ヘパリン 196, 246, 273
ヘモグロビン 108
ヘモグロビン酸素解離曲線 102, 103
ベラパミル 276
ベルリン定義 158
ペンシルポイント針 229
ベンゾジアゼピン 66
ヘンダーソン・ハッセルバルヒの式 126
ペンタゾシン 312, 334
弁膜症 247
変力性(収縮力) 97
ヘンレ係蹄 120, 121
ペンレステープ® 76

ほ

膀胱全摘術 201
放散痛 188
傍糸球体装置 120, 121
房室結節 99
房室伝導系 98
房室ブロック 95
傍脊椎ブロック 211
ボーマン囊 120, 121
補助換気 291
ポスト・テタニックカウント(PTC)刺激 164
ホスホジエステラーゼⅢ阻害薬 324
母体低血圧 223
発作性上室性頻拍 276
ポップオフ弁 14
母乳中への薬物通過性 225
ポプスカイン® 74
ボルベン® 131

ま

マーカイン® 73, 185
マイクロカフ®チューブ 220
麻酔維持 20
麻酔関連薬 235, 335
　神経毒性 94
麻酔器 12
麻酔後回復室(PACU) 255, 257
麻酔深度 33
麻酔深度モニター 171
麻酔前投薬 10
麻酔中の異常 32
麻酔導入 18
　動線 19
麻酔の3要素 18
麻酔歴 2
マスキュレート® 82
マスク換気 42, 219
　困難 25
マスクフィット 16
マスターダブル負荷試験 205
マッキントッシュ型喉頭鏡の挿管難易度評価 49
マックグラス® 51
末梢循環不全 155
末梢神経障害 30
末梢神経の電気刺激 162
末梢神経ブロック法(PNB) 20, 192, 194, 314
麻薬指定 67
マランパチ分類 3, 4
マンシェット 144
マンニトール 248

み

ミオグロビン尿 265
右冠動脈 95, 96
水チャネル 122
ミストリガー 292
ミダゾラム 66, 219, 300, 301, 338
密着結合 92

脈圧 99, 145
ミルリノン 325

む
無気肺 35, 200, 295
無記銘 56
無菌性髄膜炎 189
無呼吸許容時間 216
ムスカリン性受容体 79
無痛 56
無痛分娩 190, 232
無動 56
無脈性心室頻拍 277
無脈性電気活動(PEA) 144, 277

め
迷走神経反射 198
メイロン® 72
メチルパラベン 76
メトヘモグロビン(MetHb) 154
メピバカイン 73, 313

も
毛細管 99, 100, 102
網膜電図(ERG) 177
目的臓器濃度 65
目標指向型輸液管理 129, 130
モニタリング 13
 筋弛緩 161
 呼気二酸化炭素 155
 呼吸器系 152
 循環器系 142
 神経系 171
 神経系への侵襲 174
 人工呼吸器 158, 159
 動脈血ガス分析 158
 BIS 173
もやもや病 239
モルヒネ 69, 230, 299, 311, 331
 iv-PCAの基本設定 315
門脈 114
門脈圧亢進 117
門脈-体循環シャント 117, 118

や
薬剤溶出ステント(DES)留置 5
薬物アレルギー 2

薬物の胎児移行性 225
薬物の代謝・排泄 117

ゆ
誘発電位 175
誘発電位モニタリング 176, 179
 診療報酬 180
輸液 77, 128, 131
輸液ライン 27
輸血 132, 134, 243
輸血感染症 134
輸血関連急性肺障害(TRALI) 135
輸血関連循環過負荷(TACO) 135
輸血後GVHD 138
輸血製剤 132, 133, 134
輸出細動脈 120, 121
癒着胎盤 226
輸入細動脈 120, 121

よ
溶血性副作用 134
用手的気道確保 42
羊水塞栓症 227
腰部硬膜外鎮痛 318
容量血管 99
余剰ガス排出装置 15, 16
予測血中濃度 65
予測術後DLco 205
予測術後％1秒量 205, 211, 212
予防的抗菌薬投与 20
四連刺激(TOF) 162, 163

ら
ラセミ体 73
ラテックスによるアナフィラキシーショック 266
ラリンジアルマスク(LMA) 44, 221, 239
ランジオロール 269, 276, 277, 328

り
リアノジン受容体(RyR1) 264
リエントリー 38
リクルートメント手技 243, 295

理想体重 290
リドカイン 73, 76, 277, 281, 313, 329
利尿薬 122, 202
流量調節装置 13, 14, 15
リンゲル液 130

れ
レニン-アンジオテンシンⅡ-アルドステロン系 100
レボブピバカイン 74, 190, 313
レミフェンタニル 21, 33, 68, 255, 269, 333

ろ
ロクロニウム 80, 81, 161, 341
肋間神経ブロック 211
肋骨弓下TAPブロック 194
ロピバカイン 75, 190, 313
ロボット支援手術 201
ロボット支援前立腺全摘除術（RALP） 201

わ
ワクチンと手術までの休薬 348
ワゴスチグミン® 83
ワルファリン 196

数字・ギリシャ文字
1秒率（$FEV_{1.0}$%） 204
1秒量（$FEV_{1.0}$） 205
1回拍出量（SV） 97
1回拍出量変動（SVV） 129, 150, 243
%1秒量（% $FEV_{1.0}$） 204, 205
Ⅱ誘導 143
3点誘導 143
4-2-1ルール 129, 215
5点誘導 143
23h surgery 250
95％有効投与量（ED_{95}） 167
$β_2$刺激薬 274
$β$遮断薬 10, 276, 277, 328
$γ$（ガンマ）計算早わかり法 350
$μ$受容体 69

欧文

A
AAA 248
A-aDO_2 35, 108, 158
ABCトランスポーター 117
ABO不適合輸血 134
ABR 176, 177
A/Cモード 289
acinus 114
ACLS（二次救命処置）アルゴリズム 278
ACT 246
Adamkiewicz動脈 89, 90
AEP 174, 177
alignment 193
ambulatory surgery 250
analgesia-first sedation 296
APCO 243
APL弁 14, 15
AR 248
ARDSの診断基準 158
AS 247
ASA術前状態分類 4
awake craniotomy 239

B
BBB 93
BE 125
behavioral pain scale（BPS） 297
BFS 210
BIS値 171, 172
BISモニター 33, 171
bulla 212
BUN 120
BURP法 48
burst suppression 91

C
Ca拮抗薬 270
CaO_2 109
cardiogenic oscillation 157
CARS 303
CAS 239
Ccr 120
CCSの狭心症重症度分類 346

CEA	238, 239
central core病	265
Child-Pugh分類	8
Compound A	22, 61
context-sensitive半減期	69
Cormack (-Lahane)分類	49
counter traction	26
CPAP	210
モード	289, 293
CPR	279
Cr	120
criteria-based recovery	257
critical-care pain observation tool (CPOT)	297
CSEA	319
cutting針	187

D

day surgery	250
deep neuromuscular block	168, 199
dependent lung	208
DL_{CO}	205
DLT	208, 209
DO_2	109

E

EC法	43
ED_{50}	59
ED_{95}	167
EMG	172
ERG	177
$EtCO_2$	265, 272

F

F回路	16
Face Scale	309, 310
fasciculation	84
fast-track	257
FFP	132, 133
F_1O_2	288
fluid challenge	129
Frank-Starling曲線	97
FRC	291
full stomach (⇨フルストマック)	

G

$GABA_A$受容体	65, 66
GCS (Glasgow Coma Scale)	344
GFR	123
GVHD	132

H

HCO_3^-	125
Henderson-Hasselbalchの式	126
Hering-Breuer反射	107
HES製剤	131
HFO	289
hot shot	246
HPV	208
Hugh-Jones分類	5
hypoxemia	110
hypoxia	110

I

ICP	234, 235
ICU	66, 295
IMVモード	289, 290
intense neuromuscular block	167
intensive care delirium screening checklist (ICDSC)	298

J

JCS (Japan Coma Scale)	344

K

Kent束	283

L

laryngospasm notch	222
laughing gas	62
LED光	177
lipid rescue	77
LMA	221
サイズ選択	45
lobule	114
low tidal volume ventilation	294
Lundsgaard-Hansen輸血適応	133, 135

M

MAC (最小肺胞濃度)	58, 59, 216, 224
MAC awake	58
MAC BAR	58

Mallampati分類	3, 4
MEP	175, 176, 178
MH	39, 264
MLAEP	174
moderate neuromuscular block	168
modified Aldrete Score	258
monitored anesthesia care (MAC)	256
MR	248
MS	248
multi-mini core病	265
multimodal analgesia (MMA)	310

N
NIRS	174, 238
NLA (neurolept anesthesia)	67
NMDA受容体	67, 313
noncutting針	187
nondependent lung	208
normocapnea	239
normotension	239
normovolemia	239
NSAIDs	200, 311, 330
numeric rating scale (NRS)	296, 309
NYHA心機能分類	4

O
OLV	208
on/off法	293
open lung strategy	294, 295

P
P波	98, 143
PAC	243
$PaCO_2$	92
PACU	255, 257
PADSS	259
PaO_2	92, 108, 125
P_AO_2	108
PART	192
PAV	289
PC	132, 133
PCA	68, 198, 310, 311, 312, 314
PCI既往症例の手術時期	7
PCO_2	125
PCV	290
PDPH	189
PEA	277
PEEP	210, 243, 291
permissive hypercapnia	198
P/F比	158
pH	125
PIH	226
P_IO_2	108
pKa(酸解離定数)	71
PNB	314, 318
PO_2	125
PONV	22, 23, 231, 256, 258
portal triad	114, 116
PPV	199
PRIS	301
propofol infusion syndrome (PRIS)	65
PSI	172
PSV	292, 293
PTC (post tetanic count)	22
PvO_2	108

Q
QRS波	98
QT延長症候群	7, 281, 282

R
RALP	201
RBC	132, 133
recovery from neuromuscular block	169
recruitment maneuver	211
recurarization	83
revised Postanesthesia Discharge Scoring System (PADSS)	259
Richmond Agitation-Sedation Scale (RASS)	298
rotation	193
RPP	268
RS法	73
RSBI	294
rSO_2	174

S

same-day surgery	250
SBT	292, 293
ScvO$_2$	129, 150
sedation-agitation scale (SAS)	297
Sellick 法	25
SEP	176, 177, 178
SIMV	290, 292, 293
SIRS	302, 303, 304, 306
SLAEP	178
sniffing position	48
SOFA スコア	304, 305
SpO$_2$	112
SpO$_2$ と PaO$_2$ の対応表	153
SQI	172
SR	172
STA-MCA 吻合術	239
surgical neuromuscular block	168
S$\bar{v}$O$_2$	129, 150
SVV	129, 199, 243

T

T 波	98
TACO	135
TAP ブロック	193
TAVI	248
TCI (target controlled infusion) ポンプ	24
TEE (⇨経食道心エコー)	
tight junction	92
tilting	193
TIVA	176
TNS	189, 255
TOF ウオッチ®	166
TOF カウント	163
TOF 刺激	165
TOF (四連反応) 比	23, 169
torsade de pointes (TdP)	281, 282
TPVB	315
TRALI	135
Tuffier's line	188
Tuohy 針	190
TUR	201
TUR 症候群	201, 202
TUR-BT	201
TUR-P	201
twitch	81

V

VALI	294
Valsalva 手技	276
VAP	303
VAS (visual analogue scale)	297, 309
VATS	212
VCV	290
VEP	176, 177
VF	277
VO$_{2MAX}$	205
VRS	309
VT	277

W

wake-up test	179
wheezing	274
WPW 症候群	7, 283

中山書店の出版物に関する情報は,小社サポートページを御覧ください.
http://www.nakayamashoten.co.jp/bookss/define/support/support.html

---

麻酔ポケットマニュアル

2016年5月13日　初版第1刷発行 ©〔検印省略〕

編　集	中尾慎一（なかお しんいち）
発行者	平田　直
発行所	株式会社 中山書店
	〒112-0006 東京都文京区小日向4-2-6
	TEL 03-3813-1100（代表）　振替 00130-5-196565
	http://www.nakayamashoten.co.jp/
装　丁	株式会社 真興社
印刷・製本	株式会社 真興社

Published by Nakayama Shoten Co., Ltd.　　　　　　　　　　　　　　Printed in Japan
ISBN 978-4-521-74370-7
落丁・乱丁の場合はお取り替え致します.

- 本書の複製権・上映権・譲渡権・公衆送信権（送信可能化権を含む）は株式会社中山書店が保有します.
- **JCOPY**〈（社）出版者著作権管理機構　委託出版物〉
  本書の無断複写は著作権法上での例外を除き禁じられています．複写される場合は，そのつど事前に，（社）出版者著作権管理機構（電話 03-3513-6969,FAX 03-3513-6979, e-mail:info@jcopy.or.jp）の許諾を得てください.

本書をスキャン・デジタルデータ化するなどの複製を無許諾で行う行為は，著作権法上での限られた例外（「私的使用のための複製」など）を除き著作権法違反となります．なお，大学・病院・企業などにおいて，内部的に業務上使用する目的で上記の行為を行うことは，私的使用には該当せず違法です．また私的使用のためであっても，代行業者等の第三者に依頼して使用する本人以外の者が上記の行為を行うことは違法です．